U0278621

haomama Yixue Yiyong Yuer Baodian

好妈妈易学易用
怀孕育儿宝典

王丹 编著

让孩子赢在人生的起跑线上！亲切、实用、贴心的育儿真经

你知道怀孕之前要做好哪些心理准备吗？
你知道怎样的胎教才是最科学的吗？
你知道怎样科学护理新生儿吗？
你做好了0~3岁孩子的科学养育方案了吗？

中国人口出版社
China Population Publishing House
全国百佳出版单位

图书在版编目（CIP）数据

好妈妈易学易用怀孕育儿宝典/王丹编著.—北京：中国
人口出版社，2012.11

ISBN 978-7-5101-1394-9

Ⅰ.①好… Ⅱ.①王… Ⅲ.①妊娠期—妇幼保健—基本
知识②婴幼儿—哺育—基本知识 Ⅳ.①R715.3②TS976.31

中国版本图书馆CIP数据核字（2012）第221441号

好妈妈易学易用怀孕育儿宝典

王丹 编著

出版发行	中国人口出版社
印　　刷	北京盛兰兄弟印刷装订有限公司
开　　本	710毫米×1000毫米　1／16
印　　张	23.5
字　　数	333千
版　　次	2013年3月第1版
印　　次	2013年3月第1次印刷
书　　号	ISBN 978-7-5101-1394-9
定　　价	29.80元

社　　长	陶庆军
网　　址	www.rkcbs.net
电子邮箱	rkcbs@126.com
电　　话	(010)83519390
传　　真	(010)83519401
地　　址	北京市宣武区广安门南街80号中加大厦
邮　　编	100054

版权所有　侵权必究　质量问题　随时退换

成为母亲，无疑是女人一生中最有意义、最值得纪念也是最幸福的一件事情了。新婚的喜悦让女人感受到了无限的幸福，但更大的喜悦和幸福却还在后面，因为不久之后，或许就会有一份甜蜜而奇妙的责任将降临到她身上——孕育一个完完全全属于自己的全新的小生命。

当那个小生命悄悄到来的时候，相信所有准妈妈的内心都会充满惊喜。接下来的日子，是一段饱含着期盼和祝福的时光，宝宝就像一个每时每刻都在变幻的小仙子，带给准妈妈各种各样的新奇和感动，同时，也让准妈妈体验着种种的酸甜苦辣。经过辛苦却甜蜜的十月怀胎，宝宝终于呱呱落地，成为这个世界里的一员，也成为爸爸妈妈的所有希望和幸福的所在。

宝宝的降生，将揭开家庭生活全新的一页，爸爸妈妈会为此倾注全身心的爱，哺育宝宝健康成长。所有爸爸妈妈的最大心愿，都是希望自己的宝宝能够健康、平安、聪明、可爱，但是，想在达成这一愿望，就需要懂得一些优生、优育、优教的知识，这样才能成为合格的爸爸妈妈，然后平安、顺利地度过孕产期，生育一个健康的宝宝，科学、合理地度过育儿期，养育一个聪明的宝宝。

《好妈妈易学易用怀孕育儿宝典》以科学的视角、通俗的语言、生动的讲述全面细致地阐述了在一个新生命从孕育到诞生，从哺育到养育的过程中，母子的生理特点、日常生活起居、饮食营养保健、疾病防治等等相关内容。通俗易懂，刻画生动，既是科学孕育宝宝的完全指导手册，也是家庭生活育儿保健的贴心顾问。

本书主要分为两大部分，第一部分主要讲述了在宝宝诞生之前，准爸爸妈妈们需要了解和注意的事项：孕前生理及心理的一些必要的准备，妊娠期的一些关键注意事项，怎样做好科学胎教以及分娩时应注意的事项等等。了解了这些之后，将为您拥有一个健康聪明的宝宝打下良好的基础。

第二部分为育儿篇，主要讲述了0~3岁的宝宝在各个时期的不同养育方案。这一部分是本书的重点，主要分为宝宝概况、喂养方法、异常情况、事故防止、智能训练、亲子游戏等几大部分。

宝宝概况：主要讲述了宝宝身高、体重的变化，四肢五官生长情况，活动情况以及情绪变化等方面内容。

喂养方法：为爸爸妈妈提供了不同月龄（年龄）宝宝的不同喂养方案，其中包括母乳哺养和牛奶喂养时需注意的种种事项。

异常情况：主要讲述不同月龄（年龄）阶段的宝宝容易患上的一些病症，比如夜啼、吐奶、感冒、疝气、湿疹等等，并详细讲述病因并提供了科学的治疗方法。

事故防止：主要讲述不同月龄（年龄）阶段的宝宝容易在生活中遭遇的一些事故，比如从床上跌落，会走路时的各种磕碰、烫伤、烧伤等等，为爸爸妈妈敲响警钟，以防止此类事故的发生，确保宝宝的安全。

智能训练：为爸爸妈妈提供不同月龄（年龄）宝宝该进行的相关智能训练方案，比如，新生儿要注意视觉、听觉的训练，2~3个月时就应该进行语言训练了，8~9月时就可以让宝宝学着走路了，1岁时就可以进行独自游戏的训练了，等等。

亲子游戏：陪宝宝做游戏，是爸爸妈妈义不容辞的责任和义务。在游戏的过程中，不仅可以加深亲子关系，还能让宝宝感受到来自爸爸妈妈无微不至的关爱，更关键的是，游戏的过程也是开发宝宝智力、让宝宝掌握一些技能的好机会，所以爸爸妈妈们一定要成为宝宝最好的玩伴。

孕育、养育宝宝的过程，其实也是爸爸妈妈不断学习、不断成长的过程。在这个过程中，集科学性、系统性、趣味性与一体的《好妈妈易学易用怀孕育儿宝典》一定能让每一位爸爸妈妈都从中收获有益的帮助。最后，祝愿每一位准妈妈都能平安、顺利地度过孕产期，孕育出一个健康聪明的宝宝，也祝愿每一个小宝宝都能在爸爸妈妈的精心呵护和养下健康快乐地成长。

目 contents 录

写在宝宝诞生之前

做好心理准备了吗…………2
要孩子还是不要孩子…………2
推动孩子，首先要推动自己……3
对准妈妈说几句…………4
对准爸爸说几句…………5

妊娠期禁忌…………7
宠物没有健康的宝宝重要………7
怀孕期间应该回避的工作………8
孕早期不要随便吃药…………9

做好胎教…………10
受过胎教的孩子就是不一样……10
快乐妈妈＝健康宝宝…………11
胎教成功的秘诀…………11
让想象和憧憬开始最初的胎教…12
为宝宝将来的优良性格打好基础
…………12

准爸爸在胎教中的作用…………13

分娩注意事项…………14
什么时候住院最好…………14
预产期到了还不生怎么办………15
准爸爸千万不能临阵退缩………15
宝宝出生需要准备的物品………17

新生儿期育儿方案

这个月的婴儿…………20
出生当天的婴儿…………20
从出生到一周…………22
从一周到一个月…………24

喂养方法…………26
初乳对宝宝很重要…………26
分娩后何时喂奶最好…………27

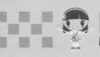
母乳是宝宝最理想的食物⋯⋯⋯27

母乳喂养的正确姿势⋯⋯⋯⋯28

喂鲜牛奶不行吗?⋯⋯⋯⋯⋯29

喝什么样的牛奶好⋯⋯⋯⋯⋯30

掌握牛奶的合适浓度⋯⋯⋯⋯31

喂牛奶的方法⋯⋯⋯⋯⋯⋯32

乳头破裂⋯⋯⋯⋯⋯⋯⋯⋯34

如何应对新妈的母乳不足⋯⋯34

异常情况⋯⋯⋯⋯⋯⋯⋯⋯36

吐奶⋯⋯⋯⋯⋯⋯⋯⋯⋯⋯36

便秘⋯⋯⋯⋯⋯⋯⋯⋯⋯⋯37

鼻塞⋯⋯⋯⋯⋯⋯⋯⋯⋯⋯39

头形不正⋯⋯⋯⋯⋯⋯⋯⋯40

黄疸还没消退⋯⋯⋯⋯⋯⋯41

面颊出现红疙瘩⋯⋯⋯⋯⋯42

脐疝⋯⋯⋯⋯⋯⋯⋯⋯⋯⋯42

阴囊水肿⋯⋯⋯⋯⋯⋯⋯⋯43

斜颈⋯⋯⋯⋯⋯⋯⋯⋯⋯⋯44

防止事故⋯⋯⋯⋯⋯⋯⋯⋯46

智能训练⋯⋯⋯⋯⋯⋯⋯⋯47

新生儿的早期教育⋯⋯⋯⋯⋯47

掌握早期教育的最佳期⋯⋯⋯48

感觉刺激是开发婴儿智能的最佳
途径⋯⋯⋯⋯⋯⋯⋯⋯⋯⋯48

科学地开发新生儿大脑的潜力⋯50

手指益智法⋯⋯⋯⋯⋯⋯⋯51

亲子游戏⋯⋯⋯⋯⋯⋯⋯⋯52

1～2月的育儿方案

这个月龄的婴儿⋯⋯⋯⋯⋯⋯58

这个月龄的喂养方法⋯⋯⋯61

用母乳喂养时⋯⋯⋯⋯⋯⋯61

用牛奶喂养时⋯⋯⋯⋯⋯⋯63

从何时开始让孩子喝果汁?⋯⋯64

果汁的喂法⋯⋯⋯⋯⋯⋯⋯65

锻炼婴儿⋯⋯⋯⋯⋯⋯⋯⋯66

异常情况⋯⋯⋯⋯⋯⋯⋯⋯68

"消化不良"⋯⋯⋯⋯⋯⋯⋯68

出现湿疹⋯⋯⋯⋯⋯⋯⋯⋯69

总是莫名地哭闹⋯⋯⋯⋯⋯70

有疹子突然出现又马上消失⋯⋯71

积痰⋯⋯⋯⋯⋯⋯⋯⋯⋯⋯71

防止事故⋯⋯⋯⋯⋯⋯⋯⋯72

智能训练 ……………………… 73

思维从动作开始 ……………… 73

宝宝的视觉刺激 ……………… 74

宝宝的听觉练习 ……………… 75

如何早期发现小儿智力落后 … 75

不要对孩子奢望太高 ………… 76

亲子游戏 ……………………… 76

2～3月的育儿方案

这个月龄的婴儿 ……………… 80

本月婴儿喂养方法 …………… 84

用母乳喂养时 ………………… 84

用牛奶喂养时 ………………… 87

锻炼婴儿 ……………………… 89

异常情况 ……………………… 90

发热 …………………………… 90

厌食牛奶 ……………………… 91

腹股沟疝 ……………………… 93

湿疹不愈 ……………………… 95

防止事故 ……………………… 96

智能训练 ……………………… 98

丰富的视觉和语言训练 ……… 98

培养宝宝的识别能力 ………… 98

多和宝宝讲话 ………………… 98

体能、智能的开发 …………… 99

亲子游戏 ……………………… 100

3～4月的育儿方案
（90-100天）

这个月的婴儿 ………………… 104

本月婴儿喂养方法 …………… 108

用母乳喂养时 ………………… 108

用牛奶喂养时 ………………… 109

锻炼婴儿 ……………………… 111

异常情况 ……………………… 112

夜啼 …………………………… 112

斜视 …………………………… 113

感冒 …………………………… 114

毛发脱落 ……………………… 115

疝气 ················· 115

防止事故 ················· 116

智能训练 ················· 117

鼓励宝宝发出声音 ········· 117

为宝宝做婴儿被动操 ········· 117

加强宝宝的语言训练 ········· 118

亲子游戏 ················· 119

感冒 ················· 137

防止事故 ················· 138

智能训练 ················· 139

培养宝宝的视觉观察力 ········· 139

与宝宝一起玩 ········· 139

教宝宝自己玩 ········· 140

亲子游戏 ················· 141

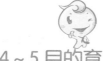

4～5月的育儿方案

这个月的婴儿 ·············122

本月婴儿喂养方法 ·············126

用母乳喂养时 ········· 126

用牛奶喂养时 ········· 127

断奶的准备 ········· 128

锻炼婴儿 ·············130

异常情况 ·············132

肠套叠 ········· 132

便秘 ········· 134

湿疹不愈 ········· 136

5～6月的育儿方案

这个月的婴儿 ·············144

本月婴儿喂养方法 ·············149

用母乳喂养时 ········· 149

用牛奶喂养时 ········· 151

锻炼婴儿 ·············152

异常情况 ·············154

经常咳嗽 ········· 154

消化不良 ········· 155

夜啼 ········· 157

冻伤 ········· 158

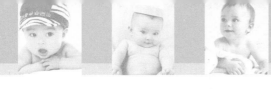

麻疹 ·················· 159

中耳炎 ·············· 160

头型不正 ·········· 161

防止事故 ·········· 162

智能训练 ·········· 163

教宝宝练习爬行 ······163

教宝宝练习直立 ······164

亲子游戏 ············164

6~7月的育儿方案

这个月的婴儿 ············168

本月婴儿喂养方法 ········172

何时停喂母乳 ·········172

开始出牙 ·············174

排便训练 ···········175

锻炼婴儿 ············176

异常情况 ············177

感冒 ···············177

幼儿急疹 ···········179

趴着睡觉 ·············181

防止事故 ·············183

智能训练 ·············184

形式多样的藏猫猫游戏 ·······184

教宝宝认识人 ·············185

教宝宝战胜挫折 ···········185

亲子游戏 ·············186

7~8月的育儿方案

这个月的婴儿 ············192

本月婴儿喂养方法 ········196

断奶的方法 ·············196

夜间喂奶 ·············197

开始喂鲜牛奶 ·········198

锻炼婴儿 ············199

异常情况 ············200

腹泻 ···············200

"哮喘" ············201

地图舌 ············202

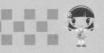
防止事故┈┈┈┈┈┈203

智能训练┈┈┈┈┈┈204
在玩中开发宝宝的潜能┈┈┈204
加强语言训练┈┈┈┈┈┈205
加强手指的练习┈┈┈┈┈┈206
增加户外活动的时间┈┈┈┈206
培养宝宝的独立性┈┈┈┈┈207
避免宝宝的过度依恋┈┈┈┈207

亲子游戏┈┈┈┈┈┈209

8～9月的育儿方案

这个月的婴儿┈┈┈┈┈┈212

本月婴儿喂养方法┈┈┈┈┈216
度过断奶辅食期┈┈┈┈┈┈216
母婴同睡好吗┈┈┈┈┈┈218
宝宝的偏食┈┈┈┈┈┈219
点心的给法┈┈┈┈┈┈221

锻炼婴儿┈┈┈┈┈┈222

异常情况┈┈┈┈┈┈223
坠落┈┈┈┈┈┈223

烫伤┈┈┈┈┈┈225
腹泻┈┈┈┈┈┈226

防止事故┈┈┈┈┈┈227

智能训练┈┈┈┈┈┈229
教宝宝说话┈┈┈┈┈┈228
让宝宝学会迈步┈┈┈┈┈┈229
多鼓励和表扬宝宝┈┈┈┈┈230
让宝宝懂得"不"的含义┈┈┈230

亲子游戏┈┈┈┈┈┈231

9～10月的育儿方案

这个月的婴儿┈┈┈┈┈┈234

本月婴儿喂养方法┈┈┈┈┈238
断奶的方法┈┈┈┈┈┈238
断奶后的主要饮食┈┈┈┈┈241
进餐次数的安排┈┈┈┈┈┈241
各种食品的食量┈┈┈┈┈┈242

锻炼婴儿┈┈┈┈┈┈243

异常情况┈┈┈┈┈┈244
高热┈┈┈┈┈┈244

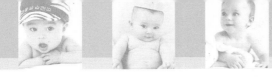

耳后淋巴结肿大 ……………… 245

倔强 …………………………… 246

误吞了异物 …………………… 247

防止事故 ……………………… 249

智能训练 ……………………… 250

加强对宝宝的体能训练 ……… 250

因势利导的开发宝宝的潜能 … 252

不要扼杀婴儿的好奇心 ……… 252

宝宝手的精细动作练习 ……… 253

多进行发音训练 ……………… 253

亲子游戏 ……………………… 254

异常情况 ……………………… 270

意外受伤 ……………………… 270

咽喉过敏 ……………………… 271

过胖 …………………………… 272

左撇子 ………………………… 273

防止事故 ……………………… 274

智能训练 ……………………… 275

训练宝宝的思维能力 ………… 275

鼓励宝宝的好奇心 …………… 276

培养宝宝的个性 ……………… 276

为宝宝做好榜样 ……………… 277

亲子游戏 ……………………… 277

10～11月的育儿方案

这个月的婴儿 ………………… 258

本月婴儿喂养方法 …………… 262

宝宝的饮食 …………………… 262

宝宝不喜欢吃蔬菜 …………… 265

制止宝宝做不该做的事情 …… 266

排便训练 ……………………… 267

锻炼婴儿 ……………………… 269

11～12月的育儿方案

这个月的婴儿 ………………… 282

生日快乐 ……………………… 286

本月婴儿喂养方法 …………… 287

怎么喂养不喜欢吃米饭的宝宝 … 287

哄宝宝睡觉 …………………… 288

锻炼婴儿……………290

异常情况……………292
还没出牙……………292
呕吐……………293
不想吃东西……………294
疝气……………295
吃饭不专心……………296
伸手打人……………296

防止事故……………298

智能训练……………300
培养宝宝的独立生活能力……300
为宝宝创造一个良好的学习语言
的环境……………301
鼓励宝宝学走路和说话………301

亲子游戏……………302

孩子的零食……………310

异常情况……………311
不爱吃饭……………311
不会说话……………312
不会走路……………313

防止事故……………314

智能训练……………315
培养孩子独自游戏的乐趣……315
创造力会让孩子一生受益……316
要不断鼓励孩子的创造力……318

亲子游戏……………319

1.5～2 岁的育儿方案

这个年龄的孩子……………322

孩子的喂养方法……………327
注意孩子的饮食……………327
注意过量进食……………328

异常情况……………329
自体中毒症……………329
自己用头撞地板……………331

1～1.5 岁的育儿方案

这个年龄的孩子……………304

孩子的喂养方法……………309
喂养的特点……………309

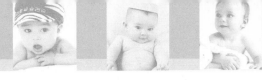

防止事故·············332

智能训练·············335
背诵儿歌·············335
开发孩子的创造力·········336
培养宝宝健全的性格········336
用娃娃腔不可取··········337

亲子游戏·············339

智能训练·············356
培养孩子的观察力·········356
激发孩子的想象力·········357
培养孩子的胆量··········357

亲子游戏·············358

2~3岁的育儿方案

这个年龄的孩子·········342

孩子的喂养方法········349
如何喂养2~3岁的孩子·······349
孩子的零食············351

异常情况············352
不吃饭··············352
认生···············353
口吃···············354

防止事故············355

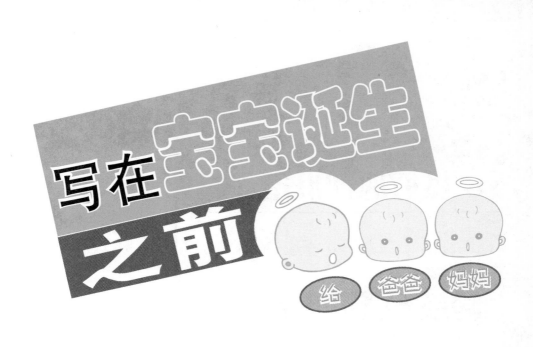

写在宝宝诞生之前 给 爸爸 妈妈

XIE ZAI BAO BAO DAN SHENG ZHI QIAN

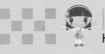
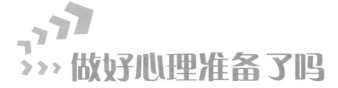

>>> 做好心理准备了吗

要孩子还是不要孩子

一般来说，结了婚就应该考虑要孩子，但有些家庭因工作或经济等原因，有时也不得不将要孩子的时间推迟。不过，专家建议最好还是选择在30岁之前要孩子。因为30岁之后生育的孩子先天愚型的发生率较高。另外，抚养孩子也需要体力，对于年龄较大的女性来说会感到比较吃力。现实生活中，很多大龄母亲后悔没有早要孩子，由于工作的关系，许多丈夫也因不能给予妻子更多的帮助而感到内疚。所以，一旦结了婚，两个人必须对要不要孩子这个大的原则性问题做出决定。当然，奉子成婚就另当别论了。

可能有的夫妇认为自己尚未成熟，不具备养育孩子的能力。其实，没有人能够完全成熟，人只能慢慢走向成熟，等心智达到所谓的成熟时，往往也就无力养育孩子了。不过，做父母养育孩子，也是人生走向成熟的一个好机会。而且，从孩子的角度来说，过于成熟自信的父母也不一定会成为好的父母，只有与孩子一起共同成长，一起探求人生，指导孩子发展的父母才是更好的父母。

还有的年轻夫妇可能因缺乏养育孩子的自信心而放弃生育。这其实也是一种极为错误的观念。世界上没有一个人，在孩子出生前就对养育孩子有百分百的信心，就像没开过飞机的人，不可能对开飞机有信心一样。

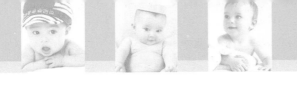 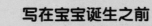
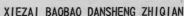
　　除此之外，也可能存在因患病而当不了父母的夫妇。其实，对于今天的医学水平来说，这也不是什么大问题，并不只是完全健康的人才能做父母亲。目前医学发展日新月异，大部分疾病对生育都不会带来很大的影响，例如，慢性肾炎患者，如果尿中只有蛋白，大部分都可以正常生产的。过去，糖尿病也被认为是不宜生产的疾病之一，而现在认为只要能使血糖保持正常，母子即可安然无恙。对于患有遗传性疾病或家族中有类似疾病的妇女，也不必过于悲观，尽管有病，只要不拖累他人，能正常地生活，比起"无"来，"生"的选择应是优先考虑的。因为摆脱疾病的困扰，享受做母亲的快乐，是女人生来的权利，也可以丰富人生。

推动孩子，首先要推动自己

　　养育孩子，父母不可避免地都会遇到各种各样的问题，即便是学富五车的专家学者，在做父母的过程中，也会有不知所措、手忙脚乱的时候。

　　遇到问题，不必自责、内疚，也不要被挫败的情绪打倒；不要把什么问题都推给遗传基因，或者推到自己的爱人身上，更不要说孩子天生就是一个"坏孩子"。因为每一个孩子有他自己的个性，给孩子创造一个适合他成长的环境就行了。

　　按照NIP（神经语法程序学）的说法，一个人是不能改变另一个人的，就算是父母也不能直接改变孩子。但是他可以影响别人，通过改变自己来让别人改变，所以，父母能做的，就是改变自己，并通过自身的改变，影响的孩子的改变。换句话说，父母要推动孩子前进，首先要推动自己前进。

　　最好不要抱着为了得到孩子的养育之恩的心情来养育孩子，作为父母，难道不应该感谢孩子吗？是的，是孩子让我们获得了正常的思考方式，让我们去探寻生命的价值，让我们的人生更精彩，更有奋斗的动力。即便是为了孩子而奋斗，最终的成功难道不还是属于你自己的吗？不因你养育了他，就去要求孩子怎么样怎么样，仿佛他是你的财产似的。

对准妈妈说几句

1. 推动摇篮的手就是推动世界的手

母亲是伟大的，也是神圣的。做母亲是一种不可替代的神圣责任，不仅是对家庭的贡献，也是对人类社会繁衍发展的贡献。不论是刀耕火种的过去还是科技水平飞速发展的当代社会，也不论是在中国还是世界，这种神圣的责任都是一样的。

有了孩子，不仅是你个人的人生实现了完整，而且也实现了你家庭的完整。尽管有时也会有不育不孕的情况，再加上激烈的社会竞争以及养育孩子各项费用的压力，做母亲就更不是一件容易的事了。但是，想要做母亲，就要先做好充分的思想准备。

有时候，一个人改变一个世界，当谈到什么对他产生的影响最大时，他们首先提到的总是他们的母亲，所以说，推动摇篮的手就是推动世界的手。

2. 对于自己的孩子，每个母亲都是幸福的

女人因为有了丈夫而成了妻子，又因为有了孩子而成了母亲。你的生活会因为有了孩子变得更加丰富快乐。孩子的出生，不仅会给家庭带来欢乐和希望，还会激发你的聪明才智，使你产生巨大的动力，即使遇到挫折和坎坷，也会重新鼓起百倍的勇气；同时，还会使你焕发更大的爱心，你也将因此变得更加年轻美丽。

宝宝是夫妻爱情的结晶和夫妇共同生命的延续。为了夫妻间诚挚的爱和人类的不断繁衍，作为妻子应该有信心去承担孕育的重任。只要你有强烈的责任感以及坚定的信念，就一定能够克服所遇到的一系列困难，迎来小宝宝的出生，从而体验到人类最美好的情感——真挚的母爱。

3. 怀着期盼的心理来迎接新生命的降临

实践证明，盼望子女的母亲所生的孩子要比厌恶子女的母亲所生的孩子强壮得多。在胎儿期母亲怀有厌弃心理的孩子，很多性格都比较孤僻，不愿与

4

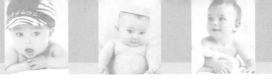
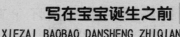
人合作，社会适应力较差，往往成为问题儿童。

所以，准妈妈们一定要怀着欣喜期盼的心理来迎接新生命的降临。

对准爸爸说几句

1. 父爱同样是伟大的

做父亲虽然不像做母亲那样辛苦，不必经历怀孕、分娩的痛苦过程，但是在孕育以及养育儿女方面父亲却起着举足轻重的作用。从妻子怀孕的第一天起，丈夫就要进入父亲的角色，在家里所做的一切都要考虑到宝宝的平安和健康，这不仅需要准爸爸付出很大的体力，同时还要付出爱心，营造出一个令妻子健康愉悦的环境，只有妻子身体好，心情好，宝宝才会好。

小宝宝出生以后，父亲的工作重心就要有所转移，就要开始为宝宝的健康成长做努力了。母亲对孩子的爱一般更多地集中在日常生活的吃喝拉撒睡方面，父爱则更应该侧重于对孩子性格和意志上的培养上，这无疑对孩子的未来有着更为重要和深刻的影响。

2. 从旁协助妻子

得知自己怀孕后，大部分的孕妇都会喜忧参半。喜的是即将有一个宝宝，忧的是怀胎十月的各种不适，尤其是初次怀孕者心神更是忐忑不安。其身心将经历重大变化，会考虑宝宝是什么样，自己是否会因此变得很胖，如何扮演母亲角色，此外，住房、婆媳关系、经济压力、工作安排等问题也经常会困扰着她们。

有的孕妇甚至会因孕育而变得非常内向，对他人的言行极为敏感，情绪不定、没有安全感，甚至浮躁忧郁等现象也会随之出现。

这样的精神状态对母体、胎儿的健康都没有好处，所以家人或周围的朋友最好能从旁协助，尽量消除孕妇这种不安的感觉。尤其是丈夫，更应体恤妻子，不要和妻子争执，多和妻子沟通交流，许多问题要谈出来，达成一致意见，乐观地共同面对，使妻子的身心保持平稳。

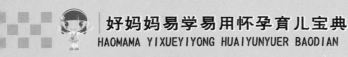
3. 不要惹准妈妈生气

怀孕的早期阶段是妊娠反应最强烈的一个时期，常常伴有懒散、呕吐、头晕等症状，所以在这个时期丈夫的作用显得更为重要。

首先，要注意妻子的性情以及心理变化，创造一个和睦、温暖的生活环境。丈夫要多体贴照顾妻子，主动承担家务，注意调节婆媳关系，还要尽量多花些时间陪妻子消遣娱乐，使妻子保持良好的情绪，从而保障胎宝宝健康发育、准妈妈顺利分娩。怀孕导致的体内激素的改变，会使准妈妈看上去很脆弱，也会使她们变得情绪化，常常发一些"无名火"，这些都是可以理解的，准爸爸一定要包容妻子没道理的小脾气，不与妻子斤斤计较，做好自我心理调节，用博大宽厚的胸怀去理解、包容妻子，滋润、培育妻子腹中那个幼小可爱的小生命。温柔是家庭感情的催化剂，爱也要学会表达。除了埋头苦干、任劳任怨，准爸爸还要学会爱的表达方式。平时多说几句"亲爱的，你辛苦了"或者"怀孕使你变得更可爱了"的话，会收获意想不到的好效果。

其次，要帮助妻子创造一个良好的胎教环境。环境的绿化、美化、净化对胎儿的健康发育很重要。应该力求排除噪音危害和环境污染。因为强烈的噪音或者振动，会引起胎儿心跳加快和痉挛性胎动。为妻子创造一个安静舒适的环境，是丈夫义不容辞的责任。

最后，要激发妻子的爱子之情。医学研究证明，妻子的情绪会直接影响胎儿的发育以及身心健康。所以，丈夫要注意劝慰妻子不可因面部出现色素沉着、体型改变、妊娠反应等而怨恨胎儿，要多让妻子看一些激发母子感情的书刊杂志或者电影电视，引导妻子以及全家爱护胎儿。丈夫要同妻子一起想象胎儿的情况，描绘胎儿的漂亮、健康、自在、活泼，这对增进母子感情非常重要。怀孕期间良好的母子感情是将来母子感情的基础。

4. 减轻妻子的体力负担

妻子怀孕以后，家庭工作的分担发生了许多变化，原来两个人的"各司其职"，变成了现在的"一人承担"。家庭琐事不免多了起来，夫妻也避免不了有些矛盾，但越是在这个时候，准爸爸就越要懂得"怜香惜玉"。

准爸爸要多分担一份家庭劳动，多为妻子考虑一些，积极主动、任劳任

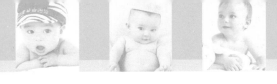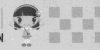
怨地承担家务活，使妻子有充分的休息时间。

5. 准妈妈"移情别恋"，不要吃醋

从准妈妈怀孕起到顺利诞下宝宝，她的时间和精力几乎都集中在了宝宝身上，这是一个非常常见的现实。因此，准爸爸常常有被忽视被冷落的感觉，甚至因为孩子而吃醋，产生嫉妒心理。由于婴儿代替丈夫的位置而成为妻子新的生活中心，这种被忽视的感觉是正常的。在产生失落和导致关系恶化之前要告诉妻子你的感受，夫妻积极交流沟通。准爸爸要适应妻子爱的转移并配合妻子共同去爱宝宝，这可以对婴儿起到更积极的作用。

6. 开始适应父亲的角色

如果你每天都能充满爱心地照料妻子，保护好妻子以及妻子腹中的宝宝，这种温情会使你感到越来越快乐，当好爸爸是一门艺术，要逐渐适应父亲的角色，顺利度过"转正"期。

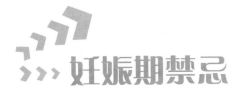

妊娠期禁忌

宠物没有健康的宝宝重要

有的人爱好养一些狗、猫、鸟等小动物，还总把它们抱在怀中，殊不知这些小动物身上往往都带有致病微生物，这些寄生虫与宠物之间是共生关系，可在宠物身上寄生而不引起疾病，但是与人接触以后可能会引起疾病。

现在比较普遍的一个观点是，猫是引起人类弓形体病的主要原因。弓形虫常常寄生在猫的肠道里，随猫的粪便排出体外，人一旦吃了被弓形体污染的

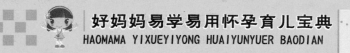
食物，就可能引起弓形体感染。如果孕妇在妊娠期内感染，可以通过胎盘感染胎儿，就会导致胎儿畸形、流产、胎死宫内或早产，并可对胎儿中枢神经系统产生损害。所以，为了优生，孕妇最好不要与小动物接触，不能食用被宠物粪尿污染过的食物，而且不要使用被猫、狗等宠物舔过的餐具，切忌吃生的或者没有煮熟的家畜肉类。如果妊娠前已经患有弓形体病，应该到医院及时检查，积极治疗。现在许多医院都可以检查是否感染了这些微生物，所以建议计划怀孕的女性在怀孕前进行相关检查，如TORCH检查。

怀孕期间应该回避的工作

为了胎儿的健康发育，准妈妈从现在开始就应该回避可能对胎儿造成危害的场所，如果你正从事这类工作，那么请立即停止这些工作，申请调换到其他岗位。

准妈妈应该回避的工作有：

受放射线辐射影响的工作，例如，单位的计算机房，医院的放射科等。因为X射线对怀孕早期的影响最大，会导致胎儿发育障碍或畸形。

接触有毒化学物品或者刺激性物质的工作：例如，农药厂、油漆工、石油化工厂的工人、施洒农药的农民等。这些对人体有害的刺激性气体被孕妇吸入体内，就会引起早产或流产。

接触传染病人的工作：准妈妈孕期的抵抗力一般都很低，一旦接触到传染病毒就有可能被感染，从而威胁胎儿的健康。

接触动物的工作：动物往往都携带有致病微生物，可通过孕妇感染胎儿，导致胎儿发育异常。例如，猫携带的弓形体病菌能侵入胎儿的中枢神经，形成脑积水、无脑儿或出现视网膜异常。

需要频繁做弯腰下蹲、扭曲旋转、推拉提挈、上下攀高等动作的工作。这样的工作伴随着摔伤的危险因素，会引起早产或者流产。

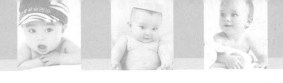
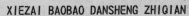

高强度的流水线工作：过度劳累也会导致流产。

高温、高噪音环境的工作：这样的工作会使胎儿脑的部分区域受损，智力发育受到严重影响，还有可能导致孕妇早产或者流产。

伴有强烈的全身和局部震动的工作：如汽车售票员。

野外作业或者单独一人的工作：一旦发生意外，没有条件及时抢救，无人相助。

以上这些工作都不适宜怀孕的女性，都有可能对胎儿和妈妈本身产生伤害，应该暂时调岗回避。

孕早期不要随便吃药

怀孕前三个月，是胎儿身体结构形成时期，因此，是对腹中胎儿最危险的时期。倘若在这时服用药物，如作用于成人神经的药物可使胎儿正在形成的神经系统发生紊乱。

许多人在妊娠的早期因不知道自己已怀孕，而服用了药物。有妊娠可能的妇女不要去看医生，因为头痛、眩晕、肩部僵硬等症状并不危及生命，且很少与怀孕有关，所以医生有时未详细询问妊娠的有关情况，开出了针对头痛、眩晕及肩部僵硬的药物。大部分药物的说明书中不是写着孕妇慎用，就是写着"对孕妇的安全性尚未确定，只能在确定了利大于弊时才可应用"。从孕妇角度看，比起缓解头痛或肩部僵硬来，避免生出一个畸形儿更为重要，但若果在不知病人有身孕的情况下，医生可能认为解除痛苦更加紧迫，因为诊断完真的有疾病的话，不开药的医生很少，所以除非得了可能危及生命的重病，有怀孕可能性的妇女最好不要随便吃非安胎类药。

当然，经检查确认怀孕的妇女必须忌烟、戒酒，曾有流产史者更应严格控制。

预产期前6周应避免性生活。性生活刺激可造成早期破产或早产，也有可能将细菌带入产道。

另外，母亲龋齿中的细菌可进入婴儿的口中定居，日后使孩子发生龋齿，所以应早期治疗。

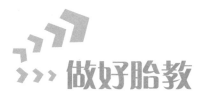

受过胎教的孩子就是不一样

1. 不爱哭

婴儿在饥渴、尿湿和身体不适时会啼哭，但是得到满足以后啼哭就会停止。研究发现，受过胎教的婴儿感音能力比较好，因此每当听到母亲的脚步声、说话声就会停止啼哭。孩子比较容易养成正常的生活规律。例如睡前播放胎教音乐或母亲哼唱催眠曲婴儿就能很快入睡，满月以后就能形成白天醒、晚上睡的习惯。

2. 能较早与人交往

婴儿出生2～3天就会用小嘴张合与大人进行"对话"，20天左右就会逗笑，2个多月就能认识父母，3个多月就能听懂自己的名字。

3. 较早学会发音

受过胎教的婴儿在2个月时会发几个元音，4个月时会发几个辅音，5～6个月时发出的声音能表达一定的意思。

4. 较早地理解语言

受过胎教的婴儿4个半月时能认出第一件东西，6～7个月时能辨认嘴、手、水果、奶瓶等物品。这样的婴儿能较早理解"不"的意思，早期学会服

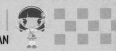
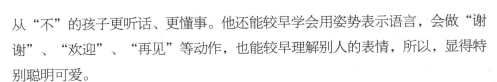

从"不"的孩子更听话、更懂事。他还能较早学会用姿势表示语言，会做"谢谢"、"欢迎"、"再见"等动作，也能较早理解别人的表情，所以，显得特别聪明可爱。

较早学会说话。经过胎教和早教的孩子在9～10个月时，就会有目的地叫爸爸妈妈。如果出生以后不继续给以发音和认物训练，胎教的影响就会在6～7个月时消失。受过胎教和早教的孩子在20个月左右时就能背诵整首儿歌以及背数，而且入学后成绩都比较优秀。

快乐妈妈=健康宝宝

美国俄亥俄州的费斯研究所曾经对百余位孕妇做了一项胎教实验，得出的结论是：母亲的言行情绪直接影响胎儿的性格和智慧。由于胎儿生活在母体中，在这一不断变化的特定环境中，孕妇的言行举止，尤其是情绪变化，会通过母体血液的化学成分和激素分泌的变化而影响到胎儿的发育。

当孕妇紧张、恐惧时，体内的血管就会收缩，对胎儿的供血量也会相应减少，对于胎儿的人格影响相当大。孕妇过于紧张时，其肾上腺激素就会分泌过多，也会阻碍胎儿的发育；孕妇过于激烈波动的情绪，还有可能导致流产。

由此看来，提供给胎儿头脑发育全面而均衡营养，避免各种有害物质的影响，同时使孕妇心情舒畅、情绪稳定、生活规律，这些都是胎教的基础。

胎教成功的秘诀

胎教成功的秘诀，是相信自己宝宝的能力和对宝宝倾注的爱心和耐心。胎教的各种内容都是围绕一个目的，即输入良性信息，确保宝宝生存的内外环

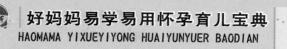

境良好。这要求准妈妈心态要好，情绪要稳定，营养要均衡。

此外，夫妻感情和睦，定期进行保健，有病早治，顺利生产也是相当重要的。在此基础上，再给宝宝以良性感觉信息刺激，以开发胎儿大脑的潜能。

让想象和憧憬开始最初的胎教

精卵结合，不仅输入了父亲和母亲的遗传信息，也输入了父母的心理素质信息。美好的愿望，幸福的憧憬，一片爱子之心，这无疑为精卵的结合创造了一个良好的环境，为胎教打下好的基础。

准妈妈可以和准爸爸一起想象宝宝降临后的幸福生活，把对将来三口之家的美好憧憬作为最初的胎教。准妈妈良好的心态、愉快的情绪，将促进宝宝神经系统的良好发育。

准爸妈在孕期的开始，要有意识地进行心理和身体的调适，让双方的心态都更加平和愉悦，避免大喜大悲，要保证准爸妈的身体健康和情绪愉快。

为宝宝将来的优良性格打好基础

母亲的子宫是宝宝第一个生长环境，小生命在这个环境里的感受将直接影响孩子性格的形成和发展。

如果宝宝在温暖的子宫中感受到母亲深厚的爱，那么孩子幼小的心灵将受到同化，就会意识到等待自己的那个世界也是美好的，进而逐步形成热爱生活、果断自信、活泼外向等优秀的性格倾向。

反之，如果夫妻关系不融洽，甚至充满了敌意或怨恨，或者母亲不欢迎这个孩子，从心理上排斥或厌烦腹中的小生命，那么胎儿就可能体验到周围冷漠、仇视的氛围，随之形成孤寂、自卑、多疑、怯懦、内向等性格。显然，这会对孩子的未来产生不利影响。

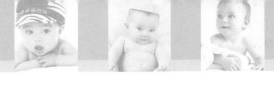
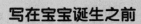
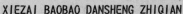 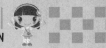
因此，准爸妈应尽量为腹中的宝宝创造一个温馨、慈爱、幸福的生活环境，让宝宝拥有健康美好的精神世界，为孩子良好性格的形成打好基础。

准爸爸在胎教中的作用

胎教通常多是针对母亲而言的，而忽视了父亲的作用。实际上，父亲在胎教中的作用是不可忽视的。从某种意义上说，聪明健康的小宝宝诞生，很大程度上也与父亲有着很大关系。

胎教的作用已被国内外学者所肯定。孕妇的情绪对胎儿的发育影响很大。妻子怀孕以后，除了继续担任她原来的家庭、工作、学习、社交等日常事务外，又增加了一份培育新生命的任务，担负起两个生物体的重担。她的精神、心理、生理、体力与体态，无疑都将发生很大变化。如果孕妇在妊娠期间情绪低落，高度不安，孩子出生后即使没有畸形，也会导致喂养困难、智力低下、个性怪癖、容易激动和活动过度等等。常言道："爱子爱妻"。这个时候，丈夫应该倍加关心爱护体贴妻子，让妻子多感受到家庭的温暖，避免妻子惊吓、愤怒、恐惧、忧伤、焦虑等不良情绪，保证妻子能心情愉快，精力充沛地度过孕期。此外，丈夫还应主动承担家务，协助妻子做好保健，避免感冒，尤其是风疹，以免引起胎儿畸形。

在妊娠期间，丈夫要给予妻子全面合理的营养。如果在胎儿形成的关键时期（怀孕早期以及中期）缺乏营养，就会威胁胎儿的正常发育，尤其对脑的发育影响最大，还常常引起早产、流产、死胎、畸形。大多数孕妇都有妊娠反应，丈夫应鼓励妻子克服恶心呕吐等反应，坚持进食，做到少吃多餐。饮食应以避油腻、易消化为原则，尽量选择富含蛋白质、碳水化合物、维生素的食物，例如豆浆、牛奶、蛋类、蔬菜、水果等。呕吐剧烈时应注意补充维生素 B_1、B_6，必要时静脉输液。妊娠中期，胎儿生长发育加快，不仅需要给予充足的营养，还要注意多饮水，并增加含维生素多的食物，保持大便通畅。

孕妇所处的环境应力求安静舒适，不宜经常有强烈的噪音刺激，光线要

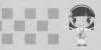
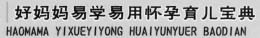
明亮柔和。搞好室内外卫生，防止烟雾污染和感染疾病。丈夫和妻子要戒烟忌酒，节制房事，丈夫还要提醒妻子适当做些家务和必要活动，做到劳逸结合，要注意不可偏激而过度保护这样弊多于利。另外，丈夫应积极支持妻子为胎教而做的种种努力，并主动参与进来，例如，对胎儿讲故事，描述每天的工作及收获，让胎儿熟悉自己的父亲低沉而有力的声音，陪着妻子一同与胎儿"玩耍"，培养感情。

分娩注意事项

什么时候住院最好

很多家庭为了保险起见，要求医生早点让产妇住院，这虽然有一定道理，但是如果入院太早，时间过长不生的话，就会导致精神紧张，很容易疲劳，往往引起滞产；而入院太晚的话，又容易产生意外，危及大人和小孩的生命。一般来说，出现以下征兆后入院比较合适。

宫缩：当子宫的收缩间隔时间由长逐渐缩短，而且强度不断增加时，间隔5～6分钟腹痛1次，每次疼痛持续30秒以上，应立即入院。

见红：分娩前24小时内50%的孕妇常有一些带血的黏液性分泌物从阴道排出，称为"见红"。这是分娩即将开始的一个先兆，应立即入院。

破水：阴道内有清亮的液体流出，主要是羊水膜破裂，要及早入院，且尽量保持平卧位，避免颠簸，避免脐带脱垂。

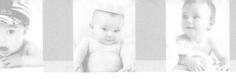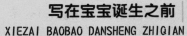

需要注意的是，臀位、双胎、有妊娠并发症或高危孕妇应提前入院，以便医生检查和采取措施。

预产期到了还不生怎么办

一旦确认怀孕后，根据你最后一次月经来潮的时间，医生会推算出你的预产期，但这终归只是推算，并不一定真的在那一天准生。

具体的产期一般在预产期前3周到预产期后2周之间，所以预产期过了也不要着急，尤其是初产妇产期常常错后。要是预产期过了2周还没有出生的迹象，如果产科医生通过检查，认为一切正常，则可能仍需待产。如果通过化验孕妇的尿液证实胎盘功能正常，胎儿发育很成熟时，也可静脉点滴垂体后叶素，使子宫肌肉收缩，促发腹部阵发性疼痛。这就是所谓的"计划分娩"。

因为这是用人工的手段使子宫收缩，所以有使胎儿头部压迫过度，使子宫（以前做过人工流产而留下伤痕）破裂的危险性，因此要想采用这种方法，必须有检测子宫收缩程度及胎心状况的设备。英国格拉斯哥一家医院报道说，"计划分娩"开始后10年间，出生前后婴儿的死亡率下降了10%。所以似乎没有理由认为"计划分娩"因属非自然分娩而让人讨厌，但这也必须基于胎儿十分成熟的情况下才能进行。

如果产妇年轻，且妊娠过程无异常，那么无论是"计划分娩"、还是自然分娩，都会顺利的。

准爸爸千万不能临阵退缩

是不是能够顺利的度过分娩，丈夫的作用是绝对不容忽视的。当妻子正处于分娩的"痛苦"中的时候，守候在身旁的丈夫常常会比妻子更加焦虑。从蜜月慢慢走向怀孕分娩的这段时间里，丈夫对妻子一直都是疼爱有加的，还没

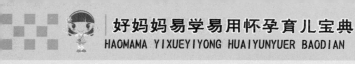

做妈妈的妻子常常像宝宝一样和丈夫"撒娇"，在整个孕期都会受到全方位的呵护，就连公婆父母也会对她百般照顾。在幸福中慢慢度过的准妈妈，尽管对即将到来的分娩痛苦有所准备，但是一旦分娩真的降临了，她又常常会不知所措。痛苦、耍闹、哭喊、挣扎，她会把分娩带来的不适和疼痛严重扩大化。这时守候在身边的丈夫可谓是焦急万分。丈夫不但心疼自己的妻子，更加担心母子的安危。他有这样普遍的错误认识：剖宫产是一个解除妻子疼痛，保证母子获得平安的好办法。所以，当产妇的宫缩变得强烈，离胎儿的娩出越来越临近的紧要关头，在妻子最最需要丈夫鼓励自己的时候，丈夫决不能已经全线崩溃了。丈夫的心情是只要能够不让妻子再难受，宝宝能够快快出来，让他做什么都可以，比妻子有更为强烈的选择剖宫产的愿望，而他们又是能够在手术协议上签字的人，结果有些自然分娩就这样宣告"失败"了。现在这种"难产"越来越多了，这也正是剖宫产率居高不下的重要原因之一。

正处于宫缩阵痛中的产妇非常需要周围人的鼓励和强有力的支持。当产妇哭喊着"要剖宫产"、"已经受不了了"、"痛得快要死"的时候，那都是不由自主的，并非是自己理智的判断。有医生在旁边为她的安全把关，如果出现了难产情况，医生会比所有人都着急。产妇周围的亲人，尤其是丈夫与父母、公婆，面对分娩中的产妇一定要保持深刻的镇静，给予产妇温暖的关怀和支持，不要代替医生决定是否要进行剖宫产，更不能因为产妇一直哭喊着要剖宫产就认为一定必须这样做。因为判断分娩情况的既不是产妇本人，也不是你们，而是医生与助产士。如果到了医生需要你们做出决定的时候，你们再去做也不迟。

现在的医疗水平与高端的产科技术，许多在过去看起来难以解决的难产，已经不是问题了。医生也会提前就和你及你的丈夫说明情况，会仔细征求你们的意见，并拿出医生的看法或者是决定，你自己是不必过分担心这些问题的。

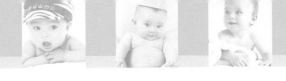

宝宝出生需要准备的物品

妻子怀孕到第9～10个月时，准爸爸应该做好妻子产前的各项准备工作，尽量不要外出活动，晚上要在妻子身边进行陪护，与妻子在一起静静地迎接新生命的诞生。

布置好房间。在妻子产前应该把房子清扫布置好，保证房间的采光与通风情况良好，让妻子十分愉快地度过产褥期，让母子俩生活在一个清洁干净、安全、舒服的环境里。在妻子怀孕晚期，她的行动已经不太方便了，身为丈夫应该积极主动地将家里的衣物、被褥、被单、枕巾、枕头通通拆洗干净，并把它们放在日光下直晒消毒、备用。

另外，妻子分娩时需要的所有物品也都应该陆续的准备好，要把这些东西都好好归纳在一起，放在一个家属都知道的地方。这些东西应该包括：

产妇的证件：医疗证（包括孕妇的联系卡）、医保或者是公费医疗证、挂号证、孕产妇围产期保健卡等等。

婴儿的用品：外套、内衣、肛表、包布、小毛巾、尿布、围嘴、小被头、垫被、婴儿香皂、扑粉等都应该准备齐全。

妻子入院时的用品：包括面盆、暖瓶、牙刷、牙膏、大小毛巾、脚盆、卫生纸、卫生巾、内衣、内裤，等等。

购置食品：购置一些挂面或者是龙须面、大米、小米、大红枣、面粉、红糖，这些都是一个产妇必需的食品。还要准备一些鲜鸡蛋、食用油、海带、黄花菜、虾皮、木耳、黑芝麻、黑米、花生米、核桃等食品。包括分娩时需要吃的一些点心、巧克力，喝的饮料也应该都准备好。

购置洗涤用品：洗涤用品应该包括肥皂、洗衣粉、洗洁精、去污粉等等，这些物品的选择上一定要多加注意，要选购妇婴专用的。

当丈夫把要分娩的妻子送到医院后，就要做家庭"主夫"了，于是才开始真正理解作为主妇在日常生活中需要的体力和精力。

新生儿期育儿方案

给爸爸妈妈

XIN SHENG ER QI YU ER FANG AN

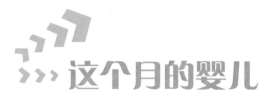

这个月的婴儿

出生当天的婴儿

一般情况下，刚出生的婴儿体重在2.5～4千克之间，若在2.5千克以上，则为正常新生儿；体重不足2.5千克，称为"未成熟儿"，对"未成熟儿"必须采取特殊护理措施。只要超过2.5千克，就可以认为度过了人生的第一关。

刚刚出生的新生儿体温和母亲差不多，出生后体温逐渐下降，比在母体内下降1℃～3℃，在8小时内体温降至36.8℃～37.2℃，一般呼吸为每分钟35～50次，脉搏120～160次。

健康新生儿的鲜明标志是皮肤鲜嫩，呈粉红色，富于弹性，手脚活动自如，刚出生时大声啼哭，而且哭声响亮，而后常常处于酣睡状态。

正常情况下，新生儿排出第一次大便和小便多在出生后24小时以内，粪便呈暗绿色或黑色黏稠块（叫胎便）。也有的是在48小时后才排尿的。有时尿布上会留有砖红色沉淀物，这是尿酸盐的结晶，不必担心。

在刚生下的新生儿中，有的头上会有产瘤，那是由于分娩时通过狭窄的产道受压形成的软瘤。尤其是头胎儿或年龄大的产妇生的婴儿，其产瘤更为明显，一般三四天后就会自行消失。有的新生儿还会有头颅血肿，这是由于头骨与骨膜之间充血而产生的瘤，摸上去和产瘤相似，软绵绵的。头颅血肿不会马上消失，一般要过一二个月后才会消失，可不必理会它。

刚出生时的新生儿头形不一定是圆的，有的椭圆好像一个鹅蛋，有的左右不对称，有的显得高高低低。凡属这类情况均不必担心，也不需求医，会自然好起来的。虽然有特殊枕头可帮助矫正，但使用这种枕头反而会妨碍呼吸。偏头主要为单侧下陷，这是由于宝宝在胎里时所处位置所致。平常睡觉时，可哄着宝宝往相反方面侧着睡，或让宝宝向有光的方向睡，过一段时间再反过来，就这样轮换着方向睡，自然会好起来的。

触摸头部时，在顶部可发现柔软无骨区域，有的妈妈会感到很惊讶，其实，这就是囟门，是头骨间所形成的缝隙，有利于胎头在通过产道时改变形状。其中，有前囟门和后囟门。前囟门是在前头骨和左右头盖骨之间形成的菱形无骨空档，后囟门是在脑袋后面呈三角形的无骨空档。用手轻按，两处感觉都是软绵绵的。前囟门一般需1年至1年半方能完全闭合，后囟门则闭合得较快，通常只需两三个月。如果后囟门一直未能闭合，而且头围比平均值大3～5厘米以上，则可能是大头症（脑积水）。

相反，如果闭合太早，头围较小，则可能为小头症，脑发育问题。遇到以上情况，应引起注意。

脸部：脸部好像有些浮肿，特别是眼睑发肿的较多，且有眼屎，这都属正常现象。塌陷的鼻梁也会随着年龄的增长自然增高。

胸部：呈桶状，呼吸浅快，有时不规则，每分钟约40～50次，观察呼吸应看腹部的起伏。

脐带：脐带在离肚脐1～2厘米处被结扎，如果拿掉纱布，会看见脐带变黑且气味难闻。

乳房：男婴和女婴出生时都有肿胀的乳房，甚至有微量的乳汁分泌。这是由于婴儿体内尚存有母亲的激素的缘故，这种泌乳现象可以自行消失，千万不要把乳汁挤压出来。

生殖器：男孩的阴囊稍肿，睾丸下降，浮肿会自然消退。女孩的小阴唇比大阴唇要大，好像突出来，也会自然长好。

姿势：新生儿的姿势和胎儿期大致相同。头先出生的婴儿，头部前屈，

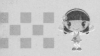
下巴与前胸相挨，后背呈圆形，握着的拳头向内，腰和膝都弯曲着，脚也向着内里弯曲，能看到脚掌。

儿斑：新生儿的骶骨部、臀部常常可见蓝绿色的色素斑，称为"儿斑"，随着年龄增长，色素斑将逐渐消退。另外，新生儿身上的青痣（俗称蒙古斑）和红痣，一般都会自行消失。

呼吸：刚出生的婴儿并不是每一个都呼吸很好，有的呼吸很不规律，一会快，一会慢，有时还稍微停顿一下。只要呼吸停顿时间不长，嘴唇不发紫，则大可不必担心。即使是健康的婴儿也打嗝、打喷嚏、呼吸急促、轻微咳嗽，有时会有呕吐，这些现象在3个月内都是正常的，只要宝宝情绪正常，则不必为此担心。

这时，即使很热，新生儿也不会出汗，流口水，这与分泌腺尚未发育完全有关。眼睛尚不能看见东西，但可听见大的声响，所以，当周围发出惊扰他美梦的声响时，偶尔会一惊，甚至一颤。

目前，很多医院为了统一护理，提高工作效率，常将新出生的婴儿放在婴儿室，与母亲分开。但是新生儿应尽可能地让其和母亲在一起，这样不仅仅是为了让母亲安心，还有助于增加母子间的感情联络。有报道称，产后母子分开的婴儿长大后与母亲的亲密性要差一些。

从出生到一周

出生第1周的新生儿正处于朦朦胧胧时期，吃饱就睡，营养充足的婴儿几乎整天都在安睡，有时睁开眼睛，但还什么也看不见。此时，由于出生时受到挤压而变形的头部和颜面浮肿渐渐消退，变得越来越可爱，这一系列的反应，正是其变成"人"的鲜明特点。

所有新生儿都有一些体格特征，尽管这些特征完全属于正常，但仍然会使父母发生恐慌，尤其是对新手父母来说更是如此。因此，如果能对新生儿的各种生理病理特点有所了解，将有助于减轻你可能存在的诸如此类的焦虑。现

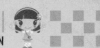

将这些生理现象列记如下：

出现黄疸： 多半新生儿出生后2～3天出现皮肤及巩膜（眼白）发黄的现象，但吃奶和大小便均正常，精神也很好，这就是生理性黄疸。不用治疗。一般情况下，黄疸第7天会自行消退，第10天退尽；也有在两三天内黄疸即可消退的。如果黄疸出现过早（出生后24小时之内），或迟迟不退，或者黄疸退后又复现并加深，同时伴有精神不振、不愿吃奶等现象，则属病理性黄疸，需请医生诊治。

脐带脱落： 脐带在4～7天脱落，脱落后可见肉牙组织，不用处理。

乳房肿大： 生后4～7天，无论男婴、女婴，都可能出现乳房肿大，甚至有乳汁分泌现象，一般2～3周会自然消退，千万不可用手去挤，以免发炎。另外，有的女婴会从阴道里流出类似牛奶或夹杂血液的液体，这是受母体雌性激素的影响而产生的，也会自然痊愈。

体重减轻： 新生儿生后3～4天，因吃喝少，可能会出现体重暂时下降的现象，只要在10天内恢复就属正常现象。

口腔加厚： 新生儿两颊有厚厚的脂肪垫，俗称"螳螂嘴"，这有利吸吮吃奶。上腭或牙龈边可见小白点，俗称"马牙"，不会影响吃奶，2～3个月后自然消失，千万不能用针挑或用布擦，以防感染。

及时喂奶： 现在一般主张饿了就喂。有的新生儿一天要吃7～8次，甚至更多；有的则只吃5～6次。有的吃得快，10分钟就能吃饱；有的则吃吃停停，吃着吃着就睡着了，弄醒后就再吃几口，吃一次要20多分钟。这些都是正常的。

排大小便： 胎便应在3天内排尽，如果出生48小时后仍无胎便排出，则应找医生检查。排便的次数及大便的颜色因新生儿而异。一般来说，喂母乳的新生儿，大便为金黄色糊膏状，每天3～5次，也有仅1次或多达6～7次的。喂牛奶的新生儿，大便较硬，呈浅黄色，有时其中还夹有白色的"奶瓣"。有的新生儿大便呈绿色并混有白色疙瘩和夹杂黏液；还有的新生儿排出的大便颜色发白，但只要感觉宝宝在正常生长，就不必太介意大便的颜色和形状。

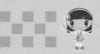
小便的次数很多，有的新生儿能间隔一定的时间按固定的次数排小便，有的则毫无规律。

从一周到一个月

一周后的婴儿开始有了"自主"的行为，可以从中看出他们的个体差异了。有的婴儿非常安静，有时安静得让人感觉不到他的存在。这样的婴儿睡眠时间长，只有在十分饥饿时才醒来。因为肚子饿空了，所以吃起奶来非常急。在排尿、换尿布之后，一般会情绪很好地醒一会儿，不知不觉之间又睡着了。

但安静的婴儿毕竟是少数，大多数婴儿还是爱哭闹的，对外界刺激的敏感、自我表现能力强的个性使他们成为爱哭的婴儿。稍有一点儿声音，他们就会睁开眼睛。尿布湿了，也会"哇、哇"地大声哭闹表示不快，即使是换完尿布，也会因为饿了而哭个不停，常常让人不知所措。

此时，喂他母乳，他会安静一会儿，但是，只要空腹感一消失，他就会不耐烦地停止吃奶，如果继续勉强地让他吃，他就会把好不容易吃下去的奶"呼"地一下全吐出来。过10分钟左右，他又会哭闹起来，像是在诉说："我饿了"。再给他喂奶五六分钟，又会接着入睡。不过有时会连续睡上4小时。这样的婴儿，喂奶是不会有规律的，有时会每日吃奶12～13次。这种现象特别是在母乳分泌不充足的情况下更为明显——两方面（婴儿的个性和母亲的着急程度）加到一起，使婴儿每天生活的目的就只剩下了吃奶。

在这一阶段，排泄的个性也更加明显。排尿方面，不管次数怎样多，因为都渗到尿布里了，所以母亲都不太在意。排便因为用肉眼能看得到，所以次数增加，出现绿色或白色粒状物，或黏液便，母亲会认为是腹泻了。这个时期排泄的另一个个性是以便秘形式表现出来的。即使是便秘，也算不上不健康。每日便1次，还是2～3日便1次，都属于个人的个性。之所以把上述情况称为个性，是因为即使喂药，也不能使情况得到改善，而只有随着时间的推移，才能

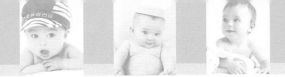
自然好转。

有的婴儿脸颊上长了粉刺状的东西，脸颊全部变红、发硬，有时流出黄色的液体；有的婴儿眉毛出现皮屑，前额到头顶长出油痂；有的婴儿后耳根变红、糜烂。如果去看医生，会说是得了湿疹（特异性皮炎）。

有的婴儿总用力以致于脸色发红，这样的婴儿有一部分会出现脐疝，好哭闹的孩子也是这样。鼻子容易堵塞的婴儿在这一时期将更加严重，发展下去，有时候达到不能吃奶的程度。

经常吐母乳或牛奶的孩子当中，男孩子比较多见。这个月龄，吐奶就像喷水一样，有的孩子体重也不增加了。如果去医院，会被诊断为"幽门痉挛"。上述情况，并不属于疾病，而是婴儿个性到这一月龄的表现，所以不用担心。对其不必处理，只把他当作是婴儿的一种"变化"即可。不过，如果母亲只注意婴儿令人困惑的个性，而忘记了婴儿的成长是不行的。婴儿的视力还不是很好，但是到出生近1个月时，如果情绪很好就会露出笑容。手脚的活动也越来越多了，在炎热的季节，婴儿会用脚踢开毛巾被，小手也经常去抓脸，所以如果不经常剪指甲，婴儿的脸就会被抓伤。

最重要的是要记住婴儿情绪好的时候的表现。不管大便次数增加也好、绿便也好、未消化便也好，还是吐奶、体重的增加不如想像的那么多也好，只要是婴儿表现出心情好就无所谓。在世界上，能记住婴儿情绪好时的表现的只有母亲，如果母亲能够感觉到某种表现与心情好时的表现不同，那一定是婴儿哪里感觉不舒服了。母亲从孩子出生后就开始对他进行照顾，所以应该比谁都更清楚婴儿的健康状况，因此，母亲不经常观察孩子的健康情况是不行的。

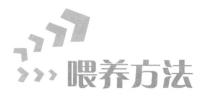

喂养方法

初乳对宝宝很重要

　　新妈妈在产后最初几天分泌的乳汁叫初乳，呈淡黄色。初乳的量很少，但与成熟乳汁相比，初乳中富含抗体、丰富的蛋白质、胡萝卜素、较低的脂肪及宝宝所需要的各种酶类、碳水化合物等，这些都对宝宝的生长发育具有重要意义，是任何营养保健品所无法替代的。

　　除此以外，新生儿可以从初乳中得到母体的免疫物质，其中的免疫球蛋白A，宝宝吃后可以黏附在胃肠道的黏膜上，抵抗和杀死各种细菌，从而防止宝宝发生消化道、呼吸道的感染性疾病。此外，初乳中的巨噬细胞、T淋巴细胞和B淋巴细胞可吞噬有害细菌，具有杀菌和免疫作用。

　　所以初乳被人们称为第一次免疫，新妈妈一定要珍惜自己的初乳，一旦错过，对宝宝将是巨大的损失。不必考虑母亲出不出奶，婴儿能不能吃奶，婴儿出生30分钟后，开始喂奶。不能因为婴儿不吃奶而只喂糖水，3天内不能因为不泌乳而换用牛奶喂养。即使以后采用人工喂养，初乳的供给也必不可少。

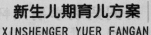 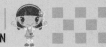
分娩后何时喂奶最好

通过大量的科学研究证实，以分娩后30分钟内母亲立即喂哺自己的婴儿为最好。这就是现在所提倡的皮肤早接触、早吸吮。具体做法是在新生儿出生脐带结扎后，如无异常情况，将婴儿身体上的血迹擦干净，在其他人的帮助下，让新生儿全裸地俯卧在母亲的胸腹部，注意天冷时要做好保暖工作，同时让新妈妈用乳头刺激新生儿的面颊部或口唇，这样可引出宝宝的觅食动作，并立即将乳头放入宝宝口中，以引起吸吮动作。新妈妈应抬高你的双肩和头部，让自己能看到宝宝吃奶的样子。此时你就会忘掉分娩带来的一切痛苦，使你的情绪完全处于兴奋状态，使体内的催乳素和催产素大量分泌，为今后乳汁分泌和排乳做好准备。

母乳是宝宝最理想的食物

母乳是婴儿最理想的食物，母乳含有丰富的蛋白质、脂肪、糖以及各种微量元素，而且营养比例最适合婴儿消化吸收，其成分及比例还会随着婴儿月龄的增长而有所变化，即与婴儿的成长同步变化，以适应婴儿不同时期的需要。

牛奶中酪蛋白的as成分在胃中容易形成凝乳，难以消化，母乳中只含微量as成分，所以母乳比牛奶更容易消化。牛奶中乳球蛋白含量较多，乳球蛋白容易引起过敏反应，而母乳中则无此种成分。

乳铁蛋白可结合铁，对肠道内的细菌起到一定的抑制作用，可以预防某些疾病。乳铁蛋白在母乳中的含量比牛奶高。溶酶菌有抗菌作用，母乳的抗菌力比牛奶高3000倍，这是其他任何食品都不能比拟的。母乳中含有丰富的分泌型免疫蛋白lgA，能保持婴儿免受各种病邪的侵袭，增强婴儿抗病能力。所

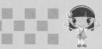
以，母乳喂养的宝宝在4～6个月之前很少得病，这种免疫作用是母乳所特有的。虽然牛奶中的lgA比母乳多，但有时可引起婴儿肠绞痛。母乳中牛磺酸的含量是牛奶中的80倍，其作用是促进婴儿脑、神经、视网膜的发育，对神经传导进行调节，对细胞膜的恒定性等具有重要的生理作用。母乳对早产儿的智力发育尤为重要。母乳喂养的早产儿脑功能的发育较为良好，智商较高。哺乳时，母婴间皮肤的频繁接触、感情的交流、母亲的爱抚与照顾都有利于宝宝的健康成长。而且，母乳既经济又卫生，温度适宜，不易造成肠道感染和消化功能紊乱。

母乳喂养的正确姿势

掌握正确的授乳姿势和含乳技巧，是成功喂哺母乳的关键。新妈妈感觉舒适，乳汁流淌才会顺利。喂哺的姿势，躺着、坐着，都可以，你觉得怎么舒服，就怎么喂，床上、摇椅都能让你轻松哺乳。

正确的姿势让妈妈感觉舒适

（1）坐在有靠背椅子上，脚下放一个小凳子，抬高膝盖；

（2）准备3个枕头，后背垫一个，膝盖上放一个，抱宝宝的手臂下再垫一个，这样，抱宝宝哺乳就不会弄得腰酸背痛，手酸脚麻。

正确的姿势让宝宝吃奶不费力

（1）用手臂托住宝宝，他的脖子靠在肘弯处，你的前臂托住宝宝的背部，手掌托牢小屁股。

（2）把宝宝的小身体整个侧过来，面对着你，肚子贴肚子。要点是让宝宝的头、脖子和身体成一线，吸吮、吞咽就会比较顺当。

（3）把宝宝放在膝盖和枕头上，或者用矮凳把脚垫高，让他和你的乳房一样高，用膝盖和枕头支撑宝宝的重量，而不是你的手臂。要点：将宝宝往上、往你乳房的位置抱，让宝宝整个身体靠着你，而不是你的身体

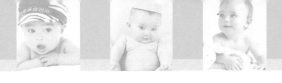

往前倾。

帮助宝宝含住乳晕

（1）用手指或乳头轻触宝宝的嘴唇，他会本能地张大嘴巴，寻找乳头。

（2）用拇指顶住乳晕上方，食指和中指分开夹住乳房，用其他手指以及手掌在乳晕下方托握住乳房。

（3）趁着宝宝张大嘴巴，直接把乳头送进宝宝的嘴巴，一旦确认宝宝含住了乳晕，赶快用手臂抱紧宝宝，使他紧紧贴着你。

（4）稍稍松开手指，托握着乳房，确认宝宝开始吸吮。

判断宝宝是否含住乳晕

宝宝的下腭咬住乳晕周围，而不是乳头。上下口唇分开，齿龈环绕在乳晕周围，你能感觉到他的舌头向上，将乳头压向他的硬腭，两者挤压乳头。乳汁就是这样被挤出来的。

喂鲜牛奶不行吗？

鲜牛奶比较多的地方，总会有人寻求能否用鲜牛奶喂养宝宝的问题。婴儿期至幼儿期，建议都要用专门的婴幼儿配方奶粉，而不宜直接喝牛奶。牛奶本是牛犊的喂养品，作为婴儿的主食品并不完全合适。这是因为牛奶中的蛋白质和钙的含量为母乳的3倍。

从量上看，牛奶的蛋白质含量虽高于母乳，但4/5为酪蛋白，对人类没有什么用，而必需的蛋白质反而不足。而且，牛奶中不饱和脂肪酸少，脂肪球大，缺乏脂解酶，不利于消化和吸收。

牛奶中所含的钙总量高于母乳，但过多的钙也可引起宝宝的肾脏负担加重。将牛奶稀释3倍，使蛋白质和钙的含量接近母乳的含量时，乳糖含量变得不足，且以甲型乳糖为主，所以必须加糖以提高热量。但这种方法对婴儿

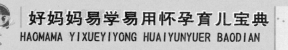

并不好，因为3个月以下婴儿肾脏功能尚未健全，体内水积存过多，容易导致水中毒。况且，这种喂养方法不仅费事，而且细菌污染的机会增多，有不少的宝宝因此患腹泻，更有甚者导致死亡。所以，宝宝在一周岁以前不宜用鲜牛奶喂养。

喝什么样的牛奶好

当然，若当母乳不足时，补偿物应首选牛奶，那么应该选择怎样的牛奶呢？妈妈应最先考虑的是哪种奶粉口味和成分最接近母乳。给宝宝选择奶粉时，很多家长最先注意的就是奶粉中的维生素的含量。当看到两种奶粉，一种是100克奶粉中含维生素A2000单位，另一种是100克中含1500单位，可能就会买含量高的那种。实际上，冲奶粉喂养宝宝时，奶粉中维生素的含量超过人体正常需要的1倍以上的，所以可以任选1种。

任何品牌的存在都有它存在的理由，适合别人家宝宝的不一定就适合自己的宝宝，无论吃什么奶粉都要由少到多，慢慢适应。平常多注意观察宝宝的大便、体重，就知道哪种牌子适合自家宝宝了。一般每个宝宝都可以固定几个牌子，4个月以内的宝宝因为肠胃系统还没发育完善，所以最好固定一个牌子，4个月以后的宝宝可以在几个固定的牌子中换着喝。

3个月以前，宝宝不能充分吸收奶粉的蛋白质，所以，吃得过多就会对肝肾脏造成负担。应按奶粉罐上标明的凋配方法进行，并记住标明的奶量。

不管小家伙多么的能吃，每天总的奶量应限制在1000毫升以内。即使是3个月以上的宝宝，如果每天喂5次奶，每次的奶量不要超过200毫升。

奶粉罐中的小匙有的是4克一勺的，也有的是5克的，不太一样，所以应按罐标说明调配。妈妈按说明来配制配方奶粉，这样能保证适宜的浓度。当然，每个宝宝的胃口大小都不一样，就是同一个宝宝，每顿的食欲也不完全相同，妈妈要根据宝宝的需求适量的增减奶粉。奶粉浓度长久过低，会使宝宝发生营养不良，长久过高，会造成宝宝消化不良，身体失水

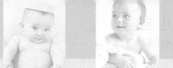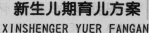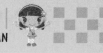

和高氮质血症。

掌握牛奶的合适浓度

妈妈这时可能会困惑，什么样的牛奶浓度是合适的呢？这个度怎么掌握？掌握的方法首先靠妈妈的细心，一般开始时可以多加些水或米汤，然后观察宝宝是否总是短时间内就哭闹着要吃，同时注意观察宝宝的大便，看大便是否过稀，内含不消化的奶瓣，倘若大便正常或略干，而宝宝经常哭闹有饥饿表现想吃的表现，那就是牛奶太稀，宝宝营养不够，可以稍加浓一些，若宝宝没有老想吃的变现，而大便过稀并有奶瓣，那就是牛奶太浓，宝宝消化不好，就得适当将牛奶调稀一些。

婴儿阶段是孩子成长的关键阶段，是为其脑力、健康打基础的时期，所以，作为母亲一定要细心，尤其是人工喂养的宝宝，妈妈和家人要加倍细心的喂养，找出宝宝饮食与健康的规律，以免影响宝宝今后的成长。

有的宝宝不喜欢吃浓奶，此时可将奶粉配得稀一点。1个月的小宝宝如果很能吃，可吃到150毫升或160毫升，但应尽可能限制在140毫升左右。到了3个月时，妈妈的顾虑就少了，这时，不知不觉就会多喂。用牛奶喂养的小孩肥胖儿较多，乳儿平均体重逐年上升，与营养过剩有关。奶粉的生产厂家是参照增加体重的用量调整配乳的，所以，营养过剩的问题越来越突出。这并不是说，喝奶粉的孩子就比喝母乳的孩子更容易肥胖。

虽然从营养学的概念来讲，奶粉不如母乳，但若说奶粉会导致肥胖，那是没有根据的事情。孩子的食量是一定的，如果过度喂养，无论喂什么，包括奶粉，那肥胖是当然的。这种肥胖与奶粉本身无关，与家长的喂养习惯却有很大关系。

为预防成年后心血管病或高血压病的发生，妈妈应从婴儿期开始采取一定的措施防止孩子发胖，奶粉内营养物质添加比较多，对策就是要定时定量饮水，在每次喂奶粉的间隔时间里喂水最好。食量大的宝宝，倘若只给喜欢吃

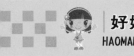
的奶粉，体重就会增加很快，造成内脏负担过重，这种情况有时可表现出来。

宝宝在一周岁前，还是喝配方奶粉比较好。鲜奶的蛋白质分子结构大，不容易被人体吸收，婴幼儿的器官发育还不成熟，会加重肝肾负担。加之磷含量太高，会直接影响钙的吸收，对于1岁以内的婴儿，配方奶粉是最佳的代乳品。它以牛奶为原料，根据母乳成分进行了调配，改变了牛奶中不适合婴幼儿生理的成分，如降低牛奶中的总蛋白质，调整钙、磷、钠、钾、氯等矿物质的比例，更符合宝宝的生理特点。

喂牛奶的方法

育儿的整个过程都应该是温柔的和充满爱的。妈妈喂给婴儿牛奶时，首先不是作为营养，而是作为母爱给予婴儿的。一提起育儿就认为是增加体重、培养"健康优良儿"，这种想法甚至在产科医院也未得到消除，实在是让人感到遗憾。

即使用配方奶粉喂养宝宝，也最好是由妈妈亲自喂，以增加母子之间的接触和情感交流。可如果把喂养简单的理解成使婴儿增加体重，那简直就是饲养。因母乳不足而采用人工喂养的母亲，尽管用牛奶取代了母乳，但并不意味着同时也放弃了对自己孩子爱抚的权力。给宝宝喂牛奶时，母亲一定要亲手抱起宝宝。怎么坐都可以，只要坐得舒服就行。当母亲的肌肉放松时，小宝宝会感觉到母体的柔软。让宝宝全身在吃奶的过程中都能感受到妈妈的爱抚。

在整个过程中妈妈是起主要作用的，奶瓶只不过是一个小小的道具而已。倘若没有了妈妈温柔的爱抚，那宝宝感受到的只是冰冷的塑料瓶子。

但是，却不能让这个小小的道具变成影响赋予母爱的一种障碍。0～6个月可以说是宝宝接受爱抚的敏感期，爱抚能够为宝宝身心的健康发育奠定良好的基础。卧式喂奶是不提倡的，因为牛奶可进入咽后部的耳咽管中，容易引起中耳炎。为避免这种情况的发生，喂奶时也应使宝宝的上身接近直立。母乳喂养也一样，妈妈一边看着电视一边给宝宝喂奶，看不到宝宝的表情，孩子的一

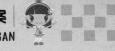

些不明显的状况也就察觉不到，所以对宝宝不利。奶嘴的选择很重要，橡胶奶嘴的软硬应适度，奶头孔的大小要恰到好处，其长度也应根据宝宝的喜好来选择。

1次适合并不等于总是适合。发现不好用就应该换掉。如果奶头孔开的太小，乳汁滴出速度很慢，宝宝要费好大的力气吃到少量的奶，时间长了，弱小的宝宝容易在吃奶的途中累的不吃了。若宝宝很健壮，让其在吃奶时费点劲有好处，所以在开始时应购买孔小点的奶嘴。所谓的小孔奶嘴的标准是指将奶瓶倒过来，每秒钟滴一滴左右。如果奶头孔开的太大，吸奶时奶汁流出速度过快，可呛着宝宝，严重的甚至会导致吸入性肺炎、窒息。

出生1周至15天的宝宝每天吃奶的量一般是在70~100毫升，此量在10~20分钟吃完较为适宜。但1周左右的婴儿也有吃一点就不吃了的，就是动动奶嘴或者捅捅脸颊也不继续吃。也有休息2~3分钟后重新开始吃奶的。但1次喂奶的时间应控制在30分钟以内。

无论采取什么办法就是不吃奶的宝宝，可将奶瓶奶嘴孔变大，但不能过大、如同往嘴里倒奶一样。倘若不吃，就暂且停下，等下次孩子饿了哭着要奶吃时再喂。如果在上次吃奶后30分钟以内啼哭时，可以将上次吃剩并在冰箱贮存的牛奶喂给婴儿。但超过半个小时以上的牛奶就不要再喂了。

出生后10天左右的宝宝每次的吃奶量不尽相同，但每次都吃不了50毫升者，还是请医生给孩子看看。出生后15天左右的婴儿一般每3个小时吃1次奶，每日吃7次，每次约100毫升。也有的宝宝每次能吃到120毫升，而每天吃6次。不过，也有食量小的宝宝，每次勉强能吃70毫升，且每天也只吃6次。食量大的宝宝有的1次吃120毫升还不够，但15天左右的宝宝最好不要超过此量。当婴儿啼哭要奶吃时，可喂些加糖的温开水（100毫升水中加5克白糖）。此外，用奶瓶喂奶时，为避免空气吞入，应使奶嘴处始终充满牛奶。即使这样空气也会被婴儿吞入，所以在喂完奶后，不要让婴儿马上睡觉，要让婴儿立起来，抚摸或轻拍后背，把随牛奶一起吞下去的空气通过打嗝排出体外。

乳头破裂

乳头破裂是指母乳的乳头及乳晕部裂口，疼痛，揩之出血或流粘水。多因该部位比较敏感，又受到机械性的刺激，或局部不清洁，或乳汁过少，乳头凹陷、过短、授乳方法不当、宝宝用力吮吸所致。宝宝在吸吮的时候，疼痛剧烈，难以忍受，为此而停止喂母乳者大有人在。有奶只因暂时的乳头破裂而改用牛奶喂养确实可惜。

乳头皲裂是正常的，如果皲裂的厉害就不要给宝宝吃了，皲裂的一侧停两天，但仍旧要用吸奶器等人工方法挤出乳汁，以免使乳汁瘀积或回缩。好的另一侧还是要给宝宝吃的。乳头已有裂口尽量不要涂药，可以哺乳后留一点奶在乳头，让它自然干燥，保护皮肤以免感染。

皲裂的乳头经休息后可自然治愈，好了以后把乳头清洗一下就可以继续喂奶。所以不要因为有了裂口而换喂牛奶。

如果两侧都有裂口那就要停两天，防止有细菌沿着皲裂的乳头进入乳腺管造成乳腺炎。由于疼痛剧烈，出奶困难，导致母乳不足时，在这种情况下，可以暂时用配方奶粉代替几天。 此时所用的橡胶奶嘴出奶口要小。口大时，婴儿吸吮起来较容易了，但以后再让宝宝吃母乳就不是很轻松了。妈妈如不注意身体卫生，裂口容易发生感染。所以，在每次沐浴前，都应该用温开水轻轻洗净乳头和乳晕，保持局部清洁和干燥。

如何应对新妈的母乳不足

通常产妇在刚生下婴儿时，产后的第一、二天乳汁很少，但到了第三、四天乳量会逐渐增加。倘若母乳充足，母亲常会在哺乳前感到乳房胀满，哺乳时有下奶感，而且哺乳时能够听到宝宝吞咽的声音。一般情况下，一天哺乳大

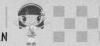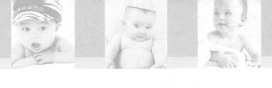

约8～12次，每次约15分钟。婴儿每天排尿6次以上，大便2～4次，呈金黄色的糊状物。倘若婴儿吃吃停停，30～40分钟仍不肯放开奶头，而且每次哺乳时间要1小时左右，就有可能是母亲的乳量不足。当宝宝的体重不增加，反而一个星期后瘦了200克以上，这时母亲就要考虑给孩子加喂牛奶了，但要注意加用的方法。当宝宝体重不仅不增，1周后反而下降200克以上、整夜哭闹时，不得不加牛奶时，母亲要注意加用的方法。倘若要加牛奶的话，那么这次就全部加牛奶，而不宜采取在每次喂完母乳之后再去添加牛奶的办法。

　　总之，出发点应立足于母乳喂1次就要喂饱。当然在母乳不足时，喂1次奶只能坚持2个小时或2.5小时也没关系。下次喂牛奶时可以稍微多喂一些，宝宝也可以睡上3个小时左右。在深夜和清晨尽可能用母乳喂养。由于这种方法对母亲负担小，所以在实际生活中多数都采用这种方式。这样母亲不用夜里起来配奶，也不用在寒冷的早晨起来烧水，深夜用母乳喂养方便，不仅对母子，就连父亲的睡眠也很少受影响。若母乳越来越少，每天只够喂1次时，母亲也应把仅有的1次放在深夜里。

　　每一位母亲都希望自己的孩子能够吃上香甜的母乳，可实际情况有时总是不尽如人意，乳汁分泌连一次的量都达不到。无奈，只好采用喝猪蹄汤、鲫鱼汤、请按摩师按摩乳房，或使用了秘方等多种措施。在这个过程中，母亲的情绪会变得不安定。这时，为了母亲的精神卫生，还是不以母乳喂养为好，没有必要用牺牲精神安宁、家庭平静来保证母乳喂养。

　　能够母乳喂养当然是最好不过的了，但并不是没有母乳就不能健健康康的抚养孩子。人工喂养的婴儿已经不像以前那样特别容易得病了，死亡率也低了。

　　过去，在人工喂养儿中常见的夏季腹泻和冬季肺炎也由于有了抗生素而能够治愈了。

　　为了在喂养过程中增进母子情感交流，即使不是母乳喂养，在喂牛奶的时候，也要将宝宝抱起，看着宝宝吃奶。授乳的目的不在于营养，而是让宝宝获得更多的关爱和乐趣。

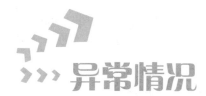

本文总结九种新生儿出生后体征异常现象，希望引起新妈妈们的关注。面对异常切记不要恐慌，找寻出现异常的原因或者找医生寻求帮助才是对新生儿最好的处理方法。

吐奶

出生15天后，男孩子经常吐奶，开始的时候，认为是吃多了，吃完奶20分钟左右，"呼"地吐出来。吃奶后马上吐出来时，吐出来的呈液态奶状；吃完奶20分钟之后，吐出来的就是呈豆腐脑状的东西了。

如果一边吃奶一边从嘴角流出来，可不必担心。如果很多奶像喷水一样"呼"地涌出来，就应该想到可能是不正常了。

如果去就医，通常会被说成是"幽门痉挛"。听到这个词语，或许许多父母都会被吓着了。其实父母们大可不必过分担心，健康的男婴都会吐奶的。不要被"幽门痉挛"一词吓着了。"幽门痉挛"一词其实只是把吐奶这件事说得比较专业而已。

健康的孩子胃肠蠕动活跃，所以也易吐奶，无论想什么办法，吐奶都不容易止住。1~2个月是吐奶最严重的时期，到3个月时就很轻了，到4个月时就不会出现了。吐奶多数是在婴儿出生后半个月发生，偶尔也有出生后2个月时

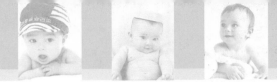
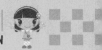
发生的。必须做手术的不是"幽门痉挛"，而是幽门狭窄。

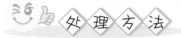

（1）防止吐奶的最好办法就是帮助孩子拍嗝。

帮宝宝拍嗝的正确姿势：①将宝宝直立抱在肩膀上，以手及身体的力量将宝宝扣住，再以手掌轻拍在宝宝的上背部。②让宝宝朝自己坐在大腿上，一手撑住宝宝头、下颚及家浜间，手轻拍宝宝上背部。③将宝宝横放，让其侧趴在腿上，宝宝头部略朝下。妈妈以一只手扶住宝宝下半身，另一只手轻拍宝宝上背部。

（2）孩子在3～4个月大之后，不仅可以很好地掌握吸吮技巧，而且贲门的收缩功能也已发育成熟，所以吐奶的次数也就会明显减少了。而在此之前，每次喂奶后我们最好还是要帮助孩子拍嗝。

便秘

一直是每天排便2～3次的婴儿，一过半个月，就变成了每日1次。到快1个月时，又变成了每日不到1次。持续下去，又变成2日1次或者3日1次。这时，母亲开始担心了。

在婴儿时期，2天只排1次便的孩子，按这种规律逐渐长大，到上学时也不改变，而且非常健康；如果看到其兄弟也是这种类型，就会明白这是其家族的特性。每日排便五六次是个性，3日只排便1次也属于个性。

有的便秘属于个性，所以不要太在意，如果有的母亲真希望能做点什么来改善婴儿的便秘问题，那么可以参考下面的一些做法。

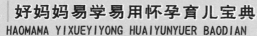

处理方法

（1）食物疗法：对婴儿便秘首先要寻找原因，若系母乳喂养，母乳量不足所致的便秘，常有体重不增，食后啼哭等。对于这种便秘，只要增加乳量，便秘的症状随即缓解。牛奶喂养的婴儿更易发生便秘，这多半是因牛奶中酪蛋白含量过多，因而使大便干燥坚硬。这种情况可减少奶量，增加糖量，即把牛奶的含糖量由原来的5%～8%增加到10%～12%，并适当增加果汁。

不满3～4个月的婴儿可在牛奶中加一些奶糕。因奶糕中的碳水化合物在肠道内部分发酵后，可刺激肠蠕动，有助于通便。对于4～5个月以上的婴儿，可适当增加辅食，最好将菠菜、卷心菜、青菜、荠菜等切碎，放入米粥内同煮，做成各种美味的菜粥给宝宝吃。蔬菜中所含的大量纤维素等食物残渣，可以促进肠蠕动，达到通便的目的。此外，辅食中含有大量的B族维生素等，可促进肠子肌肉张力的恢复，对通便很有帮助。

婴儿便秘经以上饮食调整效果仍不佳者，可给宝宝饮服蜂蜜水，即常服蜂蜜水或将蜂蜜放入牛奶中喂养，效果较好。也可吃点香蕉，短期内即能发挥润肠通便的作用。此外，蓖麻油亦是通便佳品，婴儿便秘时可食用，每次5～10毫升，通便效果显著。也可用豆油替代，但须熬开冷却后再食用。每次5～10毫升即可。

（2）训练排便习惯：可以训练定时排便。因进食后肠蠕动加快，常会出现便意，故一般宜选择在进食后让孩子排便，建立起大便的条件反射，这会起到事半功倍的效果。

（3）药物处理：婴儿便秘经以上方法处理仍不见效的，可以采用开塞露通便。开塞露主要含有甘油和山梨醇，能刺激肠子起到通便作用。使用时要注意，开塞露注入肛门内以后，家长应用手将两侧臀部夹紧，让开塞露液体在肠子里保留一会儿，再让孩子排便，效果更好，在家庭中也可用肥皂头塞入小儿肛门内，同样具有通便作用。

以上通便的简易方法不妨一试。

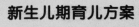
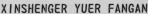

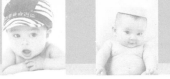

鼻塞

半个月左右的婴儿鼻子经常堵塞。这与新生儿鼻子的解剖生理特点有关。新生儿鼻腔小，鼻道短，鼻黏膜柔软，上面分布有丰富的毛细血管，因此与成人相比更容易发生充血和水肿。我们都知道人要维持生命，需要不断从外界吸取新鲜空气，排出二氧化碳，进行气体交换，当鼻子被堵塞时就会影响人们的正常呼吸。

由于新生儿经常处于闭口状态，不会用口呼吸，一旦出现鼻塞后对新生儿影响就更大，一般表现为烦躁、哭闹，吃奶时由于鼻子和口腔同时堵住，导致吃奶差或无法吸吮，严重者可发生青紫和呼吸困难。因此新生儿出现鼻塞不是一个小问题，应该引起家长的注意。

引起新生儿鼻塞的原因都有哪些呢?作为最常见的原因，感冒可引起新生儿鼻塞，感冒时由于鼻黏膜充血肿胀，鼻腔内分泌物增多，常导致鼻子不通气。再有如果母亲在孕期使用了降压药"利血平"后，新生儿在出生后也可立即出现鼻塞。

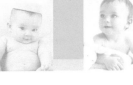 处 理 方 法

（1）如果是因感冒等情况使鼻黏膜充血肿胀时，可用温湿毛巾敷于鼻根部，能起到一定的缓解作用。

（2）如果效果不理想，可用0.5%麻黄素滴鼻子，每侧一滴。每次在吃奶前使用，以改善吃奶时的通气状态。每天使用3～4次，次数不能过多，因过多使用可能造成药物性鼻炎。

（3）如果是由于分泌物堵塞所引起，可滴一滴母乳到婴儿鼻腔内，待分泌物软化后可自行排出。也可用一根细棉签沾一点水探入鼻孔内轻轻旋转，将鼻腔分泌物卷住，随棉签拖出来。

（4）如果鼻内分泌物已成硬

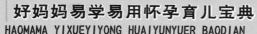
痂，则轻轻用棉签拨动硬痂，使干的分泌物脱离鼻黏膜，这样鼻分泌物可随呼吸而前后移动，产生痒感，刺激婴儿打喷嚏，干的分泌物即可随呼吸排出鼻腔。

（5）如果上述方法均无效，鼻塞又严重影响小儿的呼吸，甚至发生青紫时，可用筷子或小勺的把横放在婴儿的口里，使口唇不能闭合，通过经口呼吸解除缺氧症状。经口呼吸不是新生儿的正常状况，只是在新生儿缺氧时的暂时解决办法，遇到此种情况时应该及时到医院就诊。

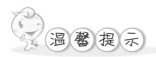

温馨提示

宝宝的鼻子很容易被堵塞，要经常清理。事实上这却是一个容易被忽略掉的问题。清理鼻屎可以用小棉签（不能用普通的那种，太大了塞不进去），不能太深入宝宝的鼻子。如果鼻屎在深处，不用急着处理，宝宝打喷嚏的时候会把鼻屎带出来，等带到比较外面的时候，再用棉签挖出来。

头形不正

宝宝一个月左右的时候，有人会发现宝宝躺着时脸总是朝向一个方向。再仔细观察一下，就会发现宝宝的头不圆，朝哪侧睡得多哪侧的头就比较扁，妈妈总会因此受到批评：总让孩子向一侧躺，头都压平了吧。事实并非完全如此。从出生到一个月左右是宝宝的头部生长最快的时期，而头骨在这时候的生长速度并不完全是左右对称的，不完全是因为外力压迫，内部力量也起了很大的作用。爸爸妈妈们对宝宝头部的形状不要太过担心，基本上每一个宝宝都会出现头部偏斜的情况，一般在周岁过后这种偏斜就会变得不明显，不必担心会有个"蜡笔小新"样的宝宝。

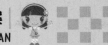
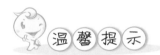

（1）根据宝宝的长相选择合适的睡姿详情。

（2）根据宝宝的天性调整睡姿。

（3）如果宝宝睡扁了头，妈妈给孩子哺乳的时候用手轻轻按摩（抚摸）睡扁的那部分（本方法适用于1岁半以内的宝宝），切记：不可用太用力，因为宝宝的头颅骨还未完全骨化，以免造成人为受伤。宝宝睡扁了并不可怕，慢慢纠正（抚摸）睡扁部分，时间久了会起到意想不到的效果。妈妈哺乳时每次轻轻抚摸3～4分钟即可。

（4）使用沙袋和枕头防止扁头等不良头型的出现，要合理使用枕头，具体方法是，对于凸头的宝宝可以让他仰卧，并用比较硬的枕头，这样可以利用头部本身的重量，使凸头的情况逐步得到缓解。推荐使用阿兰贝尔婴儿枕头硬面（荞麦壳蚕沙面）纠正宝宝头型。

温馨提示

对于不太容易合作的宝宝可以用沙袋固定方法来矫正凸头或扁头。方法是：用旧布做成长20厘米、宽10厘米的布袋，里面装黄沙，用两层布包扎以防漏沙。对扁头的宝宝可让他朝左侧或右侧睡，用沙袋在枕部固定。要是凸头的宝宝可让他仰卧，两个沙袋放在头的两侧加以固定。用这些方法可逐步达到矫正头形的目的。

黄疸还没消退

一般情况下，应在1周或者10天左右消失的黄疸，到半个月时还没有消退，甚至过了3周，仍然还存在时，母亲和周围的人就开始担心了。黄疸不消

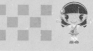
退的情况是有患好多疾病的可能。可是只要黄疸开始逐渐出现变淡的倾向，婴儿也很健康地吃奶，大便没有变白，就可以等一段时间。足月正常产的健康婴儿，即使是黄疸期延长，一般也属于生理性黄疸的持续。

特别是婴儿由母乳喂养时，黄疸期延长就更可以理解了。这是因为母乳中有影响调节肝脏胆汁色素的物质。这时，如果把母乳换成牛奶，能使黄疸的消退加快。但是，一般来说母亲都会认为与其停掉好不容易分泌的母乳，莫不如一边喂虾汤一边继续喂母乳为好。

出生时体重在2.5千克以下的婴儿，黄疸到1个月时不消退的并不少见。

面颊出现红疙瘩

出生后10～15天，多数婴儿在脸的上半部分的某一部位会长出小疙瘩。眉毛上沾有浮皮样的东西，前额的发际上长出2～3个小粉刺样的东西，或者是脸颊上长出3～4个小红疙瘩，一晒太阳，就急剧增多，使母亲非常吃惊。这种脸上的疙瘩，在人工喂养时比较多见。但母乳喂养的孩子也时有发生，这就是湿疹。

有时婴儿天生对牛奶、鸡蛋、鱼等过敏，所以发生湿疹。只用母乳喂养时，母亲可以试着不喝牛奶、不吃鸡蛋，如果把每天200毫升的牛奶完全停掉，湿疹减轻的话，母亲就应该在婴儿3个月之内不喝牛奶。

脸上出现湿疹的孩子容易生尿布疹，所以尿布必须是棉布的，旧的棉布比新的棉布要好。

脐疝

快满1个月时，有的婴儿会发生脐疝。婴儿脐疝，绝大多数可通过脐部筋膜环的逐步收缩而在一岁内自愈。因此2岁前，除非嵌顿，否则可以等待。采

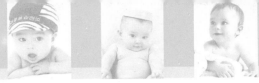 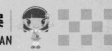
用非手术疗法促使自愈。如已满2周岁，脐疝直径超过1.5厘米者宜用手术治疗，沿脐口1厘米处，沿脐作半圆形切口分高皮肤和皮下组织，显著腹直肌前鞘，疝环及疝囊，正中切开腹自线，游离疝囊，回纳疝内容物，在疝环处切除部分疝囊后，给予缝扎然后将两侧腹直肌鞘缘（即腹自线）间断缝合，最后缝合皮肤。

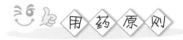 用 药 原 则

（1）脐疝选择性手术一般可不应用抗菌素。

（2）疝出现嵌顿、绞窄时，或疝无嵌顿、绞窄但合并有呼吸，泌尿系统感染者，即需应用药物。

（3）绞窄性疝术后出现并发症或体质衰弱者，术后除使用医生开出的常规药物外，尚可考虑应用新特效药物及支持对症治疗的药物。

阴囊水肿

男孩子出生的时候很正常，过半个月或者1个月时，母亲发现一侧的"睾丸"肿大，表面皮肤的颜色没有变化，没有触痛。稍微大一点之后，1个月或者1个半月时，多数能达到另一侧睾丸的2倍或者3倍。到医院就医会被诊断为阴囊水肿，并且说明是睾丸中积存了水液。

阴囊水肿是常见疾病，不处置的话，婴儿2～3个月时就会自然吸收，不留痕迹。即使是吸收得很慢，也没有超过1年的情况。

最不提倡的是用针抽出其中的水，当然，既然积水没了能够自然痊愈，用注射针抽吸也会治愈。不过，在半个月到1个月期间即使把水抽出来了，也会再积存。如果等了1年，水肿却怎么也不消退，那时再考虑手术也不迟。

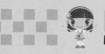
斜颈

　　足位分娩的婴儿，在出生后第2周，有时会在颈部的右侧或者左侧触及一圆铝币大小的筋疙瘩，一般不是偶然发现的，多数是发现婴儿面部总朝向右侧，而勉强让他向左侧转时，手一触到颈部就发现了。

　　从发现颈部筋疙瘩长到1周就变大了，所以母亲往往会认为这样下去会恶化。不过，一过4周，就开始逐渐变小。1年之后，就基本消失了。

　　斜颈的婴儿脸只向一侧转，所以有一侧头部脸偏的可能，因此，要使脸部转向天棚，就要把毛巾或薄被垫在一侧。颈部能挺直，会自由转动的话，有筋疙瘩的一侧就会发出"咯啦，咯啦"的响声，或者出现发红的现象。要尽量使婴儿用自己的力量转动颈部，像以前那样用外力勉强转动的方法不太好。

新生儿斜颈首先要明确诊断，造成斜颈的原因有很多：

　　（1）先天性肌性斜颈。其病因尚不完全清楚，多数学者认为是胎儿子在子宫内姿势性压力所致。主要病变在胸锁乳突肌，出生后10天左右发现颈部肿块，质硬、无痛，在1～2个月内达到最大范围，造成斜颈及面部不对称。

　　（2）先天性颈椎畸形。由于颈椎半椎体、颈椎间事例、环枕融合、颈椎关节不对称等原因引起斜颈。

　　（3）第一、二颈椎之间半脱位。急性发病，原因有：①周围软组织炎症引起的韧带松带松弛；②外伤引起韧带断裂；③过度旋转颈椎；④外伤引起齿状突骨折。

　　（4）习惯性斜颈。长期一种姿势性斜颈。

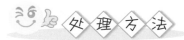 处 理 方 法

（1）局部按摩。涂以滑石粉，用拇指或食指在肿块反复按摩。

（2）持续反复转头，保持头颈处在矫正位，这对治疗非常重要。具体方法是：每日30～50次，可分次做。做时把患儿平放于床上，父母用双手按住其头，将其下颌转向患侧肩部（即颈部包块处），转过去之后停顿1分钟左右，让肌肉处于拉长伸展状态，然后再反复转动。但在转动的过程中，手法要轻柔，禁止用暴力，防止损伤颈部肌肉甚至颈椎。

（3）做2个小的沙袋（用青沙或黄沙，用水淘洗干净，放在太阳下暴晒或用铁锅加热消毒。选择双层布缝制，直径约为20×10厘米大小即

可），在患儿睡觉时将沙袋放置其头部两侧，可固定其处于矫正位。此治疗应该持续6个月以上。

（4）母亲要根据不同的病变位置，选择自己在喂奶和睡觉时的位置关系。比如说孩子是右侧斜颈，就要在喂奶和睡觉时把孩子放于您的左侧，反之亦然。这样将有利于患儿矫正。

（5）效果不佳的话应该选择进行手术治疗，手术年龄多在1岁左右，最好不要超过1岁半。当然，手术也可达到理想的治疗效果。

（6）一定要注意早期持久的治疗，不要大意。

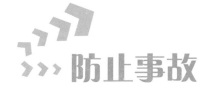

防止事故

1个月的婴儿，还不会主动去做什么，一般都是在安静的睡觉。因此，如果发生什么意外事故，也都是大人的责任。只要平时多注意，这些事故都是可以避免的。

事故发生最多的是烫伤，最好不要使用热水袋，因为开关不严或出现破损都会烫伤孩子。在给宝宝洗澡时，也要尽量小心谨慎些，以免烫着宝宝。

轻微的烫伤，譬如只是皮肤发红，不用处置就会痊愈。如果有水肿，敷以消毒纱布轻轻包扎，基本上可以消肿。不能涂油或软膏，如果出现破损，必须去医院处理。如果烫伤严重，千万不要随便处置，应该马上叫急救车送往医院。

其次，经常发生的是一氧化碳中毒，平时，一定要注意检查煤气是否关好，尤其是在做饭后，要关好煤气。父亲尽量不要在宝宝在身旁的时候吸烟。

用母乳喂养时，不能躺着喂奶。因为如果躺着喂奶，有时候母亲会因为在不知不觉中睡着，乳房的压迫，会使婴儿窒息。大一些的婴儿会因为痛苦而反抗，但是只有1～2个月的宝宝还没有力气反抗。

还有，婴儿的面颊和下巴上如果粘上了牛奶可能会招来蚁蝇或猫狗，所以在喂完奶后，要把宝宝的手和脸都洗干净，曾经发生过猫趴在婴儿脸上使婴儿窒息的事情。

经常吐奶的婴儿，不要把塑料包装袋铺在其枕头下，因为风一吹，塑料袋就会盖在婴儿脸上，导致婴儿窒息。对于爱吐奶的宝宝，最好不要将其一个人留在家里，有些母亲会趁着宝宝吃完奶熟睡后去买东西，即使在迫不得已的

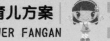
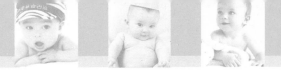

情况下，也要让宝宝侧身睡，以防吐出的奶块堵到气管发生窒息。

也不要把1个月的婴儿带到任多的地方，以防传染上什么疾病。但如果因为怕被传染疾病而丝毫不接触外面的空气也不足取。

当宝宝从医院回到家后，总是不可避免地，要引来一些好心的亲朋好友前来看望小宝宝，有的看看还不满足，还要抱一抱，甚至不断亲吻小宝宝。来往的人多了，难免带来病菌，从而对宝宝造成潜在威胁。但是也不能因此就阻止他们的到来，只要平时多注意，也不用担心什么。

另外，在这些前来的人中，很多有了孩子的母亲，可能会根据自己的育儿经验给你一些建议，以免你重复犯下和她一样的错误，虽然出发点是好的，但是也不能忘记每个婴儿都是有自己的个性的，对他的孩子好的经验不一定就有利于你的孩子，要有自己的判断力，不要别人说什么就是什么，自己毫无主见，要树立起自己的宝宝自己比其他任何人都更了解他的信心。有了这样的自信，就不会相信不了解婴儿状况的他人关于婴儿"不正常"的说法了。

一般来说，在出生后一个月之内，婴儿都不会生病发烧，即使有点小毛病，也尽量不要抱着宝宝去医院看病。很多时候，本来没什么，却因为去医院，在急诊室或候诊室里被传染上了病，这就太得不偿失了。

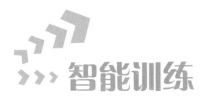

智能训练

新生儿的早期教育

从充满羊水的子宫到降生到这个世界上，从依靠母亲呼吸到自由呼吸，新生儿在其身体适应新环境的同时，身心的发育也开始了。所以，对宝宝的智

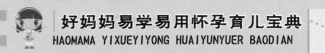
能开发应从新生儿期开始。

据心理学家研究发现，儿童的潜在能力遵循着一种递减规律。生下来具有100分潜在能力的新生儿，如果在出生后就进行教育，就可成为具有100分能力的人；如果5岁开始教育，只能成为有80分能力的人；如果10岁开始教育，只能成为有60分能力的人。教育越晚，儿童生来具有的潜在能力就越难以发挥。

所以，新生儿不仅在父母温暖的怀抱中长大，还要不断地认识丰富多彩的周围世界，经常与他人接触，包括家里的亲人、亲戚、外来的朋友以及其他的宝宝。同时，在出生的初期，要让宝宝不断接受多种多样的刺激，如抓握、品尝、多看、多听、多和人交流等，给予宝宝丰富多彩的感官刺激，尽早强化这种感觉，对宝宝未来的智力发育和社会能力的培养都是大有好处的。

掌握早期教育的最佳期

当然，宝宝在不同年龄，也存在着接受某种教育的最佳时期，即"关键期"，这时可以说是宝宝发展某项能力的最佳时期。据研究显示，在某项能力发展的关键时期实施相应的教育，可以收到事半功倍的效果，如果错过了这个年龄阶段，再进行教育就差多了。

从出生至两个月是宝宝视、听、味、嗅、触等感觉训练的最佳期。所以，在这两个月里要在这几个方面加强训练。

虽然在宝宝的一生中，这个月仅仅只有30天，但错过了就找不回来了，要珍惜这个机会，最大可能地开发宝宝的智力和潜能。

感觉刺激是开发婴儿智能的最佳途径

婴幼儿主要是通过感觉器官，包括视、听、嗅、味、触、立等六种感觉

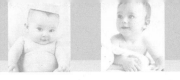

来学习的。所以，积极地利用各种感觉发育的敏感期进行感觉刺激，是开发婴儿智力的最佳途径。

　　那么，怎样利用各种刺激去促进感觉发育呢？

　　①视觉刺激。宝宝一出生就有视觉功能，他喜欢追视光亮及妈妈慈祥的面孔，还有色彩艳丽、对比明显的图案、玩具。为了发展新生儿的视力，首先，妈妈可以吸引宝宝注意灯光，适当的进行视觉刺激，然后让宝宝的眼睛跟踪发亮有色彩或移动的物体。也可在房间里张贴色彩斑斓的图画，悬吊各种颜色的彩球和玩具。当周围可见的刺激物越多，就越能丰富新生儿的经验，促进其身心的发展。

　　②听觉刺激。新生儿出生以后，很快便可以利用在胎儿期积累起来的经验，去探索周围丰富多变的声音世界。为了发展新生儿听力，可以听音乐、玩有响声的玩具。通过听音乐可以训练宝宝的听觉和注意力，陶冶宝宝的性情。

　　也可以在给宝宝喂奶时，放一段旋律优美、舒缓的乐曲。除此之外，还要经常与宝宝进行交谈，虽然他还听不懂，但却为他创造了一个训练听力和语言能力的好机会，并通过这种交谈方式进行母子感情的交流。这样可以促使宝宝早日学会说话。

　　③嗅觉刺激。宝宝的第一个嗅觉判断是能嗅出妈妈身上特有的体味而寻找乳房；遇有冷空气刺激可打喷嚏。经常让宝宝适当地闻一闻白酒味、酸味（食醋）、香水味等，能够刺激嗅觉发育，增强其嗅觉判断能力。

　　④味觉刺激。宝宝出生后的第一个味觉刺激是母乳或代乳品。如果不及时给其他的味觉刺激，将会引起宝宝拒食或偏食。所以应当在宝宝1个半月时适当地喂些橘子汁；3个月左右可以用筷子蘸些各种菜汤给宝宝尝尝味儿；用奶粉喂养的宝宝，应3～5个月换一种奶粉，避免长期使用单一口味的奶粉。需要注意的是，在换奶粉的过程中，要注意新旧奶粉交替进行，让宝宝有一个过渡期，以免影响肠胃的消化吸收。

　　⑤触觉刺激。新生儿最敏感的部位是皮肤，如果用手轻摸宝宝的脸，他会转动头部，寻找刺激源。所以，每天都要给宝宝洗澡，其意义除了清洁，

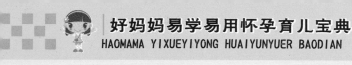
也是为了让他受到触觉刺激。触觉刺激不良的宝宝，长大后可能会出现人际关系的淡漠、心理障碍等。相反，通过触觉的训练，可以增强宝宝认识事物的能力。所以在给宝宝洗澡时，要对宝宝全身抚摸，按摩他的手心和脚心。也可以把粗细、软硬、轻重不同的物体以及圆、长、方、扁等不同形状的物体给宝宝触摸，还可以让宝宝体验冷热等温度的感觉，让宝宝碰一碰那些没有危险的物体。这样通过多听、多看、触摸在日常生活中发展宝宝的智力和生活能力。

⑥立体感（平衡感）训练。及时地竖抱宝宝或将宝宝由仰卧转到伏卧，使其感受不同体位的地球引力，对宝宝将来的立体感判别以及运动协调性有重要的意义。妈妈可在宝宝高兴时轻轻地用双手托起在空中做"荡秋千"的游戏；训练其运动平衡能力；也可将宝宝平放在床上，拉住双手，使其坐起、躺下，配以儿歌反复训练。

科学地开发新生儿大脑的潜力

人的大脑分为左右两个半球，左右脑的功能虽然无法完全分开，但两者在功能优势及发展的时间上存在着很大的差异。在功能优势上，左大脑拥有语言优势，右大脑拥有感觉优势，所谓的时间差异主要指在人生早期。

所以，大脑功能的发展主要集中在右脑半球，而右脑半球的发育又将决定左脑半球功能的发展。这就为早期教育提供了重点和目标。

下面介绍几种早期促进右脑半球功能发育的简单办法：

对着宝宝的左耳说话，声音不要太大，每日2～3次，每次5分钟左右。

听没有歌词的古典音乐。

按紧左鼻，用右鼻呼吸。

进行早期感官训练，包括视、听、嗅、触觉等训练。

你可能认为，新生儿不会玩，没有必要买玩具。其实玩具对新生儿来说，并不意味着玩，而是提供对视觉、听觉、触觉等的刺激。新生儿可以通过

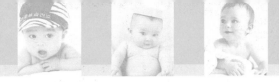
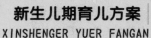

看玩具的颜色、形状，听玩具发出的声音，摸玩具的软硬等向大脑输送各种刺激信号，促进脑功能的发育。因此，作为爸爸妈妈，应该从婴儿大脑发育的需要以及开发大脑功能的角度来认识为新生儿选购玩具的必要性。在选购玩具时要注意以下几点：

1. 选择既能看又能听的吊挂玩具

颜色要鲜艳，最好是以红、黄、蓝三颜色为基本色调，并且能发出悦耳的声音，同时造型也要精美。这种同时刺激婴儿视觉与听觉的玩具对婴儿的智力发育十分有益。彩色气球，吹气塑料玩具也比较适用于新生儿。但此处值得注意的是，若是容易爆炸的气球，破裂时的响声会吓到宝宝，父母们应该尽量选购质量好的气球，避免该类情况的发生。

2. 布娃娃

有关研究表明，新生儿最喜欢看的图案是人脸。鉴于此，爸爸妈妈不妨为宝宝准备一两个布娃娃放在宝宝能看到的地方。

手指益智法

人们常说"心灵则手巧"。这里所说的"心"不是指心脏，而是指大脑。"心灵"与"手巧"是辩证的关系，手脚灵了，头脑才会聪明。因为手是认识物体的重要器官，也是触觉的主要器官。通过活动手指可刺激大脑，增强大脑的活力，并可延缓脑细胞的衰老。这对宝宝智力的开发十分重要。

训练宝宝的手，等于给宝宝做"大脑体操"。手的动作，代表着宝宝的智慧，因为大脑用来处理来自手的感觉信息和指挥手的运动占的比例最大。大脑有许多细胞专门处理手指、手心、手背、腕关节的感觉和运动信息。所以手的动作，特别是手指的动作越复杂、越精巧、越娴熟，就越能在大脑皮层建立更多的神经联络，从而使大脑变得更聪明。因此，早期训练宝宝手的技能，对于开发智力十分重要。

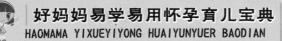
在新生儿期可采用如下方法来训练宝宝的手指：

1. 锻炼手的皮肤感觉

经常给予宝宝手部皮肤以有力的刺激。如把手交替伸进冷、热水中（温度要适宜），或让宝宝多接触一些不同性质的物品，如玩玩具、玩石子、玩豆豆等。这样，可以锻炼宝宝手的神经反射，促进大脑的发育。

2. 增强手指的柔韧性

让宝宝经常伸、屈手指，有利于提高宝宝大脑的活动效率。

3. 锻炼手指的灵活性

让宝宝的手指做一些比较精细的活动，摸各种各样的东西、玩具，摸的同时要教他认识事物，如摆弄智力玩具、做手指操等。要手脑并用，边做边思考，以增强大脑和手指间的信息传递，提高健脑效果。

4. 交替使用左、右手

左手受右侧大脑支配，右手受左侧大脑支配，交替使用和锻炼左、右手，可以更好地开发大脑两半球的智力。

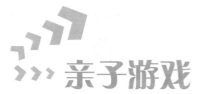

亲子游戏

婴儿期是宝宝生长发育最快的时期，如果妈妈或家人能采用适当的方式和宝宝一起"玩"，通过游戏更好地促进宝宝各方面机能的发展，是再好不过的事情了。

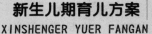

一、要多抱抱宝宝

通过对宝宝的抚摸和拥抱，你就像演员进入角色一样，将逐渐感到做妈妈的自豪感和幸福感。婴儿也会因为经常与母亲肌肤相亲而产生一种亲切感、安全感。特别是最初的两三个月，对婴儿来说，"抱"所得到的舒适感无异于母腹中。任何婴幼儿都需要抚爱，这一切就跟维生素和卡路里（热量）一样，对他是必不可少的。一定要满足宝宝的需要，别担心抱惯了放不下，要多抱宝宝。一个充分得到父母抚摸、拥抱的宝宝，身心发展都比较健康，情绪稳定对外界环境比较信任，与父母的关系比较融洽，今后的人际关系也比较和谐。而一个没有满足接触安慰的宝宝则会变得情绪不稳定，或烦躁，或冷漠，或对外界环境缺乏信任感，与父母和其他人的关系也比较紧张。心理学家对猴子进行的母亲剥夺实验也证明了这一点，接触安慰与求食一样，是一种自然的需要。

所以，作为爸爸妈妈，尤其是妈妈如果除了哺乳时和宝宝充分接触外，每天还能经常有意识地接触宝宝的身体是很有意义的。国内外都有这样的报道，即母亲们在医生的指导下，每天对婴儿的身体进行按摩。接触安慰不仅婴儿需要，幼儿也同样需要。接触安慰的满足是宝宝快乐的源泉、自信的支柱和安全的保证。

二、要多看宝宝的眼睛

眼睛是心灵的窗口，通过与妈妈交换目光，婴儿既会产生对人的兴趣，也会增长智慧，所以，抱婴儿时，一定要看着婴儿的眼睛。

三、要主动多和宝宝搭话

宝宝出生后就应该注意训练其语言能力，要有意地在不同的场合、不同的时间对宝宝进行语言训练。比如在宝宝吃奶时可以说"宝宝吃奶了"，玩耍时可以说"我们开始做游戏了"，听音乐时告诉宝宝听的是什么曲子，或者是在抱宝宝时说"妈妈抱"、"抱抱吧"等。只要妈妈用亲切的表情，愉快、温柔的声音和宝宝说话，可诱发婴儿良好的情绪，引逗他发音，这些都有利于婴儿早期学习语言。

四、要与宝宝进行情感交流

新生儿出生后，作为一个幼小的生命是十分脆弱的，需要得到父母亲的保护，因此情感的交流是不可缺少的。美国心理学家加达德博士说过"让婴儿以婴儿的见解去亲自体验，自己对人生是抱着信赖和幸福感，还是不信任或绝望感，关系着婴儿与父母的关系融洽与否"。初为父母，是在与宝宝建立了亲密的交流关系之后，逐渐获得了自信和为人父母的感觉，宝宝也因为有了与父母的接触而获得安全、幸福和信赖的感觉，这些基本的满足感是宝宝日后成长、发展人际关系的基础。你可以通过目光的交流、爱抚、拥抱、轻柔的呼唤、身心的交流传递亲子之情，发展宝宝对外界事物的认知和感受能力，促进宝宝健康而愉快地成长。

五、让宝宝笑口常开

当你看着你的宝宝时，会发现宝宝嘴角偶尔会露出微笑的表情。这种反

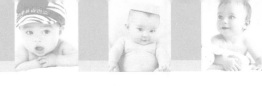
应主要集中在嘴部，而不是表现在眼部。因此，严格地讲，不属于真正的微笑。

这一类微笑都属于反射性的。它是面部表情肌的牵动，还说不上是心理活动，更谈不上情感交流，可称之为"无意识的笑"。到了第五周之后，婴儿在看到别人的脸或听到说话声音时会发出微笑。3个半月以后，尤其4个月以后的婴儿开始对不同的人有不同的微笑，出现了心理学上称之为"有选择的社会性微笑"。这时的宝宝对熟悉的人笑得比较频繁和自然。在促使宝宝由无意识的笑转变为有意识的笑的过程中，妈妈的眼睛、笑容、语言和抚摸起着强化刺激的作用。

当宝宝笑的时候，要及时报以微笑、对话、抚摸，宝宝会越来越笑得欢。所以，父母对宝宝的笑要做出及时的和积极的反应。

六、不要漠视宝宝的哭声

哭声是宝宝表达自我需求的"语言"。饥了、渴了、不舒服了都会用哭声来表达。尤其宝宝长大一些后，大人不理会他就会哭。在这个问题上，很多父母担心宝宝一哭就哄逗，会惯坏他的脾气，所以常常故意不理会。

其实，这种做法是错误的。因为宝宝离开了母体来到世上，对未知世界是非常陌生的，哭声也是他探索世界的开始。当他哭泣时，如果得到了积极的回报，就会增加探索的兴趣和信心；如果哭声没有回应，久而久之他就不会再哭了，而是自己跟自己玩。这样，你可能感觉宝宝是"懂事"了，而事实上宝宝探索的兴趣泯灭了，其未来性格中冷漠、孤僻、自闭的成分加大了。

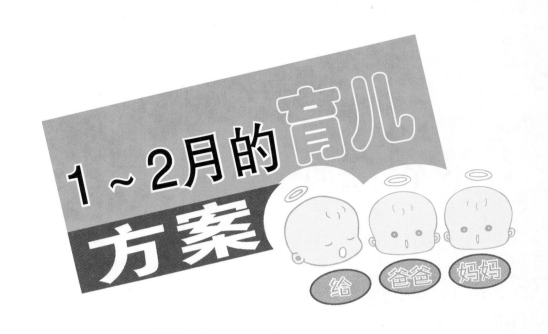

1～2月的育儿方案

给爸爸妈妈

1～2 YUE DE YU ER FANG AN

这个月龄的婴儿

　　1个月大的婴儿视线已经能够集中，会注视鲜艳明亮的物体和大人的脸。表情变得丰富了。头眼开始协调，头可跟随水平移动的物体进行转动。醒着的时间也长点了，情绪好的时间增多了，露出笑容的时候也日益增多，手脚的活动也增多，握着的小拳头会自己往嘴边送。听觉也有了一定的发展，对听到的声音能够做出反应，对突如其来的响声会表现出惊怒。

　　宝宝在出生后2个月，眼睛开始看得更清楚了，大人一逗，他就会笑，握着拳的小手放在口中"咝、咝"地吸吮。因为眼睛能看见了，妈妈拿过来的玩具——吊着的圆球，在旋转时能够高兴地看很长时间，有时能发出"啊、啊"的声音，乐的时候还会发出笑，。小脚蹬被子的力量也渐渐增强，倘若是在温暖的季节还会在喝牛奶或母乳的时候流汗。

　　小家伙在睡着的时候，一般多数是只朝着一个方向，再仔细观察一下，头部看起来像一个平行四边形，一侧被压扁了。但他并不是只向亮的方向转头。这是因为颅骨的发育速度增快，左侧和右侧的生长速度稍有区别而引起的一种暂时现象，到过周岁生日时，头就会变圆。当然，宝宝睡觉时不能总睡一个方向，要一个星期换一次床头，他也会跟着换方向扭头的。小家伙的头部经常左右摇动，所以头后部的头发变得很少。不太爱哭的宝宝，出生后半个月到1个月，吃完奶后就睡，醒后稍有哭闹，再吃奶之后，又马上变得安静了。到这一时期后，只要乳量充足，就会很乖很安静，因为情绪好，静静地微笑的时间也增加，所以，会被不断称赞为"好孩子"。

不过，也有许多"不合理个性"的宝宝在成长，容易醒的宝宝会因为胃肠发育好了，所以睡眠时间变长了，不过也有到了晚上11点、半夜2点、5点醒来不停地哭闹，不喂奶就不安静的宝宝。稍不顺心就大声哭闹的宝宝，因为逐渐长大，力量增加了，哭声更高了，疲劳的时间变少了，所以哭闹的时间也变长了。哭闹太厉害的宝宝，除了抱着没有别的办法。其中，还有夜里不睡哭闹不止，白天睡觉的昼夜颠倒的孩子。

吃奶方面的个性更加明显。牛奶喂养的婴儿，吃得多的孩子，喂150毫升会不够，喝完之后还会哭，倘若继续增加牛奶量的话，到2个月时，就会达到不喝180毫升牛奶就不够的程度。这样下去，结果会怎样，到下个月就明白了。对于不太喜欢喝牛奶的宝宝，还有只勉强能喝100毫升的宝宝，因为牛奶外包装盒上写着每次喝奶120毫升，所以年轻的妈妈拼命想办法让宝宝达到这个量，而孩子却在抵抗，需要说明的是，食量小的婴儿喝奶量无论如何也达不到100毫升以上，对他们来说，这是一种生理现象。对于1～2个月的宝宝来说，每天喂7次奶是属于正常的这种吃奶的个性，从体重增加的情况可以反映出来。每次喝奶200毫升的孩子，1日体重增加40～50克。每次只喝奶100毫升的孩子，1日体重只增加25克。对于母乳喂养的婴儿，因为母亲的乳房每次的乳量是不一样的，所以即使是婴儿全部吃净，到下次感到饿的时间的长短也不一样。两次喂奶时间相隔2小时，或者4～5小时都是很正常的，不足为怪。

对于只用牛奶喂养的宝宝，在2个月末时，基本上以每天喂6次奶为宜。能喝7次奶的宝宝，倘若是1次喝奶150毫升左右的话，母亲最好也要控制在6次为好。即使是喝过了量也不会出问题的母乳，可以随意哺乳，所以很省心。

男孩吐奶情况要比女孩严重，有的会频繁吐奶。对于这样的孩子，喂完后一定要正面抱着宝宝，一个手抱着，一个手轻拍其背，大约三四分钟就可以了。另外，如无别的情况，不要去不信任或不熟悉的儿童医院，检查一大堆，最后告诉你没事，宝宝又受罪又浪费钱。天气热的时候，除了母乳和牛奶之外，给宝宝补充些水分是很有必要的。其他时候，母乳或牛奶的水分就够了。

在排泄方面，大便、小便的次数都比上个月减少。到这个月龄每日排10

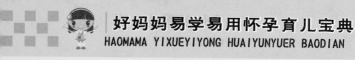

次以上大便的婴儿减少到5～6次。不过上个月母乳分泌不足的母亲，因这个月分泌急剧增加，导致宝宝排便的次数增加也是很正常的。母乳喂养的宝宝比牛奶喂养的宝宝排便的次数多，性质为"腹泻便"，这点与上个月是相同的。由于排便的次数减少，上个月显示便秘倾向的宝宝，这个月就明显严重了，此外，持续2天不排便的情况并不少见。

在排尿方面，多数情况是喂奶前换尿布时发现湿了，到下次喂奶之前又会发现湿了而需要换尿布。有的孩子排尿后尿布一湿，就会通过哭声来通知大人。

这个月龄的宝宝，有的张开小嘴时能看到其舌后部被一层很白的舌苔覆盖，这种现象会自然恢复正常，所以不用就医。

宝宝到快2个月时，"吭哧、吭哧"使劲的时间比较少了。这一时期的凸肚脐，像以前说的那样多在经常哭闹和便秘的孩子中出现。

孩子的湿疹成为神经质母亲苦恼的原因，一涂上药就好，停药之后就复发，脸上、头上有时长满了油腻的痂皮，不过，最终是能够治愈的。所以，母亲不要钻牛角尖。

1到2个月，发育比较快的宝宝，颈部已经很有劲了，倘若让其俯卧，头能够稍微抬起来一些。

在这一时期，给宝宝换尿布时，有的妈妈会注意到孩子的膝关节会发出一种声音，这不是脱臼，声音能够自然消失，所以没有治疗的必要。小女孩要更加注意，为了不发生髋关节脱臼，撤换尿布时应尽量把两腿放在稍弯曲的位置，不要把两腿伸直缠紧，小衣服要穿的宽松舒服些。

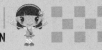

>>> 这个月龄的喂养方法

用母乳喂养时

母乳不仅营养丰富，易被婴儿消化和吸收，而且含有多种免疫成分，所以，母乳喂养的婴儿患病率较低。一般情况下，从1个月到2个月这一时期，将是非常平和的时期。喂奶的次数将和婴儿的个性相适应而逐渐确定。2个月以内婴儿每隔3～4小时喂奶一次，一昼夜吃6～8次，晚上不需要喂奶的婴儿在这一时期是个例外。食量小的婴儿白天即使过3小时也不饿，晚上不喂奶也可以，这样的孩子晚上便的次数也少。与此相反，把两个满满的乳房都吃净的婴儿，便的次数多，而且多数都是"腹泻便"，并且经常把喝多了的奶吐出来。喝奶很多却便秘的婴儿，在母乳喂养的情况下也经常出现。

一个多月的婴儿，吃奶的劲变得非常的大，所以经常弄伤乳头，如果细菌从伤口侵入就容易引起乳腺炎，所以妈妈要注意每侧乳头不要连续吸吮15分钟以上。

给宝贝儿喂奶前，母亲要把手洗干净，乳房要保持清洁，不要弄脏乳头。用体重计每5天在同一时间测量体重，5天内增加了150～200克是最好的。

倘若小宝宝5天内只增加了不到100克，他就不会沉默了，不仅晚上醒来的次数增多，而且吃奶的间隔缩短了，表现出不满的样子。那么就要加1～2次牛奶。最先是在在母乳分泌最少的时候，一般的母亲是在傍晚4～6点之间，试

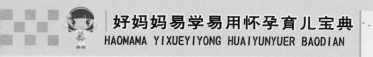
加1次牛奶。不过，不要在小宝贝吃过母乳之后马上加牛奶。

因为婴儿大多时候都能喝120毫升，所以应1次喂牛奶100～120毫升。这样加1次牛奶之后，休息了1次母乳下次就会分泌得多一些。如果婴儿半夜哭闹的情况减少了，就可以继续这样做。

只加1次牛奶，婴儿半夜哭闹，晚上母乳分泌仍不足的话，最好在晚上10点到11点之间，停止喂母乳，再加1次牛奶。半夜最好是不给婴儿喂牛奶的，因为比较麻烦，麻烦的事能不做最好不做，何况在冲牛奶的时候还需要消毒。此外，爸爸在冲牛奶的过程中会因为小家伙哭个不停而很着急，所以在深夜婴儿一哭马上就喂母乳是最好的。具体加牛奶1次还是两次，还是更多次，可以量一下小宝宝的体重。如果以前每5天体重增加100克，加1次牛奶之后能增加150克左右，就说明加1次就足够了。不过，虽然开始每5天只增加100克，婴儿却一点也没有哭闹的表现，这种婴儿就是我们所说的食量小的婴儿。这种婴儿喂牛奶只能喝100毫升，因为食量小，所以不会整天因为饿而又哭又闹，因而没必要勉强加牛奶，即使是加了小家伙也不会喝。食量小本身也是一种个性，妈妈不必急躁。不仅是食量小的婴儿，只用母乳喂养的妈妈，看到小家伙精力充沛，像"这个月的婴儿"栏中所写的那样发育，就要坚信自己的孩子是健康结实的。

1个月到2个月的婴儿，在母乳喂养的婴儿当中，没有其他的疾病，虽然便便是"腹泻便"，次数也是7～8次，吐奶、有湿疹，只要热衷吃奶而且经常微笑就不用担心。被所谓的"症状"所左右，带着健康的婴儿去就医是不可取的。另外，单用母乳喂养时，应该记住的是母乳分泌有的时候会减少，这时就必须要加牛奶。加牛奶的话，还必须是用奶瓶和橡胶奶头。可是，只用母乳喂养的婴儿，一过2个月，就会讨厌橡胶奶头，不去吸吮它。一般出生后1个月时，婴儿还没有开始讨厌橡胶奶头，所以，作为万一母乳不足时的准备，从1个月的时候，就每天让宝宝吮吸二三次带橡胶奶头的牛奶瓶。可以在洗澡后把温开水放在牛奶瓶里喂给婴儿，或者在两次母乳之间用牛奶瓶放20毫升果汁喂给婴儿。

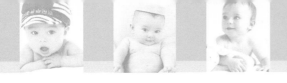

用牛奶喂养时

倘若母亲完全没有母乳或者因有疾病等原因不能喂母乳，就必须用其他奶类或代乳品喂养婴儿。一般的人工喂养常选用牛奶、羊奶和奶粉。不要相信不用母乳就不能抚养婴儿，即使是人工喂养只要遵守"奶粉的调配方法"，就不会因细菌污染引起腹泻。"人工喂养"比母乳喂养死亡率高，是因为人工喂养中有很多早产儿，但是目前有多种配方的奶粉，分别适用于不同月龄的婴儿，使死亡率的的差距减小。

一个多月的婴儿用牛奶喂养时，最重要的是不要喂过量，以免增加婴儿消化器官的负担。牛奶不足时婴儿会哭闹，告诉爸爸妈妈他饿了。可是牛奶喂多了，婴儿却不会发牢骚。尤其是食量大的婴儿即便是已经喝的饱饱的，也会"咝、咝"地吸空奶瓶，显出还想喝的样子。如果认为这样吸是牛奶量不够而逐渐增加牛奶，就会在不知不觉中喂多了。

这里有一个大致的标准是：出生时体重在3～3.5千克的婴儿，到1个月时每天喝奶700毫升左右。1个月到2个月期间，喝800毫升左右正好。如果是分7次喂，每次喂120毫升，如果分6次喂，每次喂140毫升。不过，这只是一个标准，因为经常哭闹的婴儿，会吃得更多，而经常安静地睡觉的婴儿却吃得很少。食量少的婴儿没吃到标准量也没关系，食量大的婴儿可以任其吸吮到150～180毫升，但是尽量控制在150毫升以里。胖宝宝喝了150毫升还是哭闹时，就在30毫升左右的温水中加入少许白糖喂给婴儿。

虽然奶粉的外包装盒上有的写着比这更多的用量，若按那样大的量去喂，就会超过婴儿能够消化的能力。有的妈妈喜欢在奶粉中加入白糖喂婴儿，这是不可取的，婴儿会因此发胖。

主要用牛奶喂养的婴儿在这个月，即使是每天排便4～5次，只要健康，就不必担心。不是每天都能排便的婴儿，可以在牛奶中加人2～3克麦芽糖试一试，只要能每天排便就可以了，即使是没达到这种程度，只要婴儿很健康，大

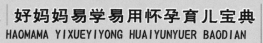

人也不必着急。

这个阶段，妈妈们一般都把复合维生素加在奶粉中喂养。因为平常简单的消毒方法要使用热水，但用热水又会破坏一部分维生素C，所以要选用复合维生素或果汁来补充维生素C。

从何时开始让孩子喝果汁？

当然，没有明确的规定说，婴儿从几个月开始必须喝果汁，倘若是纯母乳喂养，由于母乳中含有维生素C，所以即使不添加果汁也不会出现营养不良。倘若是人工喂养，也可以不必额外补充维生素，因为配方奶粉中维生素和微量元素的配比是很全面的，虽然用热水冲时会多少受到些破坏，也不会像过去那样出现坏血病。即使不加复合维生素C，由于现在的配方奶粉中含有维生素C，尽管如此，宝宝两个月后，还是给果汁为好，不要担心果汁的味道，宝宝天性就喜欢果汁的酸甜味。宝宝的味觉感到果汁好喝，果汁可以作为维生素的补充，而且对孩子的大便有独特的作用，所以，还是要给宝宝喝。

宝宝这个时期的乐趣主要是通过味觉来感受，因此，要给他美味好吃的食物，让他体验人生的乐趣。人工喂养的宝宝，如果加果汁，硬便也会轻松的排出来，尤其是柑、桔、西瓜、桃子等果汁，它们有使大便变软的功能。如果宝宝有轻微的腹泻，可喂一些西红柿或苹果汁，这两种水果有使大便变硬的功能。

许多宝宝的硬便也会轻松地排出来。也有的宝宝以前隔日排便，喂了果汁后可以每天轻松排便了。由此可见，便硬和便秘的宝宝要尽早喂鲜果汁。不过也有的宝宝即使加了果汁，大便也一点没有变软，便秘的状况一点也没有得到缓解。也有的宝宝加了苹果汁后，反而便的间隔时阿变得更长了。也有的宝宝无论如何就是不喜欢喝果汁，就像有的大人不喜欢吃水果一样。 总之，如果不去试着喂就不知道自己的孩子属于哪一种，最好是根据宝宝自己的喜好来调整浓度，这样宝宝喝的香。能够持续的喝，还有助于他的大便通畅。

不少母亲会担心，给孩子喂果汁后，大便的次数会更多，因而多数家庭

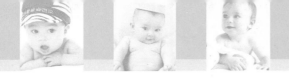
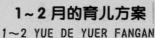
给果汁的时间都不太早。但是从让孩子尽早地品尝到香甜的果汁的意义上来，最好还是在宝宝一个多月的时候，就一点一点地加喂果汁。加果汁后，宝宝的便会稍微带点绿色或黑色，这没关系，只要宝宝情绪精神好，就是正常现象。因为果汁能使大便变成酸性，故而发绿，吃了苹果后大便会发黑，不要误以为是生病。如果喂果汁而引起不好好吃奶，应适当减少果汁量，必要时可停喂。给孩子喂果汁，最好在他口渴的时候喂。当然了，即便是只喂母乳，不给果汁喝，也不会发生宝宝尿液过浓的现象。

果汁的喂法

给宝宝加果汁，并不单是为了给他补充更多的维生素C，主要目的是为了让他喝香甜口味的饮品，所以没有必要计算哪种果汁含维生素C多。婴儿的乐趣，在这个时期主要是通过味觉来体现。给他好吃好喝的东西，就能领会人生的乐趣。果汁味道好喝，婴儿会吧嗒吧嗒地喝着，喝完还会吸空瓶。小家伙能用味觉感知果汁好喝。每个季节最盛产的水果，就是最好吃、最便宜、最新鲜的水果汁。春天可用橘子、苹果、草莓，夏天可用西红柿、西瓜、桃，秋天给宝宝吃葡萄、梨，冬天可给苹果、橘子。

柠檬四季皆有，可以通用，其他的，像猕猴桃、芒果等最好不要给宝宝吃，宝宝太小容易引起过敏。刚开始喂时应将果汁用凉开水稀释一倍，第一天每次只喂一汤勺，第二天每次两汤勺，可逐渐增加，一天喂三次，每次30~50毫升。倘若宝宝喜欢喝，罐装的天然果汁也可以少喂一些，但是那种虽然以果汁命名，却以糖水和人工色素为原料的饮品不能给孩子喝。所以，果汁最好自己做，不要去买成品的。在调配果汁的过程中，要注意清洁和卫生，不要让细菌侵入。

首先，就是要把使用的器具用开水消毒。

然后，将手、水果、及各种工具洗干净，将苹果、梨、桃之类捣碎，葡萄、草莓、樱桃保持原样，西红柿、西瓜等切成小块，柑橘之类可切成圈圈，

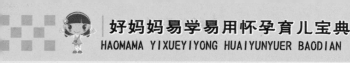
或捣或挤压。

最后，将果汁过滤出来。其中，柑橘、草莓、西红柿等含有大量的维生素C。

当然，也可以使用榨汁机榨取新鲜果汁。

这里需要注意的是，由于水果上可能会有农药的残留，所以，在榨汁之前，最好是将果皮削掉。榨出的果汁不能直接掉入宝宝的奶瓶中，要先过滤，因为果肉会堵塞奶嘴的孔。有的母亲担心自己消毒不彻底，于是给宝宝喂灌装的天然果汁，这虽然在卫生方面有益处，但包装好的果汁在制作的过程中通常会加入一些防腐剂，健康营养方面就逊色于自制果汁了。

不论是喝自制果汁，还是灌装的天然果汁，满月后的宝宝可加1倍的凉开水。倘若宝宝不加糖也喜欢喝，最好就不加，不太喜欢喝时，也可以少加些糖，一般每次可给20～30毫升果汁。为解决便秘的问题，给宝宝喝稀释的果汁无好转时，可以改喂原汁，也可以加量。倘若宝宝非常喜欢喝这种酸酸甜甜的果汁，对便又没有任何影响的话，每天也可以喂2次，量也可以逐渐增加。但是，在这个月龄，1次的量不能超过50毫升。最好能不断地给婴儿加浓度适宜、婴儿最喜欢喝的果汁，这样大便就会通畅。

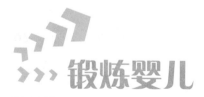

锻炼婴儿

1～2个月宝宝的锻炼，首先从空气浴开始。空气浴可以让宝宝吸到新鲜空气，新鲜空气中氧含量高，能促进宝宝新陈代谢。同时室外空气比室内低，

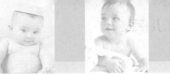
宝宝到户外受到冷空气刺激，可使皮肤和呼吸道粘膜不断受到锻炼，从而增强对外界环境的适应能力和对疾病的抵抗能力。经过反复的锻炼，宝宝的体温调节机能会被训练的日趋完善，对防治鼻炎、气管炎、支气管哮喘等都有一定作用。而且，空气中的氧气丰富、负离子浓度高，能改善宝宝的血液循环，加快新陈代谢，增强机体的抗病能力。

现在的宝宝和以前的宝宝相比，接受无意识的室外空气浴的机会已经很少了。因此，妈妈有意识的给孩子做室外空气浴就显得尤为重要了，天气不允许的话，也可以利用换尿布的机会做室内空气浴：取走尿布后，让皮肤暴露在空气中，并经常改变身体的位置，使各部位都能接触到空气。一般每天做1~2次，每次3~5分钟。家里要注意空气的流通，宝宝吃奶1小时以后，情绪不错时，可以做简单的腿部体操1~2分钟，屈曲膝关节，伸曲腿部，一边唱着"屈伸"的歌、一边做。不要勉强地去拉膝关节，以防髋关节脱臼，婴儿可以体验到锻炼的乐趣，

婴儿从2~3个月起就可进行空气浴了。进行空气浴时，要把孩子的衣服敞开，取走尿布，让皮肤暴露在空气中，并经常改变身体的位置，使各部位都能接触到空气。一般每天做1~2次，每次3~5分钟。到宝宝4~5个月大时可延长到五六分钟；在夏季可逐渐加到2~3小时。

孩子天生就喜欢赤身裸体和室外活动，让宝宝赤身裸体的在室外活动活动，就会很高兴，很满足。当然，为宝宝进行室外空气浴，应根据不同季节决定宝宝到户外的时间。夏季最好选择早晚到户外去，冬季可选择中午外界气温较高的时候到户外去，出去的时候，衣服不要穿的太多，包裹不要太严。刚开始要选择室内外温差较小的好天气，时间每日1~2次，每次3~5分钟。

除了寒冷的天气以外，只要没有风雨，就可以包着抱到院子里去，使宝宝得到锻炼。每天可以抱出去两次，每次5分钟左右，以后根据宝宝的耐受情况逐渐延长。当室外温度在10℃以下或风很大时，就不要到外面去了，以免宝宝受凉感冒。

即使是严寒季节，只要风不大，就可以每天出去1次，让婴儿吸人外界空气。在背阴的地方气温在18~20℃以上时，把孩子抱到户外，开始时可以停

留2～3分钟，每天总计要达到30分钟以上。在有日照的地方应该给孩子戴上帽子，以防受到太阳的直接照射。抱孩子上街时，不要到人多的地方去。在儿童公园，注意不要让球碰到孩子。经常进行室外空气浴，能增进宝宝的食欲，晚上也会睡得香，还可以增进皮肤和黏膜的功能，不易感冒。

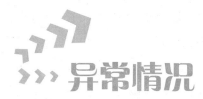

"消化不良"

很多1～2个月的婴儿，排便次数会猛然增加，从原来的一天2～3次，变成一天5～6次，并且便中常混有白色的粒状物，或带有绿色，或有透明的黏液，尤其是在母乳喂养的婴儿中比较多见。很多母亲把这种异常现象看做是宝宝"消化不良"的症状，于是就赶紧带着宝宝去看医生。其实，如果是母乳喂养的孩子，排这种便是正常的。一般多是由于母乳分泌得很旺盛而引起，这一点可以通过婴儿体重的增加情况和前个月比较一下就清楚了。如果上个月每5天体重增加没有达到150克的婴儿，这个月每5天体重增加到150～200克，这就肯定是喝母乳的量增加了。

即使是只用牛奶喂养的婴儿，在这一时期持续颗粒状便的也不少见。如果在生后1个月喂母乳，没有出现粒状便的婴儿，但在换成牛奶之后出现了绿便就会让人担心。认为是刚开始换牛奶不适应，就换成了其他食物，可是婴儿还是照样排绿便。实际上，这样的绿便持续1个月至1个半月自然会变成黄便。

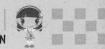

这样的绿便之所以不用担心，是因为婴儿的情绪很好，体重也在持续增加。有时把新鲜的菠菜绞成汁，每天给婴儿50克以上时也会出现绿便。

不论是母乳喂养还是牛奶喂养，只要是婴儿健康，体重增加，就不要把便的次数增多、"腹泻便"等情况放在心上。喂奶是以抚育婴儿为目的，并不是为了让婴儿排好便。这种时候，如果因为便不好就停掉牛奶换成米汤，或者是禁食、静点，或者注射葡萄糖等进行所谓的"治疗"，这只是在治疗"便"而没有考虑到婴儿。葡萄糖或者林格液，是婴儿没有能力吃奶或者脱水时应给予的东西，通过所谓这样的"治疗"把经常笑的健康的婴儿弄哭的人，是不关心婴儿体重增加等情况的人，所以也不会去测量婴儿的体重。说是"消化不良"，却不量体重而进行治疗是不明智的，还是改变一下方法会比较安全。

母乳分泌非常充足，婴儿的体重按每天40克增加时，可以限制母乳的喂养量。具体方法是在喂母乳前，在茶或者是凉开水中加糖，喂20毫升左右，这样一来，便的次数大多都会减少。不过有时母乳分泌不十分充足时也会出现"腹泻便"，在这种情况下，如果体重增加很少（5天100克以下）就要加牛奶，加牛奶之后，多会变成"好便"。平均每天体重增加30～40克，婴儿健康，吃奶很好时，就不要考虑大便的情况了。

出现湿疹

1～2个月是婴儿脸上和头上经常出现湿疹的时期。发生湿疹之后，很快就会扩散。所以，湿疹还是要尽量趁轻时治疗为好。在症状很轻的时候，可每天涂1～2次含有肾上腺皮质激素的药膏，一般很快就会治好。当出现很厚的油痂时，取掉油痂后就会出现红色的糜烂，甚至有脂液渗出的话，在家庭中就不容易处理了。这时就要需要去看医生了，在医生的治疗下，大多数很快就会治好，但其中也有好了之后马上又反复，而不易治好的情况，即便是这样，母亲也不要着急。如果没有一种到时候肯定会好的乐观态度，就会给医生造成压力，使其对自己的治疗方法产生怀疑，而开始使用各种药效强的药。例如，使

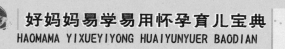
用肾上腺皮质激素中加入氟的药效强的药膏，或者用只含有肾上腺皮质激素的药膏。使用含有氟的肾上腺皮质激素的药膏，时间一长皮肤就会变薄，出现线状斑，或者发生出血。

另外，虽然口服肾上腺皮质激素，湿疹马上就会见好，可是持续一段时间后，效果就不明显了，需逐渐加量，时间一长，就会出现肾上腺皮质激素的不良反应，譬如婴儿的脸胖得非常圆，婴儿的肾上腺皮质也不起作用了，而这并不是湿疹本身引起的损害。所以，对湿疹，母亲必须做好长期治疗的准备。如果婴儿的头顶出现了油痂，不要硬性取掉，待其自然痊愈。如果只是头部出现湿疹，其他部位都正常时，可以不去处理，等待6周后，会自然痊愈。

洗澡时，是否使用肥皂，可以试一下再定。也可以试用一下湿疹用的肥皂（弱酸性）。如果使用之后，湿疹扩散，就不要用；要经常换枕套以保持清洁，贴身衣服要采用棉质物，新物品应洗过之后再用，也不要给婴儿做日光浴。

如果用过很多药仍不见好转，把一部分奶粉换成脱脂奶粉也是一种方法（把7勺奶粉换成3勺或4勺脱脂奶粉），假如是用牛奶喂养的话；纯母乳喂养时，母亲也可以把母乳换成牛奶。不要做所谓的"改善体质"注射，外力改善不了体质的。

总是莫名地哭闹

有的婴儿安安静静，只是偶尔哭那么几声，但有的婴儿却恰恰反过来了，只在吃母乳或牛奶时才能安静一会儿，吃完之后没过一会儿，就像火烧一样哭起来，一边哭，一边不停地出汗，即便是帮他换掉湿的尿布之后，还是哭个不停。于是，母亲就会怀疑是不是宝宝没有吃饱，是不是母乳不足了或喂的牛奶不够。可是测一下体重，体重的增长速度也很正常，说明也不是因为营养不足而引起的哭闹；怎么回事呢？难道是因为大便或气体积存而不舒服？于是，就给他喂果汁或灌肠，使每天都能正常排便，结果还是哭闹；他就像在和父母开玩笑一样，即使带他去看医生，医生也不会发现哪里不正常。

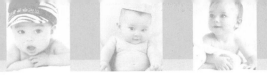
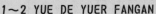
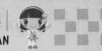

唯一能让他安静的办法就是把他抱在怀里，但不能总抱着，可是一放下又哭起来，怎么办呢？很多家长为此苦恼不已，甚至对孩子产生厌烦的心理。

有的老年人会说那是抱惯了，其实这是不对的。既然不抱就不停地哭，一抱很快就不哭了，那还是抱起来好。而且不要只在家里抱，还要抱到外边去散步，让其接触外边空气。接触了外边的空气，看到了外边的东西，有些疲劳了，回家之后就会睡觉。再大一点之后，也可以开车带着他出去兜风，他就会停止哭闹。如果怕养成抱的习惯，让婴儿持续哭闹，虽然不会损伤大脑或产生其他问题，但因为腹部用力有时会引起疝气（脐疝、腹股沟疝）。

没有人会哭一辈子的，要乐观地相信他一定能好。当然，并不是没有因为大脑的问题而昼夜哭闹的孩子，但这样的孩子没有情绪好的时候。我们这里所说的爱哭的婴儿在不哭的时候情绪是很好的，他会露出可爱的笑容。

有疹子突然出现又马上消失

这个月龄的婴儿，有时会偶然出现没有精神的现象，喝奶也比平时少，到了第2天，全身会出现红色、细小的、似痱子样的疹子。

这种疹子与过6个月之后经常出现的幼儿急疹既相似又有不同。它一般1天基本就可消失，但初起时不发热。在炎热的季节，容易和痱子混淆而不被注意，但是痱子不会1天就消失。

这样的疹子是由什么原因引起的目前尚不清楚，但在1～2个月的婴儿身上会经常出现，只要了解了这种情况，当发现疹子时，就不会惊慌失措了，要知道这样小的婴儿是不会发生麻疹的。

积痰

快到2个月的宝宝，有时能听到嗓子里有呼噜呼噜的积痰声。半夜或者是

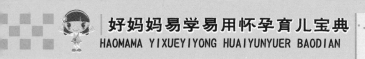
清晨醒来，宝宝会"咳咳"地咳嗽，当吃完母乳或牛奶后，有时会随着咳嗽把母乳和牛奶都吐出来。

可是只要宝宝本人非常健康，经常露出笑脸，食欲也不错，除了有积痰之外，什么变化也没有，这种情况，母亲最好就不要把宝宝当病人来看待。

积痰的宝宝属于一种支气管分泌旺盛的体质。我们都知道，汗或者口水的分泌有个人的差异，同样，支气管的分泌也有个人差异。

消除宝宝气管分泌物地堵塞，最好的办法就是锻炼皮肤和气管粘膜。为此，应多带着宝宝到户外进行空气浴，而不是把婴儿关在屋子里，失去锻炼的机会。

在秋冬季节，如果咳嗽的症状在宝宝洗澡的当天晚上加重时，就应暂且不要洗澡了。不过，等过一两天，宝宝的状况有所好转，吃奶也很积极的话，就可以尝试着接着洗。容易积痰的宝宝，一般持续的时间都较长。母亲只要有耐心，通过锻炼都会逐渐好起来的。

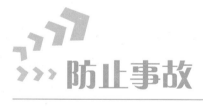

防止事故

以前1～2个月的婴儿都呆在家里，所以可以说不会发生户外事故。可是现在有汽车的家庭增多了，开车带着婴儿外出的情况也多了。因此，1～2个月的婴儿有时也会发生交通事故。颈部还不能挺直的婴儿，最好不要开车带着，在不得不开车带着时，如果不能很好地支撑头部，急刹车或被迫追尾时就危险了。为了不碰到头部，要用帽子充分保护头部。另外，抱着孩子的人必须系好

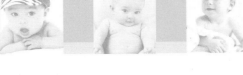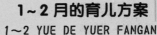
安全带，最好不要坐在副驾驶座上。

而发生在家里的事故当中，从床上坠落是最多的，因为婴儿的脚力变强了，有时因为踢被的反作用力就会导致坠床。所以，当婴儿1个人在床上时，一定要做个围栏，并在婴儿床四周铺长毛绒地毯，做好了这样的双重防护，即便是婴儿从床上坠落下来，也不至于会被摔伤。如果把婴儿床放在窗边，就不要用别针别窗帘，因为风一吹，窗帘摆动，别针有时会掉下来，可能会恰巧落入正在哭着的婴儿的口中，一旦被婴儿咽下后，会刺伤气管。

另外，婴儿用自己的指甲抓伤脸部（不会造成一生的伤痕）的情况，在这一时期也增多了，所以要经常给婴儿剪指甲。剪指甲时要使用婴儿用的尖端圆形的剪子，V字型的指甲刀也可以，但是不要用理发用的剪子。

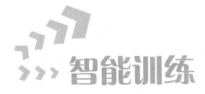

思维从动作开始

为了培养宝宝的思维能力，爸爸妈妈要首先发展宝宝的动作，让其充分操作玩具，参加活动，培养动作的准确性、灵活性、复杂性。因为发展宝宝的动作是培养宝宝思维能力的起点。宝宝的动作（如抓、握、拍，推、拉等）发展得越好，操作物体和控制自身的能力就越强，思维发展也就越好。

1.宝宝俯卧练习

在宝宝睡醒后，可让他俯卧在床上，两臂曲肘在胸前支撑身体。然后，

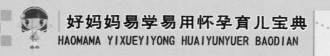

爸爸妈妈在宝宝面前用温柔的声音和他谈话，摇晃着鲜艳的、带响声的玩具逗引他抬头。这样能训练宝宝抬头，可增强颈部和背部肌肉的力量，对呼吸、血液循环也有好处。

趴着可以扩大宝宝的视野，使他能更好地熟悉环境。宝宝从低头俯视的最近距离到抬头所见到的远距离，会越看越远，由此能逐渐培养出宝宝观察事物的兴趣，进一步促进大脑的发育。

2.宝宝抓握练习

手的动作是小肌肉群的活动。2个月的宝宝能拿住放在他手里的东西，爸爸妈妈可用带响声、色彩鲜艳的玩具，如摇铃、响圈儿等，训练宝宝的抓握动作。

开始可将玩具放在宝宝手中让他握住，逐步地再用玩具的声音和色彩逗引他注意，同时触碰他的手，吸引他去抓握，每天可做多次练习，通过手的动作来发展宝宝最初的感知、认识事物的能力。

3.宝宝直立蹬脚练习

将宝宝抱起，放在自己的腿上或手掌上扶他站起，让小腿自然绷直，然后扶他上下自然地蹬脚蹬腿；与此同时，爸爸妈妈可用亲切、柔和的声音与他说话，可说"宝宝跳跳，宝宝跳跳"。开始每天可练习4～5次，以后逐渐增加次数。这样可以练习宝宝腿脚的肌肉。

宝宝的视觉刺激

1个多月的的宝宝对鲜艳的色彩已有较强的"视觉捕捉"力了，这个时候，可在宝宝的摇篮上或睡床上悬挂可移动的颜色鲜艳的气球或纸花等，让宝宝醒来就能注视它们。妈妈要隔一定的时间去摇动一下纸花和气球，以唤起起宝宝的注意和兴趣，这是视觉刺激的好方式。需要注意的是，悬挂的物体不要长时间地固定在一个地方，以防宝宝的眼睛发生对视或斜视。除此之外，也可将宝宝竖抱起，在房间布置鲜艳的、大的图片及脸谱，边让宝宝看边与其说

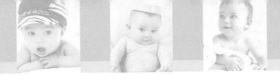
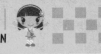
话，以训练宝宝的视觉感知能力。

宝宝的听觉练习

既然听觉是学习语言、运用语言的基础。爸爸妈妈就要注意在日常生活中发展和训练宝宝的听觉。可在宝宝醒着时亲切的和宝宝说话，吸引他听，还可定时给他听轻快、柔和的音乐，或唱歌给他听，这不仅可以发展宝宝的听觉，还可从小培养宝宝对音乐的兴趣。

另外，还可以用摇"哗啷棒"、"响圈"等能发出响声的玩具训练宝宝的听觉。爸爸妈妈可把玩具慢慢地移开，往各个方向移开去，让宝宝寻找声源。由近及远逐渐移动，用各种发声体从各个方向来训练宝宝的听觉。

如何早期发现小儿智力落后

早期发现小儿智力落后，关键是要了解其早期表现，其主要表现是：出生后不会吸吮，喂奶困难，无进食要求或吐奶；哭声高尖，声音发僵；或哭闹无力，似猫叫；或反复多次刺激后才有哭声；整天昏昏欲睡，对周围事物不注意，眼发直；对声音无反应；或出生后各方面发育都迟缓，出生后6个月仍不会微笑等。

如果是早产儿，或产前、产时曾有窒息或产伤的新生儿，或有严重肢体、畸形的小儿出现上述表现应及时请医生检查，并在医生指导下，及早对小儿进行早期教育和训练。

早期发现轻度智力落后的儿童，并在其脑发育期（3岁以下，尤其是前6个月）进行早期教育、早期训练，可以使小儿智力得到最大限度的发展，是有可能赶上正常儿的智力水平的。

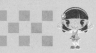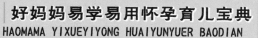

不要对孩子奢望太高

奢望宝宝超常是导致教育失败的原因之一，所以，一定要以一颗平常心来对待宝宝。最好的教育方式就是在和宝宝玩耍交谈，互动游戏中提高宝宝的能力。应该在给宝宝最大快乐的同时，爸爸妈妈也从宝宝那里得到快乐。

相反，单纯的教不但会扼杀宝宝的学习兴趣，还会使大人疲劳，不耐烦，爸爸妈妈有时候甚至会以大人的能力来要求宝宝，所以常常会因为宝宝没法完成你要求他的动作而训斥宝宝。这对宝宝日后的身心发育都会造成一定的伤害。

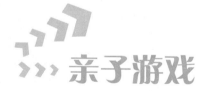
亲子游戏

一、重视身体上的接触

每个宝宝都喜欢身体上的接触，以亲切的声音呼唤宝宝，或抱一抱，贴贴小脸，可使宝宝保持一个愉快的心情。

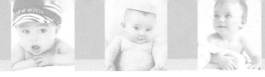
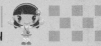

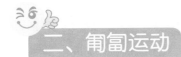

二、匍匐运动

让宝宝俯卧，把头抬起，若宝宝还很弱，可用手托着胸部。这样做能锻炼宝宝背部的肌肉。

三、按摩

①腿部按摩：用手掌摩擦腿，但注意不要摩擦大腿内侧和膝盖。

②手臂按摩：用手掌慢慢地、轻轻地按摩宝宝的手臂，能使紧缩的肌肉得到舒展，促使屈肌和伸肌的平衡。

③摩擦脚心：轻轻敲打脚趾甲，以脚掌心为中心，加强脚部肌肉和韧带的弹性。

④舒展脊背运动：用右手的食指和中指按摩刺激脊柱的两侧，使其弯曲。

⑤腹部按摩：用手心按摩腹部直到两手靠拢为止，这可以加强腹部肌肉张力，促进气体排泄。

四、益智活动

①和宝宝聊天：爸爸妈妈微笑着注视宝宝，用轻柔的声音向宝宝说着喃喃的爱语，抱起宝宝，轻声哼着歌，这些会让宝宝很开心而且很有安全感。

②看脸：爸爸妈妈经常俯身面对宝宝微笑，让其注视自己的脸。然后，将脸移向一侧，轻声呼唤宝宝的名字，训练宝宝的视线随爸爸妈妈的脸一起移动。

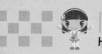
③**看玩具**：在宝宝睡床上方约7.5厘米处悬挂一个色彩鲜艳、体积较大的玩具，如彩色气球。妈妈一边用手轻轻触动气球，一边缓慢而清晰地说"宝宝看，大气球!"或"气球在哪儿啊？宝宝。"

④**听音乐**：播放一首旋律优美的音乐，抱着宝宝随音乐轻轻摇动身体。音乐要以古典音乐、儿童音乐和现代轻音乐为宜，那种节奏强烈的摇滚乐和现代爵士乐不适合宝宝听。

⑤**抓手指**：妈妈伸出大拇指或食指，放在宝宝的手心里，让宝宝抓握。等宝宝会抓以后，再把手指从宝宝的手心移到手掌的边缘，看宝宝是否也能去抓。

⑥**追声寻源**：将各种发声体（响度、音高均不同）在宝宝视线内放给宝宝听。并告诉他名称。待其注意后，再慢慢移开，让宝宝追声寻源，当宝宝辨出声源后，再变换不同方向。用多种发声体训练听觉辨别力和方位听觉。

⑦**抱出去玩**：遇到风和日丽的天气，可以带到户外活动一会儿，让宝宝接触大自然，看看花草树木、鸟雀飞燕、猫狗宠物，接触陌生人，尤其是儿童或和他一样大的宝宝，并缓慢清晰地反复说给他听。这时的宝宝会兴致勃勃地东看西看，目不暇接。这对智力发育非常有益，切莫把宝宝养成温室里的花朵。外出时间可由3~5分钟逐渐延长至15~20分钟。

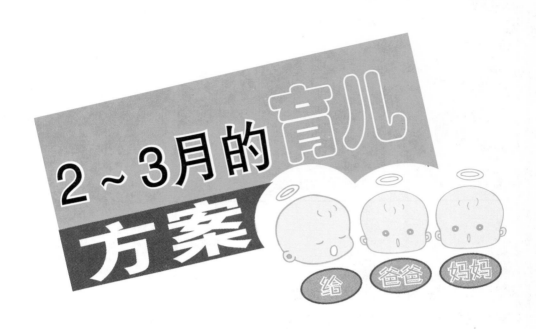

2~3月的育儿方案

给 爸爸 妈妈

2~3 YUE DE YU ER FANG AN

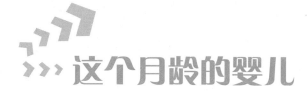
>>> 这个月龄的婴儿

这个月龄的宝宝，眼睛已能看到东西，因此与妈妈之间的"沟通"也就开始逐渐形成。在60天时，小宝宝还只能看到视野正中的哗啷棒，而到了90天，大人一逗就会发出欢快的笑声，当看见妈妈时脸上会露出甜蜜的微笑，有时也能发出"啊"、"咿"的学语声，耳朵也有听觉，常常会被吸尘器声吵醒。

这么大的宝宝手脚的动作也逐渐准确起来。2个月时还不能抓住放在手里的"哗啷棒"，快到3个月时，就可以长时间抓握在手里了。不过，还没有达到有意识地抓取东西的程度。3个月大的宝宝几乎都有用嘴吮吸拇指或小拳头的动作，这并不是表示有什么需求，而是快活的表现。

宝宝的双臂活动日见增多，平躺时两只胳膊不断舞动。腿脚蹬的力量明显大了许多。将小宝宝抱起来立在父亲的膝盖上，有的小宝宝会跃跃欲试，一蹦一蹦地想跳起来。不同的时令，宝宝的运动发育情况也是不同的。夏季里，小家伙一般裸着身体，活动方便，所以动作发育就快一些；而在寒冷的季节，宝宝穿着厚实的衣服，盖着棉被，所以想动也很困难。

对周围事物小家伙越来越关心。抱着他到外面玩，常常对周围投以好奇的目光。笑出声的时候也比以前多起来，有人逗他时，高兴地还能发出"啊"、"呀"的语声，而且笑出声的时候也比以前多起来。但是发起脾气来，哭声会比平常大得多。到3个月时，开始对玩具表现出兴趣。

睡眠方式也开始有所改变，不像上个月那样整天睡觉，而是和大人一样有昼夜之分，只是午睡时间还存在一定的差异。喜爱睡觉的宝宝每天上午睡3个小时，下午睡两个半小时，而不爱睡觉的活动家型的宝宝，每天上午或下午只睡1次。夜里睡觉也是不尽相同，有一晚上要醒来两次的宝宝，也有只醒一次的宝宝，更有的宝宝睡得香甜，从晚上9点一直睡到第2天早晨6点多，中间妈妈给换尿布也不醒来。

母亲要顺应他的变化，这时就开始设立规矩还为时过早，强加给他一个生活规律是不健康的。

这时的宝宝喝奶的方式越来越明显地体现出每个婴儿不同的个性。对喜欢喝奶的宝宝来说，奶粉包装上标明的量是不够的，他们会因没喝饱而哭闹，或者吸着空奶瓶的奶嘴恋恋不舍。这时妈妈倘若逐渐增加牛奶量，每次给到180毫升，宝贝会美滋滋地将其喝光。这样的宝宝体重增长是非常明显的，平均每天增长40~50克，因此常被人认为发育状态非常好。

可是，正当宝宝处于这种所谓的良好状态时，却突然从某一天起变得不爱喝牛奶了，即使把牛奶调稀、更换奶嘴或把奶晾凉也都无法引起孩子吃奶的热情。妈妈怕不喝奶孩子会饿坏，就将奶嘴硬塞进宝宝嘴里，这样做的结果是，小家伙一看到奶瓶就闭上小嘴抗拒，导致"厌食牛奶"的发生。

与此相反，食量小的宝宝对喝奶似乎没什么兴趣，每次只能勉强喝下120毫升牛奶。喝的少自然就不胖，所以每次见到胖乎乎的孩子，妈妈就非常的着急，总想方设法让宝宝多喝一点牛奶，以期达到牛奶包装上标示的量。可是小宝贝每次都是喝到80毫升左右后就松开奶嘴不愿喝了，即使你把瓶子往嘴里塞一下，最多也就喝几口，玩十分钟左右，待高兴时就将余下的40毫升勉强喝掉，几乎每天都是如此。这样的宝宝把喝奶当作任务，很不情愿. 可是喝奶以外的时间却非常快乐。这种类型的小宝宝一般夜里不醒，因此妈妈夜里能睡个安稳觉。

除了上述两种极端型的宝宝，还有一种"标准型"的宝宝，每次喝奶在150~160毫升之间。但"标准型"的宝宝也各不相同，在喝奶次数上存在着些许差异。有的宝宝每天要喝6次奶，也有的每天喝5次奶，而爱睡觉的宝宝甚至每天只喝4次奶就足够了。倘若喝4次奶的小宝宝每天体重增加在30克以上，就不要为了喂5次奶而叫醒熟睡中的宝宝。

每次喝奶之后就吐奶的男婴，快到3个月时开始有所好转，这时妈妈会暗自庆幸之前没有给宝宝做手术是正确的。因为孩子曾被诊断为"幽门痉挛"，医生建议其手术，而妈妈坚持自己照顾孩子，现在终于渡过了这个时期。

这个阶段常会遇到的问题是，一直用母乳和牛奶混合喂养的宝宝对其中的某一种奶开始出现抵触。在母乳不太充足的情况下，小宝宝厌食母乳当然不会有什么影响，可有的小宝宝厌食牛奶，母乳再不够喝也只想喝母乳，牛奶一口也不想喝。原本是希望通过牛奶来补充母乳的不足，可小家伙偏偏怎么也不愿喝牛奶，这可急坏了母亲，于是为了使宝宝喝下一些牛奶，就硬将奶嘴塞进宝宝嘴里。可这样做的结果是，宝宝更抵触牛奶了，这种情况是很常见的。不过即便是这样，宝宝也只是暂时停止增加体重而已，不会对将来的发育有什么危害，不必担心。实际上，厌食牛奶最主要的原因是喂奶量过多。这个时期无论小家伙怎么喜欢喝牛奶，每次都不应超过180毫升或200毫升，特别是天气热的时候更应多加注意。

只喂牛奶的宝宝到了2个月以后应适当的添加一些果汁。而母乳中含有维生素C，母乳充足时可以不喂果汁，不过可以试喂一下，倘若宝宝很喜欢吃就可以接着喂下去。用来做果汁的水果最好是上市的当季水果，既便宜又营养。

婴儿对果汁口味的喜好存在着差异，有的宝宝不爱喝酸味的果汁，就不要勉强。给这样的宝宝喂一些复合维生素或天然的果汁都是可以的。

每个宝宝的排便具有不同的特点。母乳喂养的健康宝宝每天大便次数可以达到5～6次，而有的便秘宝宝每两天就要灌1次肠。不过多数便秘婴儿过了2个月开始喝果汁以后，状况就会逐渐得到缓解。

通常来说，喝牛奶的宝宝较喝母乳的宝宝排尿次数要多，但其中也存在着较明显的个体差异，有的1次排尿量虽少但尿比较频，而有的排尿次数虽少但1次尿量却很多。

观察婴儿的发育过程可以发现，婴儿时期尿频的孩子长大后排尿间隔时间仍然是短的。能憋尿的婴儿一夜不尿也没事。夏天热的时候，宝宝会出很多

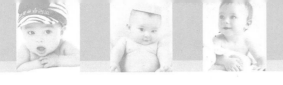
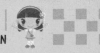

汗，这时身体里的水分会随汗一起排出体外，因此尿量就会骤然减少。吃纯母乳的宝宝一般是不愿意喝水的，除非一出生母亲就注意培养宝宝要喝白开水。如果是喝母乳的，妈妈就自己多喝点水，喝牛奶的话，就想办法多喂几次。

一般情况下，在上个月出湿疹的宝宝，到了这个月会有较明显的好转。但这样的宝宝又极易出现别的"症状"，即胸内积痰，发出呼噜、呼噜的痰声。气管里好像有异物卡住似的，每次呼吸时都会呼哧呼哧的，感觉很不通畅。倘若除了偶尔咳嗽，宝宝没有与平时不同的任何其他表现，这种症状就不属于病态。咳嗽频率最高的时间，通常是在夜里睡觉和早上醒来的时候。夜里吃完奶后咳嗽时，常常连同喝进去的奶也一起吐出来，这时倘若慌忙抱去看医生，很有可能会被诊断为"哮喘性支气管炎"。其实这与湿疹一样，不过是婴儿在发育的特定时期体现出的不同特点。

2个多月的宝宝已能看清东西，而且非常喜欢看外面活动着的东西，明亮的或鲜艳的，特别是人的脸。为了给宝宝更大的快乐，应该经常将宝宝抱到户外，使他充分呼吸外面的新鲜空气。将近3个月时，宝宝开始有了一些全身肌肉的运动，故一定不要给小儿捆成一个"蜡烛包"，限制他的活动。要在适当保暖的情况下使小儿能够自由活动。即使是在冬季，每天都应保证每天半个多小时的户外活动时间，而暖和的天气每天要坚持2~3个小时。具体的时间安排，要母亲根据气温和宝宝的反应而决定。而且，一般从这个时期开始就可以给宝宝理发了。

随着宝宝到室外的时间逐渐增多，患病的机会也随之增加。但这个时期因婴儿体内有从母体获得的免疫抗体，因此不会患麻疹及流行性腮腺炎之类的病，但百日咳是有可能被感染上的，所以，带宝宝出去时注意不要接近咳嗽的孩子。

最常见的是父母的病毒性感冒传染给孩子。小宝宝得了感冒以后，会出现鼻塞、打喷嚏、咳嗽等症状。在这个月龄，宝宝即使患上感冒也不会出现高热（38℃以上），倘若超过38℃，大多是因为中耳炎。一旦得了中耳炎，宝宝会很痛苦，会出现哭闹不安，夜里不能入睡的现象。

婴儿在2~3月时，有可能出现的所谓重病就是先天性心脏病，此外还有疝气的"嵌顿"。当发现孩子突然痛得大哭时，母亲必须首先考虑这两种病的可能性。

可以认为2～3个月期间的小宝宝不会得什么严重的病，不要将婴儿的个性生理特征当作疾病去治疗。没有人能比得上母亲更了解自己孩子的特性。

本月婴儿喂养方法

用母乳喂养时

如果母乳充足，到了这个月仍是可以纯母乳喂养的。而且婴儿在2～3个月这个阶段是用不着看医生的。多数婴儿的体重平均每天增加30克左右，身高每月增加2厘米左右。

这个阶段，婴儿的吃奶间隔时间延长，过3个小时就饿得直哭的婴儿，现在可以睡上4个小时，有时甚至睡5个小时也不醒。到了晚上，可能延长到六七个小时，妈妈可以睡长觉了，不要因担心孩子饿坏而叫醒睡的很香的孩子。到喂奶时间就叫醒熟睡的婴儿吃奶的做法是不妥当的。如果婴儿体重持续增加，而且睡眠时间延长，这说明婴儿已具有了存食的能力。倘若妈妈每隔3小时就叫醒宝宝喂奶，即使婴儿已具有存食的能力也不会被发觉。有的孩子生下来就吃的少，这样的婴儿一般出生时体重比较轻，之前3小时喂1次，现在变得过了3小时也不想喝，到了每天只喝3次奶的程度，每次喝也是漫不经心地吃一会，母亲就会非常焦急，而且改喂牛奶也还是不喝。这种情况，宝宝一旦把奶头吐

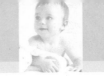
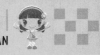
出来，把头转过去，就不要再给孩子吃了，过两三个小时再给孩子吃，这样每天摄入的奶量总量并不少。所以，即便体重没有增加，也还是要坚持用母乳喂养。

尽管宝宝每天只喝3次奶，但只要精神状态好，就不必担心。这样的小宝宝夜里不会因想喝奶而哭闹，因此喂养也比较轻松。喂奶两个多月后，母乳母乳分泌会慢慢减少，母亲自身虽也能感觉到，但最好还是称一下宝宝的体重。倘若每5天增加体重从原来的150克降至100克，就说明是乳汁不充裕。

那么，这个时候才开始进行乳房按摩或喝鲤鱼汤，效果也不会很明显的。另外，如果出现婴儿要奶吃的哭闹时间提前，或夜里本来只起1次夜，现在变成一夜哭闹两三次，这就可以确定是母乳不足了。

母乳不足先试着加1次牛奶。在妈妈觉得奶最不发涨的时候，大概在下午4～6点之间，可加150毫升的牛奶喂给婴儿。150毫升不一定1次全让宝宝喝完，即使少于150毫升，只要小家伙显出满足的样子就可以。由于加了1次牛奶，母乳能够休息一次，下次出奶量就会变多。这样宝宝能吃饱的话，每天加1次牛奶就可以了。

但是，如果婴儿体重每天增加不到20克，则需再多加1次牛奶，这样试着连续喂5、6天。倘若5天后体重增加仍不到100克，则需再加1次牛奶。可不要因为婴儿爱喝牛奶就过量地喂。每天喂6次奶的话，牛奶的量每次不应超过150毫升，日平均体重增长不应超过40克。若宝贝每天加喝牛奶2～3次，体重增加30克左右，就可一直坚持下去。

到这个阶段为止，只喂母乳而未添加其他食物的婴儿，每天加3次牛奶的同时应加维生素C（果汁或维生素C片，35毫克以上／口）。

从出生到现在一直喝母乳的宝宝有的不喜欢用奶瓶，那么这种情况，妈妈应尽量选择宝宝肚子饿的时候喂牛奶，宝宝不喜欢就不要将奶嘴硬塞进孩子嘴里。不喝牛奶的原因也有可能是胶皮奶嘴的形状及硬度的关系，可多试几种奶嘴。

喂牛奶有个小窍门，就是不要在喂完母乳后再喂，应先喂牛奶。喂完母乳，不够的部分用牛奶补充是不行的。胶皮奶嘴的感觉肯定不同于母亲的乳

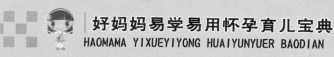
头，宝宝便会讨厌奶嘴，何况母乳的味道与牛奶也不一样，所以婴儿会慢慢不喜欢喝牛奶。

其实，很少有一开始就拒绝喝牛奶的婴儿，大部分都是喝一阶段以后才开始不喝。宝宝的这一反应往往让妈妈很焦急，本来是担心只喝母乳营养不够才加牛奶的，可婴儿就是不肯喝。

妈妈担心孩子会患上营养不良，于是绞尽脑汁，如降低牛奶浓度，改换牛奶种类，变更喂奶时间以及准备好几个不同的奶嘴等，想方设法让婴儿喝下。婴儿在睡着时，有时能稀里糊涂地喝一些，但醒来以后还是怎么也不肯喝。妈妈在牛奶中加少量的乳酸饮料婴儿就会喝，但也不是每次都能成功得逞。

对这种特点的宝宝没有必要担心，喝惯母乳而拒绝喝牛奶的婴儿是非常多的，这样的婴儿同样都喂养得很好，不会出现什么毛病。宝宝这时已经快3个月了，用母乳再坚持一下就会熬过去，体重不增加也无大碍。

宝宝3个月以后，可以增加些母乳以外的食物，如米汤等，并尽快过渡到吃断乳食品。对厌食牛奶的宝宝来说这些新花样的食品会更受欢迎。

妈妈母乳不足加牛奶时，严格消毒是很有必要的。加牛奶后，宝宝的大便稍有变化，较之前发白且成块状。少数的情况可能会出现大便次数增多且稀，这时母亲可能会担心出现了

"消化不良"。只要认真消毒，基本上不会有什么可怕的后果。即使出现"腹泻"，只要婴儿状态好，可视其为牛奶的适应过程，应继续喂下去。开始加牛奶时妈妈要重视孩子的体重，而不是孩子的粪便，因此测量体重是很关键的。

宝宝开始喝牛奶后，很快就会习惯容易吸出奶的奶嘴，渐渐地放弃需要费力才能吮吸出奶的母亲的乳头，有时咬到乳头也会立即放开。但夜里必定醒来喝1次奶的婴儿，还是把母乳"夜用"为好，因为喂母乳比较简单。

夜里不起夜一直睡到早晨的婴儿，醒来的第1次奶喂母乳也是很方便的。这个时期仍喂母乳的婴儿，即使大便次数多，大便呈"腹泻"状也没关系。

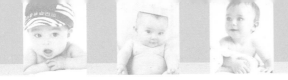
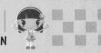
用牛奶喂养时

这个月的婴儿食欲是比较好的。如果因婴儿有食欲就不断增加牛奶量，势必会造成孩子不断溢奶。这样很不好。有的婴儿因此变成"厌食牛奶"症。虽然这只是极个别，可是这种不正确的过量饮奶，往往会被母亲认为是健康的表现。过量饮奶不加以注意，就会导致肥胖。婴儿为了供养这些脂肪，心脏必须进行超负荷的劳动，肝脏及肾脏也要对摄人的过量营养进行处理，而不能得到休息。然而婴儿的这种超负荷劳动，在表面上是大人是看不出来的，妈妈见小宝宝胖嘟嘟的往往会很高兴，错误地以为孩子是健康的。

母乳喂养虽然也有发胖的婴儿，但母乳是很容易被消化和吸收的，即使过量也不会使肝脏及肾脏疲劳。所以，这种婴儿肥胖病只在喂牛奶的婴儿中发生。要预防婴儿的肥胖，就不能没有限制地添加奶量。牛奶一般是放进带刻度的瓶子里喂，宝宝每一顿、每一天喝多少妈妈都清清楚楚，因而可以说宝宝患肥胖症完全是妈妈的责任。

在这个月龄，避免宝宝肥胖，每天的喂奶量应控制在900毫升以下。倘若每天喂6次牛奶，每次就定在150毫升以下，每天喂5次奶，则每次就控制在180毫升以下。

看一些奶粉包装上标示的使用说明，却将1次牛奶饮用量定为200毫升以上，这是将6次喂奶量改成5次喂奶后计算得出的结果，殊不知，2个月的婴儿如果1次吃200毫升就是过量。

那些所谓的2个月开始就可以给婴儿食用的"断乳食品"罐头是绝对不能在这个时候喂给婴儿的。婴儿一旦喜欢上这些食物，就会自然而然的发胖，所以，"断乳食品"妈妈们是急不得给宝宝吃的。但一般来讲可以尽早给婴儿吃的断奶食物多为谷类。

每个宝宝都有着他们自己独特的个性，有非常能吃的婴儿，相反也有食欲不旺盛的婴儿，即"少食儿"。这些个小宝贝别说吃180毫升，就是120毫升吃起来也费劲，可小家伙还是很精神。

母乳喂养的时候，喝奶量不容易掌握，少食儿往往因为发育比其他婴儿慢才引起注意。人工喂养就可以掌握每次的奶量，倘若喝不完奶粉包装上标明的2个月婴儿应喝的牛奶量，妈妈会立即察觉到。

一些奶粉包装上说明，体重达到5千克的2个月婴儿，每次要喝210毫升的牛奶。看到这个说明的母亲当自己的宝宝喝了180毫升时，心里就会着急。可再买的奶粉包装上标明的量却只有140~160毫升，倘若宝贝儿能喝完160毫升，妈妈就会很安心。其实，每个婴儿都有自己的习惯。奶粉包装上标的量之所以会有这么大的差别，就是因为婴儿喝奶的方式各有各的特点，不可能千篇一律。

2个多月的少食婴儿有的只能勉强喝下100毫升，其实，他们在1个多月的时候就不怎么爱喝奶，夜里睡的安稳也不起夜，因此在1个多月时，妈妈就可以推断自己的宝宝是"少食儿"。只要孩子没有低于正常体重的最低线，或者略微低于最低线，都不必担心。给这种食量小的婴儿，硬性喂大量的牛奶反而会适得其反。

少食儿的妈妈不必羡慕别人家的胖宝宝，胖或瘦与2个月婴儿应具备的能力没有任何关系。在保健所的婴儿健康检查时，少食的原因常被说成是由于喂奶不热心造成，至于热心不热心，妈妈自己最清楚，不要太在意。

为使少食婴儿多吃奶，采取给婴儿打针等方法是非常愚蠢的。宝宝吃奶少，是为了适应其本身的身体构成，是身体整体状况所决定的，注射激素等做法是违背自然规律的。本来宝宝很乖，睡眠也很好，很容易因为害怕打针受到惊吓而成为夜哭郎。除此之外，有的妈妈将牛奶调浓试图喂胖宝宝，也是不可取的。吃的少不是因为婴儿胃小，而是因为其身体需要的营养量少，倘若牛奶浓度增大，相应的喝奶量就要减少。

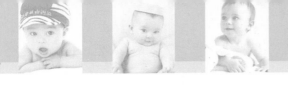

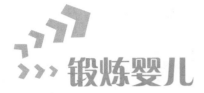

>>> 锻炼婴儿

　　宝宝这个时期最需要的是妈妈的拥抱和爱抚，当宝宝获得足够的安全感，宝宝才会表现出稳定愉快的情绪，所以，作为母亲，首先得满足孩子的需要，多亲亲他，抱抱他。可很多的母亲怕孩子养成让抱的习惯，宝宝2个月起就尽量不去抱他。这样，妈妈确实可以腾出很多的时间做家务，或为宝宝做可爱的衣服。可这样做的结果是，宝宝的运动能力不能得到很好的发展。尤其是乖巧的宝宝，很少哭闹，当然就得不到抱。这样的婴儿抬头、坐立的时间都较其他的婴儿要晚。因此，这个时期每天累计应抱宝宝2个小时左右。宝宝被抱起时，因想看四处的东西，就要努力支起小脑瓜和脖子，使用颈肌，同时上身总想挺直，这时就会用到背、胸和腹部的肌肉。不仅如此，在高兴时还要挥动小手，这样就活动了手部的肌肉，这些都属于宝宝自己的运动。研究证明，得到更多拥抱和对话的宝宝，智力和语言能力会发展得更快。因此，在抱宝宝的同时，要和宝宝多交流，多说话。

　　宝宝到3个月时就能较好的抬头和竖头了，因此，在新生儿满月后，经常抱起婴儿来，也是训练抬头的方法。婴儿能抬头、竖头后，扩大了他的视野，接触到更多的事物和人，对视觉、听觉的发展提供了良好的条件。对婴儿的脊柱第一个生理弯曲的形成也有一定的促进作用，因此，应经常抱抱婴儿。

　　只是抱抱婴儿还不够，无论春夏秋冬，只要是风和日丽的天气，都应尽量抱宝宝到室外晒太阳，享受和煦阳光的直接照射，尤其是阳光紫外线的直接照射，能使人体皮肤中的维生素D_3原转变成维生素D_3，而维生素D_3是维生素D

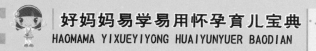
的主要来源，最重要的是维生素D是促进宝宝体内钙质吸收的营养物质，而一旦宝宝缺钙较重会导致佝偻病。眼睛已能看到东西的宝宝，看到周围的一切，会非常稀奇和兴奋。早春、晚秋及冬季可以带宝宝到晒一会太阳，在其他的季节最好就不要直接接受阳光照射了。

夏季可在户外阴凉处睡眠和活动，应在风小的地方晒太阳，能暴露出皮肤的部位尽量多暴露，但不要使宝宝受凉。冬季可先在室内开窗呼吸新鲜空气，待习惯较冷空气后，再到户外，从每次2～3分钟逐渐增加到0.5～1.5小时以上，每天1～2次。夏天宜在上午10时前、下午4时后，冬季可在上午9时后到下午5时前，宜相对固定时间形成习惯。或者，在这个季节里也可以让宝宝躺在婴儿车里，推到外面呼吸一下新鲜空气。

洗澡除了能促进血液循环，经常用暖水冲身还可以起到锻炼皮肤的作用。小宝宝洗完澡，最好妈妈能给做抚触，对宝宝的身心发育是很有帮助的。

在宝宝洗澡后，临睡前，这段时间帮宝宝做些按摩，抚触，对宝宝的身体是有好处的，经常抱的婴儿这个时期可不必做婴儿操。早春、晚秋及冬季应坚持10分钟以内的手脚及面部的日光浴。

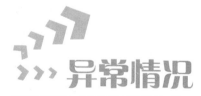

异常情况

发热

2～3个月的宝宝很少发烧。但是，一旦发烧，做父母的就非常的着急，不知是该吃药还是先观察，或者去医院。最害怕的是半夜突如其来的发烧，爸

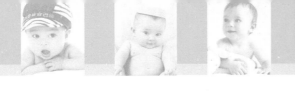
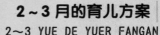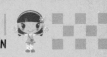
妈在着急的同时往往不知所措，乱了手脚，大多数家长都经历过这样一幕。婴儿发热并不完全就是生病。在夏天，母亲抱的时间长了，把自己身上的热量传给了婴儿后，就会造成婴儿身体体温的上升。幸运的是，这个月龄的宝宝是不会传染上伴有发热的传染病的，诸如，麻疹、流行性腮腺炎等等。在家里人有患感冒的情况下，如果宝宝出现一般的发热就可基本判断是感冒。而在全家人没有患感冒的情况下，宝宝莫名的发热，家长就担心会烧坏脑子。这时，不可盲目退烧，首先要明确原因，因为，发烧是许多疾病的前期症状，所以要在弄清原因后再给予相应的治疗。

当宝宝发热时哭的很厉害，母亲首先应想到是中耳炎。偶尔也有颌下淋巴结化脓导致发热的宝宝，这种情况母亲一看便会知道，肉眼便可观察到宝宝的颌下淋巴结肿大。宝宝的发热和患肺炎是有区别的。患肺炎的婴儿一般表现为表情异常，不喝奶，逗他也不笑，嘴唇发暗，呼吸急促，吸气时鼻翼扇动，一旦出现这种情况，应立即抱着婴儿去医院查看和治疗。

厌食牛奶

很多宝宝到了2个月以后就变得不爱吃奶了。每次都是在宝宝睡着的情况下才吃，醒着的时候都不吃，而且一喂就哭，这时妈妈非常着急，千方百计让宝宝吃，可是越着急宝宝越不吃。其实，宝宝正处于拒奶期，妈妈不必担心，对于一直母乳喂养的宝宝，本着饿了就吃，不饿不吃的原则，爱吃多少吃多少是宝宝的权利，强制性喂养只能使宝宝的拒奶期延长。而对于牛奶喂养的宝宝，宝宝厌奶可能是牛奶太稠了，在这种情况下，妈妈可以尝试着改换奶粉，或者将牛奶浓度调稀一些，另外，在宝宝吃奶之余，多给宝宝喝白开水和果汁。倘若宝宝还是很抗拒，那就等晚上宝宝似睡非睡时，偷偷地将奶嘴塞进宝宝的嘴里，睡意正浓的小家伙会稀里糊涂地喝下去。

宝宝在厌食牛奶前，大概一周或两周左右，宝宝是出奇的爱喝牛奶。体重每天增长超过40克。虽然奶粉的成分比较接近母乳，但是不管技术怎样进

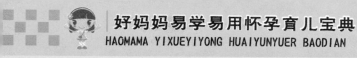

步，奶粉和母乳的差距还是很大的。 首先，奶粉的浓度要比母乳高，所以妈妈在给宝宝调配牛奶时，请以1：2的浓度调奶，即一份奶两份水，把奶调稀。宝宝厌食牛奶，跟之前喝了较多的浓度较高的奶粉有一定的关系。

奶粉的浓度相对母乳较高，宝宝长期喝牛奶， 肝脏及肾脏非常疲惫，妈妈应该在两次喂奶之间给宝宝喝点白开水或者果汁，注意果汁一天不要喝超过50毫升，否则，更加影响宝宝吃奶的食欲，因为果汁中有很多的果糖，会干扰宝宝的消化和吸收。

这时期实行少食多餐，就算宝宝每顿只吃20毫升，也不要强迫喂，当宝宝表现出闭嘴，躲奶瓶，哭闹就停喂，代之白开水或果汁。消化牛奶如此费力，所以对易消化的果汁及水就会很高兴地接受。可以认为，厌食牛奶是婴儿为了预防肥胖症而采取的自卫行动。

所以，妈妈应该让宝宝的肝脏和肾脏得到充分的休息，不再给宝宝强喂牛奶。妈妈不要担心宝宝吃的少会饿坏，还从没见过因厌奶而饿坏的宝宝。宝宝厌奶并不是什么疾病，而是宝宝自身肠胃调节的一个过程，宝宝自己会根据自身的消化能力进食，再加上妈妈的细心照料，一般一两周之后，肝脏和肾脏得到了充分的休息，宝宝会重新喜欢牛奶的。

宝宝在厌食的这一时期，只要把瓶嘴放到嘴边就会拼命地哭，表现出很难受的样子，但是，在不给他喂奶的时候，小家伙就表现的很精神很欢实，还经常朝着妈妈乐，这是因为小宝宝即便不爱喝牛奶，身体内也有充分的储备。只要小家伙的精神状态好，妈妈就可以抱着宝宝到户外呼吸新鲜空气。

虽说宝宝在3个月左后的时候，都会或多或少的出现厌奶情况，但妈妈要注意，当宝宝在厌奶的同时出现了精神不好，不明原因的哭闹，腹泻，吐奶，请上医院诊治，因为正常厌奶是没有这些症状出现的。

厌食牛奶是对婴儿的母亲做出的最严重的警告，厌食恢复以后，仍需特别注意不能再给婴儿过量的牛奶。

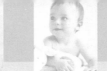
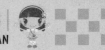
腹股沟疝

男宝宝的睾丸最初是在腹部，在即将出生前降入阴囊。睾丸经过的从腹部到阴囊的这个通道，通常在婴儿出生后就封闭了，但也有闭锁不好的情况。这样的宝宝到了2～3个月，由于剧烈哭闹或便秘等原因使腹腔压力增高时，腹腔内的一小段肠子就会顺着这个闭锁不全的通道，穿过腹股沟（大腿根部）降入阴囊中，这就是腹股沟疝，俗称疝气。腹股沟疝会造成腹股沟局部皮肤或阴囊胀肿，疝气通常在清晨消失，但是稍后可能会再出现。

腹股沟疝是常见的先天性发育异常。腹股沟疝多数在宝宝2～3个月时出现，也有迟至1～2岁才发生。

腹股沟疝一般见于男婴，但女婴也有类似的病，肠管及卵巢从腹股沟降至大阴唇。腹股沟疝一般发生率为1%～4%，男宝宝发病率是女宝宝的14倍，早产儿则更高，且可能发生于两侧。肠管从通道降下是不会感觉到痛的，也不会有任何障碍。即使阴囊肿起、卵巢下降也不会影响宝宝正常的发育。不要让宝宝哭的太厉害，一般不拼命的哭或激烈的运动，不是很严重的疝气没什么大的影响。而且随着孩子的逐渐长大，腹股沟有自行封闭的可能，这样，孩子的疝气即可痊愈，因此一岁以下的婴儿可暂不做手术，随时观察病情的变化，疝块突出时，及时将其还纳。倘若孩子超过一岁，最多观察至三岁还不能自愈，则需要手术治疗。这是因为，随着年龄的增长，疝块会越来越大，影响孩子的正常生活。腹股沟疝最大的危险在于，当孩子剧烈哭闹或突然用力时，腹内压突然增加，肠管在通道中拧绞在一起的情况，医学上称之为嵌顿性腹股沟疝，而此时婴儿是不发热的。出现嵌顿性腹股沟疝时肠腔会梗阻，宝宝因疼痛而突然大哭起来，怎么哄也哄不住。如果嵌顿发生时间短，可以用手慢慢推着复位。但如果嵌顿过久，持续二三个小时以上，且出现呕吐，就只有进行手术了。否则会形成肠管坏死等严重并发症，甚至危及小儿生命。

有腹股沟疝病史的宝宝当出现突然剧烈哭闹时，母亲首先要考虑到嵌顿

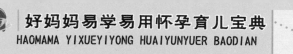

疝的可能性。应立即打开尿布查看，如果与平时不同，腹腔肠管突出过多，或有些患儿长期应用疝气带使疝囊颈经常受到摩擦变得肥厚坚硬，使疝内容物不能还纳，就要立即带孩子到医院诊治。

有的宝宝因为以前没有过疝气的症状（实际上这之前就有通道了），所以当肠管突然出现嵌顿时往往考虑不到嵌顿疝。因不知道宝宝到底为什么哭闹，慌忙地又是喂奶又是抱到屋外，却想不到揭开尿布看一看大腿根部。宝宝没有任何理由突然大哭时，母亲一定要掀开尿布看一下大腿根部。如果肠管能复位，宝宝的腹股沟疝是无关紧要的，但必须时刻想到有"嵌顿"的危险。不过，不是所有的腹股沟疝都能引起嵌顿，四五个婴儿中大概只有1人，而且大多是出生后半年之内发生。

前面我们说到，由于宝宝的腹肌可随身体的生长逐渐强壮，一岁以内的宝宝疝气有自愈的可能，大于一岁的宝宝自愈的可能性几乎没有，需要手术治疗，手术安全性很高，不会对宝宝的生长发育有任何的影响。至于手术何时进行，不同的医生有不同的意见。近年来的趋势更倾向于：一旦出现腹股沟疝就立即动手术，而保守的外科医生主张婴儿1岁左右做手术最合适，因为这个时期手术会好做一些。在这点上最好还是按照主治医生的指示，采用该医生最拿手的治疗方法。倘若没有立即手术，平时要时刻注意"嵌顿"的危险，一听到宝宝突然哭叫，就要看一下腹股沟处。一旦嵌顿发生，立即和约定的医生联系手术。因为嵌顿过久，会形成肠管坏死等严重并发症，这时再行急症手术，其风险要大得多。

以前，医生会指导家长用棉线束或绷带压住腹股沟，防止疝块再次突出，但现在已不再用了，这种"疝气带"不但不能防止肠的脱出，还会造成睾丸的血液循环不良。其实，用不用这些东西没有太大关系，很多宝宝没用这些用具不也都痊愈了吗？

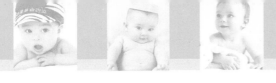
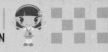
湿疹不愈

有的宝宝患了湿疹以后一直不好，最严重的时候整个脸都红了，头顶上像扣了锅一样生出一层脂肪性的疮痂，哭闹时，裂纹处就会渗出血。痂脱落的地方变红糜烂，还伴有露珠状的透明分泌物渗出。由于剧烈瘙痒，宝宝会难受得不停地用手抓，尤其在晚上，宝宝常常因此烦躁哭闹而影响睡眠和进食。刚开始的时候，大夫往往将这种病诊断为过敏性皮炎，让宝宝每天去医院治疗将结痂去掉。可是，让一个刚刚2个多月的婴儿天天来往于医院，我们是不主张的。因为在候诊室里可能会接触到传染性皮肤病的患者，很不安全。更何况疮痂可以自然脱落，愈后也不会留有瘢痕。

宝宝患湿疹，妈妈最重要的是要做好长期"作战"的准备，即做好宝宝的护理工作，保持皮肤清洁。不能过于着急，否则医生就要给开一些强效的消炎止痒药。

对于皮炎比较严重的孩子，有的医生往往为了维护自己的名誉，开一些外用或口服的含氟的肾上腺皮质激素药以暂时缓解症状。妈妈最了解自己宝宝病情反复的情况，所以要时时注意湿疹的发作。一般是宝宝洗澡后湿疹更严重，所以妈妈最好控制宝宝的洗澡次数，而且，在洗澡的过程中，尽量不要用香皂或者沐浴露，以防刺激宝宝的皮肤。

另外，妈妈带宝宝外出时，要避开强烈的阳光，防止紫外线直射宝宝的皮肤。冬天盖的棉被如果过热，也会使瘙痒加剧。人工喂养的情况下，奶粉中加一定比例的脱脂奶粉会使症状减轻（8勺奶粉中有3勺为脱脂奶粉）。如要全部改成脱脂奶粉，必须在奶粉中加复合维生素。妈妈需特别注意的是，首先不要让宝宝用手抓患处。用安全的粗别针将袖口别在裤子上，使宝宝的手抬不起来。其次应注意的是，不要让湿疹患处感染上化脓性细菌，宝宝的毛巾要确保干净卫生。宝宝睡觉，脸部会挨到棉被，妈妈需将能碰到脸部的棉被用棉布包上，并且要每天清洗一次，在洗前先用开水烫一下，然后放在阳光下晾晒消

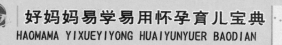

毒。要给宝宝穿棉质的贴身内衣，避免接触丝毛织品等衣物。新的衣服在宝宝穿之前，用肥皂洗一下，以去除加工制作时用的化学剂。

外用的治疗小儿湿疹的药物最好选不含氟、且浓度低的。每天使用1次，洗澡后少量涂于患处。给宝宝擦药膏时，脸上不能随便用含氟的肾上腺皮质激素药物，否则会留下瘢痕。变红糜烂处可敷上沾有清洁水（凉开水）的消毒纱布，每天3～4次，每次20分钟。为了转移宝宝的注意力，可以抱着宝宝到外面阴凉处观看风景，但不要接近皮肤病患儿。通过合理的治疗和护理，患有湿疹的宝宝一般都能很快治愈。

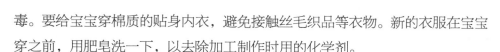

防止事故

这个月的宝宝，由于还不会爬，也不会翻身，妈妈就错误地以为宝宝不会从床上掉下来，而让宝宝独自睡在没有栏杆的床上。当小宝宝睡着后，妈妈会抽空干些家务，可是由于宝宝在睡觉时喜欢蹬被子，不知道哪一天，宝宝正蹬得带劲时，由于被子的反作用力使宝宝突然就坠落到了床下部。这时宝宝就会大哭，正在做家务的妈妈被哭声惊动赶忙跑来，这才发现自己的小心肝掉在地上委屈地哭成一团。所以妈妈和看护宝宝的其他家人都要格外注意。

妈妈会非常心疼。孩子这么小，头摔在地上会不会造成脑部内伤。

还没有听说过2个多月大的宝宝从床上掉地后留下什么毛病的。卧室里不管是铺木地板还是其他地板，都不会发生脑出血。有的妈妈带宝宝去检查，虽然医生在查看后确定没事，不过还是拍个X光片，然后告知无事，这时妈妈才会放心。

从床上掉到地下，一般不要紧，但乘车时从后面被撞，或急刹车时头撞到挡风玻璃就很危险了，所以妈妈抱着宝宝时不要坐在副驾驶的位置同时还要系好安全带，全程妈妈都要始终搂抱着宝宝的头部。

虽然2个月的的婴儿比上个月硬朗了许多，但仍然容易发生因母亲的乳房而导致窒息的事故。妈妈亲在宝宝旁边舒服地躺着喂奶，宝宝含着妈妈的乳头，这时如果妈妈困得打起瞌睡来就有可能使乳房堵住宝宝的鼻子和嘴，这么小的婴儿又不能推醒妈妈。因此，妈妈喂奶时必须抱起宝宝坐着喂。

另外，床边放着的塑料口袋掉到婴儿的脸上，也会造成婴儿的窒息。因为2个月的宝宝自己不会用手拿开它，所以，妈妈在宝宝睡觉的周围应保持整齐利落。

宝宝常吐奶，妈妈也不要使用塑料围嘴，因塑料围嘴卷到脸上会盖住婴儿的鼻子和嘴。

同样，把塑料布铺在枕头下也是不安全的。有的妈妈因怕宝宝吐奶洗床单麻烦，就用塑料布代替毛巾铺在枕头底下。当宝宝偶然成俯卧位时，塑料布就会堵住宝宝的嘴和鼻子而引起窒息。

上述这些妈妈不可忽视，不要认为不可能发生，此外，家里养猫养狗，对宝宝来说，都是不安全的。当这些小动物舔吃粘在宝宝脸颊和嘴边上的奶渍时很有可能会咬伤宝宝。所以宝宝睡着后出去一会时，一定要关好门窗，以免这些动物进来。

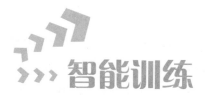

丰富的视觉和语言训练

给宝宝看色彩鲜艳的画报，好看的玩具人物画像，要不断更新，吸引宝宝的兴趣，不断讲解宝宝看到的东西是什么，不要认为宝宝听不懂就不和宝宝说话。其实宝宝什么都懂的，只是他不会说而已，如果你能抱着这样的信念训练宝宝的智能，可以收到非常显著的效果，会使你的宝宝进步很快。

培养宝宝的识别能力

婴儿很早就表现出一定的知觉辨别能力。研究表明，3个月的婴儿能从其他图形中区分出妈妈的照片。为了培养宝宝良好的思维能力，应充分利用宝宝具有的初步知觉辨别能力，为他提供有代表性的一类物体，让他观察、抚摸，他便会在实际活动中认识这一类物体的典型代表（类别原型）。

多和宝宝讲话

2～3个月是语言发展的自发发音阶段，是婴儿学习说话的准备阶段。2个

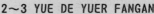

月的婴儿就能分辨一些常用词，如"爸爸""妈妈"，尽管他们还不会讲话，但所有的语言刺激对他们都有效，可刺激他们头脑中的"语言获得装置"的活动。"语言获得装置"在接受语言材料的刺激后，能生成一些基本的语法，并积累词汇，创造出人类特有的语句来。久而久之，宝宝便获得了语言。

到了三个月，宝宝具有的能力更多了，这个时候，更要多和宝宝面对面地说话，建立互动式交谈。在说话时，发音口型一定要准确，即轻柔又清晰，这样做不但锻炼了宝宝的听力，也锻炼了宝宝的视力，有助于培养宝宝的思维能力。

如果在你说话时，宝宝注视着你，你可以慢慢地移动头的位置，设法吸引宝宝的注意力，让宝宝追随你。如果宝宝的视线不能随你移动，可以向宝宝发出声音："妈妈在这里，看看妈妈。"这对刺激宝宝神经系统的语言加工能力是很重要的，有利于宝宝社会化的发展。对宝宝日后的个性发展、与人的交往能力和社会适应能力有非常大的影响。

体能、智能的开发

竖头训练：当宝宝醒着时，把宝宝竖着抱起来，并用两手分别支撑住宝宝的枕后、颈部、腰部、臀部，以免伤及宝宝的脊椎。也可把宝宝面朝前抱着，宝宝面朝前，可以看到前方的东西，不但练习了抬头，还练习了看的能力，增加新的乐趣。正确的姿势是，让宝宝的头和背部贴在你的胸部，一手在前托住宝宝的胸部，另一只手在后托住宝宝的臀部。

抬头训练：让宝宝俯卧，宝宝会把头抬起，到了第三个月，宝宝可能会把头抬起90°，并用上肢把胸也支撑起来。要在喂奶后一个小时或喂奶前训练，以免吐奶。抬头训练对宝宝颈、背肌肉，肺活量，大脑发育都很有帮助。

手足训练：这个月的宝宝，开始认识自己的小手，会时常凝视自己的手，这时要适时告诉宝宝，这是他的小手，可以用来吃饭、拿东西、写字、玩玩具等等。可以让宝宝拿带把、能晃出声响的玩具。注意，这时的宝宝还不能

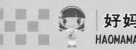
握住玩具，要不厌其烦一遍遍把玩具递到宝宝的手中，直到他慢慢学会为止。

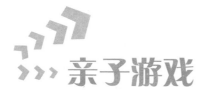

身为父母的责任不仅是把宝宝养大，更要把宝宝培养成人；不仅仅是教宝宝生活的技巧，还要培养宝宝树立正确的人生观。不要认为"树大自然直"，以为宝宝长大了，就会自然懂得做人的道理，要从点滴开始培养宝宝，因为高楼大厦始于地基。不过，这并不是说要你紧紧地管住宝宝，就像现在的父母那样，用望子成龙，望女成凤的心情来扼杀宝宝的好奇心，而是在宽松舒适的环境中培养宝宝各方面的能力。

一、音乐玩具

婴儿第一次接触的玩具绝大部分是只要上了发条就会发出清脆声音的音乐玩具，当玩具发出悠扬的音乐时，宝宝就会专心聆听，注意玩具的动态，有时候自己也会跟着出声，甚至伸手去抓，这种游戏可在一天中进行数次。

二、货郎鼓

当爸爸或妈妈摇摆货郎鼓时，宝宝会仔细注视货郎鼓，或专心聆听，然后发出叫声，显得非常高兴。如果把较小的货郎鼓让宝宝拿在手中，他会立刻送到嘴边，或不停尝试摇动。需要注意的是，在选购货郎鼓时，要尽量选择没有小型零件的货郎鼓，以免宝宝送入口中而发生危险。另外，在玩之前，一定要先保证卫生，对其进行消毒处理。

三、跟宝宝一起跳舞

选择一些轻柔而节奏舒缓的音乐，如一曲华尔兹或一首民谣，放录音或自己哼。然后把宝宝温柔地抱在怀里，轻轻地从一边摇摆到另一边，合着音乐的节拍向前、向后迈着舞步，转身或旋转。如此这般，你和宝宝的运动将刺激宝宝耳里的感觉器官和小脑，开发他的听觉、位置觉和平衡觉。

四、变戏法

手执一朵红花或其他鲜艳的物品在宝宝眼前放一会儿，然后突然把花一藏，对宝宝说："红花花飞走啦!"当宝宝用惊奇的表情看着你时，再忽然把花拿出来在宝宝眼前晃晃，说："红花花又回来啦!"这时宝宝会很高兴，手脚也会跟着动起来。反复几次后，当把花藏起来时宝宝就会做出寻找的动作。

五、照镜子

把宝宝抱到镜子前，一边对着镜中的宝宝微笑，一边用手指着说："这是××，这是爸爸或妈妈。"然后拉着宝宝的小手去摸摸镜子。这样一方面可以萌发宝宝认识物体、寻找物体的意识，另一方面可以让宝宝感受镜子这种玻璃制品的质地，丰富其触觉刺激。需要注意的是，如果碰到宝宝情绪不好，就暂时不要做游戏了。

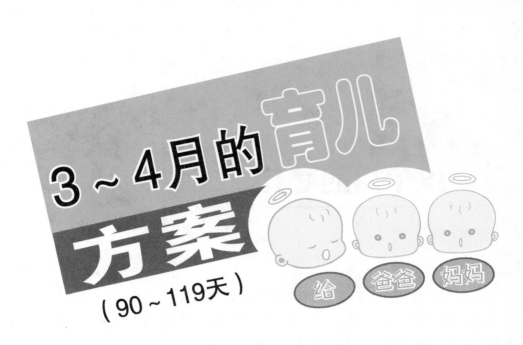

3～4月的育儿

方案

（90～119天）

给 爸爸 妈妈

3～4 YUE DE YU ER FANG AN (90～119 TIAN)

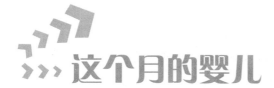

这个月的婴儿

　　3个多月的宝宝，抓握的动作开始发展，他的手经常半张开，有时两手凑到一起玩自己的衣服。而且，眼睛和耳朵的功能与手脚的运动也开始逐渐协调起来。宝宝的头能够随着自己的意愿转来转去，眼睛随着头的转动而左顾右盼，每当电视里播放广告时声音突然变大，宝宝就会稀奇的顺着声音去寻找。洗澡时一向让妈妈侧抱着洗头的乖宝宝，这时也因为不喜欢洗头，会调皮地将头抬起来，很让妈妈为难。让宝宝趴在床上时，他的头已经可以稳稳当当的抬起，而且能用手和腿脚支撑起身体，当他独自躺在床上时，会把小手放在眼前观看和玩耍。这个时期宝宝躯干的肌肉逐渐发育起来，就不像以前那样老老实实地平躺着，衣服穿的少时总想侧过身，但这个时期还不会翻身。当妈妈扶着宝宝的腋下和髋部时，宝宝能够坐着。

　　由于宝宝不停地侧着身子乱动腿脚，不知什么时候就会移到床边，倘若床上没有任何护栏就可能掉到地上，因此，妈妈不应忙于家务而将宝宝单独放在床上后离开。这个阶段，宝宝的小手小脚变得相当灵活，总想伸出小手去抓东西吃，去摸他好奇的东西。满3个月时，有的宝宝能用手抓着毛巾放到嘴里吮吸着玩耍，还会用双手扶着奶瓶自己喝奶。当爸爸下班后疼爱地把宝宝放在膝上时，有的宝宝会欢快的蹬腿蹦跳。不过，这个动作也是因人而异的。也有的宝宝即使过了6个月也还是不会跳。可这样的宝宝到了会走时却与其他宝宝毫无差别。

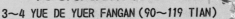
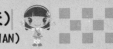
　　到了这个月龄以后，宝宝特别好动，总显出自己想做什么的样子，于是有的妈妈从这个时期开始给宝宝做婴儿操。其实，在家里养育的宝宝不是必须要做体操的。由于现在的家庭都是生养一个孩子，所以在宝宝的照顾上可谓是非常的细心，奶奶疼爱的不分昼夜地给宝宝换洗尿布，夏季妈妈至少给宝宝洗两次澡，在每次换尿布和洗澡时都要穿脱衣服，这些动作在不知不觉中就达到了做体操的效果。宝宝在睡眠时间上的差异更加的明显。大多数宝宝上午和下午各睡2个小时，然后晚上8点左右睡觉，夜里只醒1~2次。这样的宝宝睡眠好，妈妈就相对比较轻松。然而也有少数入睡困难的宝宝到了晚上10点也不睡，只要有人在身边陪着就不想睡觉，妈妈很担心这样会影响宝宝的脑部发育。一般这么大的宝宝如果一天能睡10小时以上，并且精神状态好，就不会有问题。睡眠时间长短是因宝宝而异的，不要照搬，不会因为睡眠少点就影响脑部发育，除非是实在少的离谱，一天只睡几个小时，并且宝宝有明显病态，那才要寻医问药。

　　这个时期宝宝的吃奶量也拉开了距离。每个宝宝的胃口不同，胃口大的小宝宝200毫升还显得不太够，而胃口小的宝宝只喝120毫升就很满足。混合喂养的宝宝到了这个时期有些就开始不喜欢喝牛奶了。因母乳不足添加牛奶的宝宝有不少都对喝牛奶有抵触。

　　之前常吐奶的男宝宝，到了这个月吐奶的次数明显减少了。而唾液分泌多的宝宝从这时起可能要流口水，在微笑时垂涎不断，等到宝宝吞咽功能发育完善，这种生理性的流口水现象就会自然而然的消失了。不管怎样早晚会没事，所以母亲不必为此担心。这个时期，排便的差异依然没有改变，便秘的宝宝依然还有便秘的毛病。倘若宝宝能用勺喂着吃，可以适当的喂些酸奶，很多宝宝给过酸奶后，便秘好了许多。母乳顺利过渡到配方奶粉喂养的宝宝，大便会由原先的稀便变为成形的便。

　　头部能够完全直立后，有的妈妈就开始训练宝宝的小便习惯。同样是百天左右的宝宝，倘若自己的孩子还不能像别家的宝宝那样养成用便器的习惯，妈妈就会有些着急。事实上，这并不是什么"训练"好坏的问题。而且，每个宝宝的具体情况不同，所以根本不存在一个固定的最佳时机。有的宝宝尿量

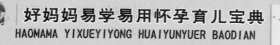
本身较少，可攒到一定量后再给排尿，对这样的宝宝，通常可以估计出排尿时间，到时间让宝宝坐便盆,小家伙多数都会配合得很好，所以这只是准确掌握时间的问题。尿多的宝宝则因为不定期排尿，时间不能很好掌握，即使偶尔成功一二次，但大多数情况还是不能成功掌握的，也就节省不了洗尿布的时间。所以，妈妈没有必要非让宝宝按时间排尿。

亲近自然，是小宝贝们最向往和渴望的事情。妈妈应该多带宝宝到户外活动，进行空气浴。进行日光浴的时间随季节而定，但每天至少应保证2个小时。就是在寒冷的冬天，也应用棉外套包裹着婴儿到室外呼吸新鲜空气。婴儿头部完全直立后也可背着出去。

妈妈不要小瞧宝宝的室外活动，接触室外的新鲜空气，可以锻炼宝宝的皮肤和呼吸道黏膜，而且比起呆在家里，外面的一切更会令婴儿心旷神怡，这种良好的精神状态非常有利于婴儿的身体健康，因此，母亲应该多带孩子做这种有益的户外活动。

小宝宝白天到外面活动，晚上就会因疲劳而较快地进入梦乡。因此，不爱睡觉或睡眠状况不大好的宝宝应多到户外活动。中国有一句话："要让孩子经风雨、见世面，不要做温室中的花朵。"那么就让我们从空气浴、日光浴、水浴这三浴锻炼开始吧！

宝宝满3个月后，此时母乳成分虽不如初乳成分高，亲戚朋友也建议母亲添加断乳食品，但是，不必过于着急，没有规定要所有的3个月宝宝都必须吃断乳食品，妈妈要根据自己宝宝的特点来决定。

宝宝吃断乳食品也要具备以下几个条件：一是宝宝本身想吃母乳或牛奶以外的其他食品；二是宝宝能用勺并喜欢用勺吃东西；最后是宝宝吃东西很慢，上身必须能保持稳定（能坐在吃饭用的婴儿专用椅上）。宝宝是否想吃乳品以外的其他食品，不仅应当试一试，而且应当训练。用勺喂食物的过程中，宝宝的脸颊和舌头的运动使下颌跟着动起来，这样逐渐就学会咀嚼。将小家伙放在母亲的膝上喂东西，会使上半身慢慢坐稳，坐椅子也就自然不成问题了。

有的宝宝很是喜欢吃母乳和牛奶以外的食品，而有的宝宝到了5个月以后才开始渐渐吃。因此，宝宝的断奶，应尽可能顺其自然逐步减少，给宝宝创造

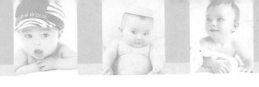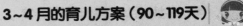
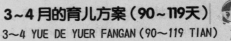
一个慢慢适应的过程，千万不可强求。宝宝并不会因早吃断乳食品而变得结实，当然也不会因吃得晚就会导致"偏食"，身体素质差。既有很快就能习惯用勺吃东西的宝宝，也有每吃1勺就要洒一大半、怎么也不习惯用勺的宝宝。

值得一提的是，断奶不应是道德的训练，不该让宝宝吃他不愿意吃的食物。应将饮食作为人生的一种快乐，逐渐地让宝宝习惯和接受，这是母亲对宝宝进行的生存方式的教育。倘若宝宝体会不到这种快乐，那么这种教育就是一种糟糕的愚蠢的教育。确切地说，对乳品以外食品的喜好，不是外部强加给宝宝的，而是宝宝自身内部渐渐形成的。有一点，断奶并不一定要按某种规定的方案去做，但无论如何最初还是要一点一点地从用勺练习开始。这样逐渐的锻炼宝宝的吞咽能力。

爱吃辅食的宝宝，妈妈可以适当的增加些菜泥，胡萝卜泥、果酱等等，以补充维生素A、维生C、维生素B、维生素D及无机盐等。不喜欢吃代乳食品，不想喝母乳或牛奶以外任何东西的宝宝，妈妈应该灵活喂养。可以试探性的给予一点菜汤或面汤，如果这些都不吃，不要强迫，过半个月以后再开始。听说邻居家的宝宝用某种方法顺利断了奶，于是有的母亲也尝试着用同样的方法。可是这样做能否取得成功，关键要取决于自己的宝宝与邻居家的宝宝的特性是否相同。适合于所有孩子的断奶方法是没有的，但所有的婴儿都肯定能按照自己的个性特点完成断奶过程。

宝宝在3～4个月这个期间要开始进行各种预防接种，一定要按时去。预防接种的目的是通过接种，使宝宝的体内产生免疫的抗体。接种疫苗，能够让宝宝避免很多疾病的侵袭，让宝宝的健康成长有最基本的保证。倘若宝宝的身体状况不好，就会影响接种效果。所以，当妈妈发觉宝宝有什么异常时，应告知接种单位，并适当推迟接种日期。

这个时期是宝宝几乎不得病的时期，即使兄弟姐妹中有患麻疹的，也不会传染给宝宝。流行性腮腺炎也不会传染，但有感染上水痘的宝宝，不过症状会很轻。爸爸妈妈感冒有时会传染给宝宝，但不会有高热，只是出现流鼻涕、打喷嚏、咳嗽等轻微症状。由细菌或病毒引起的腹泻很少见。湿疹一直很严重的婴儿，多从这个时期开始有所好转。

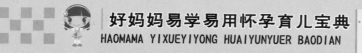

冬天，有的家庭室内气温比较低，如果宝宝的手拿到被子外面有可能会发生冻伤。而在炎热的夏天，则易引发暑热症。到这个时期为止，如果不向下强拉婴儿的双脚，就不再会发生后天的髋关节脱臼。

>>> 本月婴儿喂养方法

用母乳喂养时

3个月以前一直都是纯母乳喂养的婴儿，除了有"稀便"或两天便1次的毛病以外，其他方面都让母亲非常省心。因此，只要别人不跟妈妈说，妈妈大概不会想到给宝宝喝牛奶。如果到了这个月母乳不足了，想添牛奶，可大多数宝宝吃了3个月的母乳后，对牛奶很抵触，因此喂牛奶会遇到困难。尤其在保健所婴儿体检中，听到"您的婴儿体重不够标准，要加牛奶"的劝告时，母亲感到非常为难。

3个月大的宝宝已经有自己的主意了，一旦小家伙不喜欢，妈妈不论怎样哄都不会上当。倘若妈妈硬把奶嘴塞进小家伙的嘴里，只会更加引起小家伙的反感。每当看到奶瓶就开始哇哇大哭。妈妈这时候不用担心，因为到了第4个月，婴儿就可以吃断乳食品了。宝宝的体重增加在这个阶段可能比较缓慢，但不久就会恢复正常的，这对婴儿漫长的一生不会有任何影响。倘若母乳严重不足，婴儿饥饿难忍，慢慢地也就不得不喝牛奶了。

对于食量小的婴儿只吃母乳就够了，而能吃的婴儿还是要补充牛奶的。

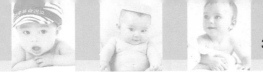
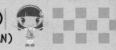
体重增加太少或妈妈因工作要外出，必须给宝宝加喂牛奶时，前1天可先试着喂1次，什么时间都行。调配150毫升的牛奶，如果喝剩20毫升，说明该婴儿属于少食婴儿，第2天再配牛奶时就不要超过150毫升。如果婴儿头1天就将150毫升全部喝下，那么从第2天开始，每天喂5次奶的婴儿可加1次180毫升的牛奶，每天喂6次奶的婴儿则加1次150毫升的牛奶。按这个量喂还不够喝时，可适当增加喂牛奶的次数或加一点断乳食品。但妈妈不要给宝宝光喝牛奶，最好一半母乳一半牛奶，这样宝宝容易接受，妈妈也比较轻松。比如每天喂5次奶时，3次喂牛奶，两次喂母乳。尤其是冬天早晨起床时，母乳是非常方便的。这个时候妈妈要注意了，每天喂3次以上牛奶时要加果汁。每10天体重增加200克的吃母乳婴儿，洗浴后只加1次果汁（夏天再多加2～3次白开水）即可。一直到满四个月为止。

宝宝每天吃奶次数在这个阶段几乎是固定的。有的宝宝每天5次，夜里不吃。还有许多宝宝每隔4小时1次，5次以外夜里还要吃1次，共喂6次。在医学上还无法证明3个月大的婴儿夜里喂奶有什么害处。只是不同地方不同国家有不同的喂养方式。

西洋式的育儿方法是，小宝贝儿3个月以后就与爸爸妈妈分开房间住，为了不影响爸爸妈妈的生活，夜里一般不喂奶。而像中国这样的国家，习惯将宝宝与爸爸妈妈同住一间屋，夜里醒来一哭闹，妈妈就要起床换尿布，婴儿哭闹不乖时，还要抱着哄睡。

这时，有奶的妈妈习惯把乳房贴近婴儿，让婴儿吃着香甜的母乳安静地入睡，这是哺乳的妈妈享有的一种特权。不能因为羡慕其他人的生活习惯就放弃这个权利，否则将是很不明智的做法。

用牛奶喂养时

妈妈从奶粉包装上了解到：婴儿从3个月起，每次喝奶量应达到200毫升以上。其实，这是按每天喂5次奶的标准计算出来的量，并不是每天喂6次奶的

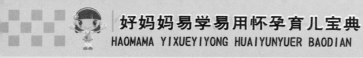
婴儿也要达到的量。可是，很多妈妈们却稀里糊涂，明明每天喂6次奶，还要将每次180毫升增加至200毫升。确实，3个多月的婴儿很爱喝奶，把150毫升的奶全部喝光后，还总是"吱""吱"地吸吮着空奶瓶舍不得放手。奶瓶如果是240毫升容量的，因上半部分空着，妈妈总是疼爱地想增加奶量。据小儿科医生的经验，大人最好不要让3个多月大的婴儿每天的奶量超过1000毫升。如果1次就喝180毫升，6次的量加起来可就超过了1000毫升。虽然量超过1000毫升宝宝也不一定马上出现什么异常反应，既没有稀便，精神又好，体重增加也正常，邻居们看到后都会夸奖：真是一个大胖娃娃！做妈妈的听到这些会越发高兴，继续以每次180毫升的量给婴儿喂奶，见到宝宝爱喝，甚至有时加到200毫升。可是，小宝宝每天吃奶量超过1000毫升以后，早晚会有不适反应。首先就是厌食牛奶的发生；其次宝宝的体重超出正常的范围，成了一个小胖墩。婴儿发胖，和大人是一样的，身体内部堆积了不必要的脂肪，使心脏的负担加重。过胖的婴儿由于背负着多余的脂肪，动作迟缓，站立行走时间也较其他婴儿晚。因此，即使小宝宝热衷于喝奶，每天的总量也应控制在1000毫升以内。

　　妈妈为了将宝宝每天的牛奶量控制在900毫升之内，大食量的宝宝可以适当喂些果汁，最好是自己家榨的新鲜果汁，或酸奶（以婴儿能喝的最低浓度）等，以减少牛奶的量。妈妈给宝宝买的240毫升装的奶瓶，用这种奶瓶给婴儿喂奶，妈妈总是担心孩子不够吃，而产生怜悯之心，其实是多虑了。

　　前面讲的是有关大食量婴儿的奶量安排，牛奶喂养的婴儿中也有不少属于小食量的。在医院检查中被查出体重不达标准的，多数也都是这类婴儿，医生总是这样劝告："一定要严格按要求喂牛奶"。这实在是让妈妈们为难，因为这些婴儿的少食并不是在这第3个月才出现的，而是从第二个月时就一直不好好吃奶，150毫升的奶每次都喝剩下40多毫升，这种少食的宝宝是无法胖起来的。没有办法使他胖起来也好，因为宝宝太胖并不是什么好事。

　　小宝宝总也比不上别人家的宝宝胖，到底是吃的少还是因为有病，妈妈会比初次见到婴儿的保健所医生更清楚。宝宝吃的少，但是精神饱满，高兴时脸上还露出笑容，腿脚活跃，倘若自己的宝宝3个月能够这样，就是一个非常健康的宝宝，妈妈大可放心。至于一次喝120毫升奶还是喝180毫升奶，这是

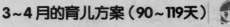
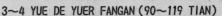
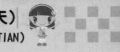

小家伙的自由，就随着人家的个性吧。可有不少的妈妈因宝宝喝奶量达不到要求，每天不知疲倦地带着婴儿去医院注射一些所谓的能使婴儿胖起来的营养药，由此破坏了小宝宝的原本平静快乐的生活。"我比任何人都了解我的孩子！"这样的母亲正是缺乏这种自信心。

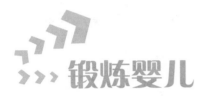

锻炼婴儿

　　宝宝体质的好坏，不仅受先天因素的影响，而且受后天营养和锻炼的影响。过了3个月的宝宝，每天到户外活动的时间不应低于3个小时。空气、日光浴是促进宝宝的生长发育、增进健康、增强体质的积极措施。天气好时，可让宝宝躺在婴儿车里把他推到室外，或者直接抱着宝宝散步，因为这个时期的宝宝对外界各种各样的事物都会产生好奇，抱着时会挺直身体，转动脑袋左右观看。小家伙高兴的时候还会不停地摆动胳膊，所以对宝宝来讲，散步是一项很好的运动。就是在寒冷的冬天，只要不刮大风，在充分保护好宝宝的手脚和耳朵的前提下，选择较暖和的时间，抱宝宝到室外进行至少20~30分钟的空气浴，这对宝宝也是非常有好处的。呼吸冷空气可以锻炼宝宝的气管黏膜。夏季可带宝宝到室外阴凉处，冬季抱宝宝到室外避风处活动。春季和秋季也应注意不要让太阳光晒到宝宝幼嫩的皮肤。

　　从外面散步回来，如宝宝出了汗，就马上换下内衣，另外，可加喂果汁和凉白开，以补充流失的水分。夏天给宝宝实施阳光浴，应尽量在裸体或半裸体（仅穿小背心、短裤或尿不湿）状态下进行，但一定要戴帽子，让和煦的阳

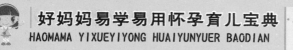
光均匀的洒在宝宝的周身。

大多数宝宝到了3个月以后，头就能立得很稳了，并且可以抬起来观望前方，到了这种程度时，妈妈可以尝试着让宝宝每天俯卧4～5分钟，以锻炼宝宝的四肢、颈力和腹部。这样比起躺在床上望着天花板、趴着玩更有意思，宝宝会很乐意接受。天冷了，但是只要没有风和雾，给宝宝穿多点出去对宝宝是没有影响的。

室外活动时应该给宝宝穿多少衣服才合适呢?早春、晚秋时节，如果要进行空气浴，首先要保证不让宝宝着凉，衣服要比大人多穿一些，而一般季节，散步的时候和母亲穿的一样多就可以。

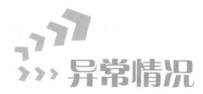

异常情况

夜啼

夜啼是婴儿时期常见的一种睡眠障碍。不少的婴儿白天好好的，可是一到晚上就烦躁不安，哭起来没完没了。人们习惯上将这些婴儿称为"夜啼郎"。几乎每十个婴儿中，就有三、四个"夜哭郎"。但是这些婴儿大多数只要抱起来轻轻摇晃几下就会好起来。但也有的婴儿即使抱起来哄也还是哭个不停，而且越哭越用力。

对于这样的婴儿，母亲可能会很着急，担心患了什么疾病。到医院检查了之后，医生却说没什么事，根本没有病。带宝宝到医院看一看，也是对的，

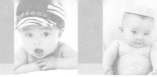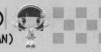

毕竟父母不是医生，即使是医生如果没有检查，也很难判断是否有病。夜啼是从古到今就一直存在的现象。有的母亲可能会采取不予理睬的方法，但不多数的母亲都不会这样做，都是想法设法的哄宝宝。用爱抚来缓解宝宝的焦虑，消除他的孤独感，这是应对夜啼唯一有效的方法。另外，等婴儿稍大些后（一个月以后）带他出去兜兜风，小家伙会出乎意料的马上停止啼哭。带着情绪哄宝宝，急躁、焦虑、生气、愤怒、这比不予理睬更糟糕。母亲的情绪比婴儿的情绪还糟糕，婴儿会哭的更厉害。

如果宝宝得病了，除了哭闹还会有其他的异常，母亲可能不了解疾病的症状，但肯定会觉察宝宝有异常。婴儿出现肠套叠时，也会哭闹的十分厉害，但与一般的夜啼方式有所不同。夜啼时，宝宝的哭闹是持续性的，而肠套叠是反复性的，每隔5分钟左右就大哭一阵，而且吐奶。母亲最了解宝宝，宝宝出现丝毫变化母亲都会看在眼里，母亲的任务就是发现异常并及时看医生。

斜视

斜视是指两眼不能同时注视目标，属眼外肌疾病。宝宝是在3个月过后才能偶尔的注意一些小东西，所以到了这个时期才能发现宝宝是不是斜视。正常的宝宝有时在有困意或者似睡非睡的时候也会出现斜视，而平时是正常的。这种正常宝宝的斜视到了4～6个月时就会自动消失了。

斜视病因复杂，目前还不十分清楚。可能的原因：首先是大脑中枢使两眼成像一致的力量较弱；其次是某一侧的眼睛视力差；第三是移动眼球的肌肉出现异常等。宝宝在4个月之前，妈妈很难区分出到底是真性斜视还是正常婴儿的斜视。可是宝宝4个月之后，如果还经常斜视，妈妈就该给宝宝做眼科检查。倘若宝宝只是一侧视力不好，通过治疗，是可以矫正过来的。

当宝宝总是喜欢盯着一个地方看时，就有可能形成斜视。尤其宝宝喜欢盯着光亮的地方看，所以妈妈首先应给宝宝光线的明暗刺激。爸爸可以在宝宝睡觉的周围挂上各种各样色泽鲜艳的气球或其他吹塑玩具。这些花花绿绿的玩

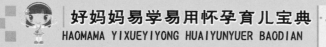

具，使宝宝的视野不再停留于白色的天花板和单调的床栏。当然，这时小宝宝还不能辨别颜色，但是，人们发现小宝宝偏爱红色，仅仅一个月的小宝宝，就会用眼睛跟踪眼前移动的气球，从一侧到中线，正好90°。等到宝宝3个月大时，就能达到180°了。按照宝宝的月龄和视力发展的顺序，爸爸妈妈可以给宝宝相应的训练。妈妈经常拿个颜色鲜艳的东西逗宝宝，引导他看着东西转动眼睛，平时摆放宝宝的时候要给宝宝经常换角度，不总睡一个位置，这样一些简单的动作，便可以有效预防宝宝的斜视。

感冒

感冒特别容易发生于冬季。婴儿感冒较之大人来说，不但会影响到呼吸器官（喉、鼻、气管），而且还会影响到全身。因此，一旦感冒，常常伴有情绪不佳、睡眠不好、食欲不振、呕吐、腹泻等症状。而且，三四个月的婴儿伤风感冒还容易引起中耳炎、支气管炎等合并症。伤风感冒乃是万病之源，因此，万一孩子有情绪不佳、发烧等症状时，应立即请医生诊查。

如只是打打喷嚏、早晚稍有些轻度咳嗽、流点鼻涕，则还不能说是伤风感冒。因三四个月婴儿的皮肤、粘膜过敏，只要气温稍有变化，就会有生理性咳嗽和流鼻涕等现象出现。

有的婴儿一感冒，马上鼻子呼哧呼哧地不通气。皮肤、黏膜过敏的孩子还容易长湿疹。往往有的人一见孩子稍微呼哧呼哧地喘气（医学上称为喘鸣）、有些咳嗽，就不管三七二十一说是小儿哮喘。其实，即使是气喘也和大人不同，一般到五六岁大都能治好。

本来，大人支气管哮喘经常伴有呼吸困难，但婴儿有些呼哧呼哧地气喘，只要情绪好，不发烧、食欲好，就可以洗洗澡、到室外走走，不要过分紧张，按通常情况照料即可。

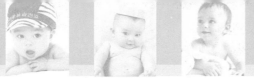

毛发脱落

　　婴儿的头发本来就少。有的原来的头发挺多，到了三四个月时，却渐渐脱落了。后脑接触枕头的部位先开始脱落，渐渐地四周也掉光了，变得像月牙一样。有的甚至会全部掉光。这种脱毛现象是生理性脱毛，不用特意的对待，一过6个月，头发就会长得又多又黑的。

疝气

　　有的三四个月的婴儿拼命哭闹，或使劲憋气的话，腹股沟（大腿根部）就会肿胀起来。要是一直肿胀或经常肿胀，且用手一按就会有咕咕声响，并有返回腹内之感觉，则极有可能是疝气了。

　　疝气有好几种，而最多的是腹股沟疝气。肠子最容易从腹股沟部肌肉薄弱的地方向外拱。这一段时间里出现的疝气尚有可能自然治愈。不过，半岁以后尚肿胀的有鸡蛋那么大的话，还是找医生看看。如若1岁以后尚未自愈则只能进行手术治疗了。

　　疝气中必须注意的是"疝绞窄"，肠子从腹股沟向外拱后，弯弯扭扭地憋在那里发硬且皮肤变色，孩子呕吐剧烈，非常痛苦。遇到这种情况，必须赶紧找医生治疗。

　　容易和疝气混淆的病有"阴囊水肿"和"精索水肿"。这是由于体内水分积聚于阴囊或腹股沟部所致的病，从外表看与疝气非常相像。但是，如为疝气时，用拇指按时发软，而且还会向腹内移动。而为阴囊水肿或精索水肿时，按时有水动之感。如用手电筒从阴囊后面往前照或照射腹股沟部时，可见微微透光，因为里面都是水分。而为疝气时因里面都是肠子而不透光。

　　虽然大致可以用上述方法加以区别，但万一有此类症状，还是去医院请

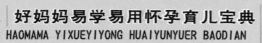

小儿科医生看看。阴囊水肿大都能自愈，可不予理它。

>>> 防止事故

　　3～4个月的宝宝最致命的事故就是车祸。有的宝宝一到了晚上就爱哭，这宝贝一哭，尤其是爷爷奶奶就心疼，于是每天晚上大人都要抱着宝宝乘车溜一圈，这时就有发生车祸的可能性。带宝宝乘车，一定要保护好宝宝的头部，还是前面讲的，妈妈抱着宝宝就不要坐在副驾驶的位置上，而且得系好安全带。

　　3个多月的时候，要在宝宝睡觉时加强防护。坠床虽不至于死亡，但是把宝宝额上脸上磕伤终归不好。何况，一旦宝宝的头部卡在床与墙壁之间就有可能使宝宝窒息。所以，床与墙壁之间要么衔接紧密，要么留出50厘米以上的距离。

　　从这个月起，最好要给宝宝买带护栏的婴儿床，以保证宝宝日后的安全。宝宝拿东西玩时，会用小手牢牢抓着不放开。这个时常会发生的事故是宝宝拿着哗啷棒胡乱挥舞而弄伤自己的脸。另外，爸爸妈妈给小宝宝买玩具也要考虑宝宝的安全，不要让宝宝独自一人拿，因为会有吞咽玩具的危险。

　　小宝宝的面部或头上出湿疹时，因为痒会用小手抓，为防止抓破，很多妈妈用纱布做成袋子套在宝宝的手上。殊不知，这样做存在很多的卫生隐患，因为袋子里的纱布线头会缠在手指上，久而久之嵌进稚嫩的手指不利于宝宝的血液循环。宝宝有湿疹不宜常洗澡，袋子套在手上，小宝宝常把手上的套袋拿

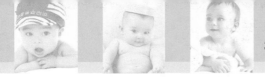
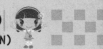
到嘴边舔，弄湿后就会沾上灰尘，很不卫生。妈妈害怕宝宝吮吸手指而给宝宝的手套上袋子，这种做法是错误无益的。与污染了的袋子相比，宝宝的手指反而要干净得多。

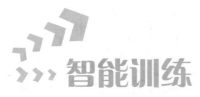

智能训练

鼓励宝宝发出声音

婴儿天生具有聆听声音的兴趣和分辨声音的能力，要尽量让宝宝倾听各种物体发出的响声，让宝宝去认识周围的声音，并鼓励宝宝发出自己的声音。同时，要密切关注宝宝的听力。如果宝宝在倾听的时候表现出神情迷惘或心不在焉，或者对来自身后的声音刺激无动于衷，就很可能有听觉缺陷，应及时到医院进行诊断。

为宝宝做婴儿被动操

这个月的婴儿运动功能发育还较差，身体各部分还不能充分自由地活动。可以帮助婴儿做体操来训练他的运动能力，这样做，可以促进婴儿运动功能的发育，改善血液循环及呼吸功能，使精神活泼，促进婴儿体力和智力的发展。

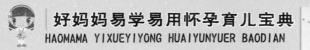
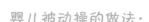

婴儿被动操的做法：

准备活动：让宝宝仰卧，两手轻轻地从上而下按摩宝宝全身，并亲切、轻柔地对宝宝说话，使他情绪愉快，肌肉放松。

第一节：扩胸运动。双手握住宝宝的手腕，大拇指放在宝宝手心里，使宝宝握拳，做扩胸样运动。

第二节：伸展运动。拉宝宝两臂在胸前平举，掌心相对，然后轻拉宝宝两臂经胸前上举，使手背贴床。

第三节：屈腿运动。让宝宝仰卧，双手握住宝宝脚腕使宝宝两腿伸直、屈曲。

第四节：举腿运动。让宝宝仰卧，两腿自然伸直，扶住宝宝膝部做直腿抬高动作。

第五节：整理运动。扶宝宝四肢轻轻抖动，让宝宝仰卧在床上自自活动2分钟，使肌肉及精神逐渐放松。

注意：在帮助婴儿做操时，动作要轻柔而有节律。一般，每日可做1～2次。

加强宝宝的语言训练

婴儿的语言能力和其他能力一样都是在日常生活中学来的，视觉和听觉若限制在一个小范围内，语言也就限制在了一个小范围内。因此，一定要设法让他多看多听。虽然这个时候他们还不会说话，但他们会把听到的内容作为信息，存入记忆库中，为未来的语言交流打下基础。

可以在日常生活中多和宝宝说话，将说话与教宝宝认识环境的活动结合起来。反复教他认识他熟悉并喜爱的各种日常生活用品，如起床时教他认识衣服和被子，开灯时教他认识灯，坐小车时教他认识小车，穿袜子时教他认识袜子，戴帽子时教他认识帽子等。多带宝宝外出，开阔他的眼界，让他认识大自然，如汽车、房子、大树、花草、小动物等。平时也要多叫宝宝的名字，逐渐

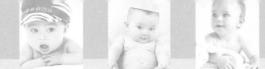

使他确认自己的名字，并教他认识家庭成员，如妈妈、爸爸、奶奶等。

另外，在与宝宝一起玩耍时，可利用宝宝喜爱的玩具和活动来教宝宝，如扮作小狗"汪汪"叫，玩娃娃时把娃娃藏起来让他找。玩的同时多和他说玩具的名称及活动的名称。

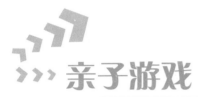

亲子游戏

随着宝宝一天天的长大，到了这个月，宝宝醒着的时间也渐渐长了，因此玩的时间也渐渐多了起来。这时要满足宝宝的需要，多和他一起玩，多进行一些亲子游戏，如跟宝宝说说笑笑，给宝宝唱歌。或用玩具逗引，让他主动发音，爸爸妈妈要轻柔地抚摸他、鼓励他。他喜欢和妈妈玩捉迷藏的游戏或玩自己的手和脚，一定要主动地配合宝宝，多多帮助他。

一、抓手帕

让宝宝仰卧在床上，然后将一块干净的小手帕蒙在宝宝脸上。开始时，宝宝被手帕挡住视线会不知所措，或手脚乱踢，或哭闹，这时，再握住宝宝的小手帮他把脸上的手帕抓下来，并说："看，手帕抓下来啦！"反复多次以后，宝宝就能够逐渐学会自己把手帕从脸上抓下来。

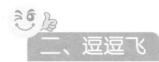 二、逗逗飞

让宝宝背靠在你的怀里，然后你用双手分别抓住宝宝的两只小手，教他把两个食指尖对拢之后再水平分开，嘴里一边说"逗逗——飞"，如此反复数次。当然，也可以分别用其余四指对拢又分开玩此游戏。这样可锻炼宝宝的手部肌肉，同时可以训练宝宝的手眼协调能力和语言动作协调能力。

三、和宝宝说话

用亲切柔和的声音、富有变化的语调跟宝宝说话，内容主要是宝宝应当面对的东西和事情。可以告诉他正在玩的玩具的名称，把宝宝的发展照片、全家的照片、看过的脸谱等图片指给他看，边看边说。训练他的视觉和听觉、帮他理解语言、引起愉快情绪，养成与宝宝说话的习惯。

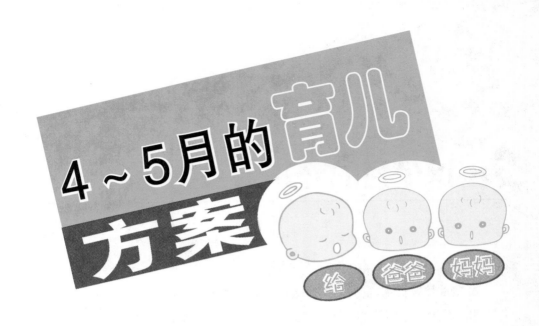

4～5月的育儿方案

给爸爸妈妈

4～5 YUE DE YU ER FANG AN

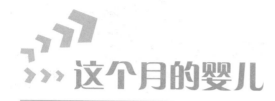

这个月的婴儿

虽然月龄只长了1个月，但宝宝的成长却比上个月明显得多。这个月的婴儿能够清楚地表达自己的感情，流露出喜怒哀乐等不同的情绪。高兴的时候，他会主动去碰你，拉你或对你微笑。不顺心时会放声大哭。

从这个时期起，宝宝对周围的事物不仅是看，而且对看过的东西也开始有记忆。当然，最开始记住的还是接触最密切的妈妈的面孔，只要一看到妈妈，就眉开眼笑，手脚快活的舞动。妈妈给宝宝带来了欢乐和满足，所以宝宝对她记忆深刻，一看见就高兴。而对陌生人，宝宝因没有记忆而害怕。打针时哭得厉害的婴儿，从此在头脑中存储了曾经受到惊吓的记忆，以后再看到穿白大褂的人就会大声啼哭。

这时期的宝宝在听觉方面也有很大的发展，听到声音后能很快的将头转向声源，能区分妈妈和其他人的声音，对妈妈的语言有明确的反应，对自己的名字也有所反应，喜欢听音乐和电视里发出的声音，并能表现出集中注意听的样子。

虽然宝宝成长了许多，但他每天的主要生活方式仍然是睡眠。无论是饮食还是活动，都是由宝宝的睡眠状况来决定的。偏好睡觉的乖宝宝一般早上8点醒来后，上午10点至中午睡1次觉，下午2～3点又睡一觉，然后在傍晚5～7点再加一觉，最后在晚上10点就寝，一直睡到第二天早晨8点，除了醒来解小便，整夜还睡的很香。吃奶的时间为早晨8点、中午12点、下午3点、晚上7点

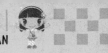
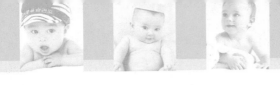

和睡前的10点，洗澡时间在下午4～5点。所以，宝宝的活动时间就很有限了，大概只有白天3个小时和晚上2个小时了。白天除去上午出外换气的时间，余下的时间很少，因此也就只有1次喂代乳食品的时间了。

吃代乳食品的时间应选在母亲最悠闲，且宝宝非常精神的时候。早上10点是比较好的，但如果宝宝正在睡觉，就不要随意地把熟睡的宝宝叫醒。打乱宝宝的睡眠是一种破坏基本生命节奏的做法，是违背自然规律的，其后果只能使宝宝产生反感。在这个时期，还是应按照宝宝的睡眠规律安排生活。

睡眠时间短、白天活动时间较多的宝宝，妈妈应该想办法充分利用这些时间，使宝宝的身心更加的愉快。以前，母亲疼爱自己宝宝，总是把把这些时间用于给宝宝吃代乳食品，但从现在起，应该将这些时间更多地用于宝宝的户外锻炼。可能的话，每天应保证3个小时左右到户外呼吸新鲜空气的时间。妈妈可以扶着宝宝腋下站在你的腿上，举宝宝蹦蹦跳，渐渐地就是你不举他，他也会在你腿上跳跃，这时，妈妈要跟宝宝讲"蹦蹦跳"，逐渐让他听懂你的言语。

宝宝已经4个多月了，大多数的妈妈也对自己宝宝的吃奶情况有了基本的了解。部分妈妈曾一直是按着奶粉包装上说明的标准量喂奶，可宝宝每次都完成不了任务，总是要剩下20～30毫升，这时妈妈也只好"作罢"，认识到自己的宝宝是吃奶不多的婴儿。可是，有些能喝下标准奶量婴儿的母亲，误认为宝宝越胖越结实，越不生病，有时1次竟喂到250毫升，殊不知，这对宝宝是十分不利的。所以，妈妈从这个月起应给宝宝调节喝奶量。使体重增加每天不要超过30克。多数喜欢吃奶的宝宝也会同样喜欢吃代乳食品。倘若在加代乳食品的同时仍能喝完标准的奶量，体重增加就很难控制在30克以下。

随着宝宝逐渐长大，当母乳稍有不足时，也不必急着加代乳食品。婴儿进食一种新的食物往往会出现不适应的情况，添加辅食一定要注意：添加的量应由少到多，食物应从稀到稠，从流质到半流质再到固体食物；添加食物种类，也应宝宝习惯了一样再加一样。总之，妈妈要灵活掌握增添辅食的品种和数量，应根据自己宝宝的特点，进行适当调整。妈妈判断喂养是否得当的客观指标就是，宝宝吃后不哭闹，睡眠好，大便正常，体重增加适宜。

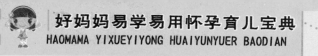
从这个月起可以开始练习用勺了。一直不怎么爱吃奶的宝宝，或者因母乳分泌减少而夜啼的宝宝，建议开始加断乳食物。宝宝不适应用勺吃食物，会对吃断乳食物产生厌烦心理，妈妈最好还是先将少量的食物放到宝宝的嘴唇里，让他不好轻易的吐出来，并且用勺子喂是以后的必然，一定要有耐心，这时可根据情况延缓1个月再开始。宝宝接种脊灰疫苗或百白破疫苗后，身体状态会有所改变，这时应推迟加断乳食物的时间。但倘若宝宝喝奶正常、精神头足，有笑脸，那么即使接种了疫苗，从第2天起也可开始吃代乳食品。已经开始吃代乳食品的宝宝，因预防接种要一时中断，重新开始时不必从头再来，按接种之前食量的七成或八成量开始恢复即可。

因宝宝在这个月时用勺更加熟练，所以之前有便秘情况的宝宝可用勺喂一些酸奶或水果（香蕉、苹果、西红柿、桔子泥），这些食品可有效地改善便秘。从4个月时才开始出现便秘的婴儿也可用此方法。但是给4~5个月的宝宝吃麦芽精，或将麦芽精混在牛奶里喂给宝宝，对便秘是起不到改善作用的。宝宝过渡到吃代乳食品后，大便颜色会变得稍微发黑或呈褐色，这是正常的。

部分宝宝到了这个月，可以从晚上10点半一觉睡到早晨五六点，夜间既不排尿也睡的很踏实。但多数宝宝夜里排尿时要醒1次。至于醒来后要不要给宝宝奶喝，要看具体情况。有的宝宝很乖，不用喂奶，只是抱着哄哄一会就睡着了。这种情况妈妈比较轻松。但在寒冷的冬季里，母乳充足的妈妈最好还是给宝宝喂些许母乳，这样会使宝宝更快地安心入睡。牛奶喂养的宝宝倘若喝完牛奶很快入睡，也可以"夜间喂奶"，当然果汁、浓度不同的酸奶也可以。

有的宝宝夜里换尿布时每次都醒来，然后大哭，，这或许是小宝宝不喜欢，这种情况如果宝宝小屁屁没有糜烂，夜间最好不要换尿布，尽量不要弄醒他。4个多月的宝宝更加活泼了，几乎所有的宝宝这时头部都能完全挺直，听到声音会转着脑袋来回寻找。手的活动也变得十分灵活，经常把手放到嘴里吮吸着玩，有的宝宝还能把两手合在胸前。到了5个月时，宝宝会用一只手主动抓自己想要的玩具，并能抓住玩具，但准确度还不够，经常一个动作需反复好几次。

宝宝趴着时，能两手支撑起身体长时间抬起头。手里拿哗啷棒之类的玩

具玩时还会胡乱挥动，有时碰到自己的脸就会哭起来。这个时期的宝宝自己还不能坐得很稳，如果扶住腰部能勉强坐一会儿。发育稍快一些的宝宝，到了5个月能坐2～3分钟。没有必要勉强让宝宝练习坐立。

这个阶段的宝宝醒着时不会老实躺着，总想翻身。有的宝宝连晚上睡着也翻身。尤其在夏天，宝宝穿的少，活动更加灵活，倘若正好蹬到被子上，偶尔也能翻过身，可实际上4个多月的宝宝还不具备把身体完全翻过来的能力。他们通常是翻过去就双手撑着不会翻回来。当把宝宝抱到膝盖上时，宝宝双脚并拢蹦跳的动作更有力量、也更频繁。到这个时期还没有上述这些手脚运动的宝宝属于老实型宝宝，可能是睡得过多所致。妈妈应多抽时间带宝宝到户外进行活动。

看到同月出生的宝宝已经坐得像模像样了，而自己的宝宝还不会坐时，没有必要放在心上。既有爱动的宝宝，又有爱静的宝宝，正因为这些婴儿的个性不同才表现出运动功能上的差异。但是不论哪种情况，迟早都将学会坐立、站起和跑跳等动作，1～2个月的推迟并不意味着有病理意义。

4～5个月的宝宝不会得严重的疾病。支气管黏液分泌过多的宝宝，气温稍有变化就有反应，胸部发出呼噜呼噜的声音，但只要宝宝精神好、吃奶正常、不发热，就不必担心。小心谨慎的妈妈或许不放心，带着宝宝看医生，也许会被诊断为"哮喘性支气管炎"。在进行治疗期间，有可能在医院的候诊室传染上其他疾病。

4个月宝宝的百日咳、水痘一般都是这样传染上的，有时还会传染上"急性结膜炎"。这个月的宝宝是很少出现高热的，即38℃～39℃。倘若宝宝出现高热，那极有可能是由中耳炎引起的，特别是夜里哭闹厉害而难以入睡时，中耳炎的可能性非常大。患外耳炎时，宝宝也会因疼痛而哭闹，但不会发热，只是外耳孔处肿起，堵住了耳道，一碰很痛。中耳炎和外耳炎，看似不怎么严重的病，若没有得到母亲悉心的照料，也可能酿成大病，严重者还会影响宝宝的听力，所以带孩子的时候要多加注意。夏季如持续高热在39℃左右，有可能是暑热症。一般从清晨到中午出现，下午就退下来了。由于宝宝的运动越发活跃，坠床的次数也从这个月开始多起来。

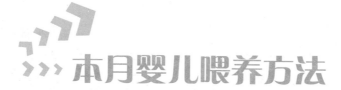
本月婴儿喂养方法

用母乳喂养时

　　这个月的婴儿对营养的需求仍然没有大的变化，仍愿意吃母乳，体重增加正常（平均每天增加15～20克），就不必急于给宝宝断奶，等到5个月以后也不迟。但是，当母乳供应不足，小家伙与以前相比经常因肚子饿而哇哇大哭时，就必须考虑加牛奶。

　　此外，这个月也需适当地添加辅食，添加辅食的目的是为了让宝宝养成吃乳类以外食物的习惯，刺激宝宝味觉的发育。刺激小宝宝吃乳类以外食物的欲望，为断乳做好准备，也为小宝宝出牙吃固体食物做准备，锻炼宝宝的吞咽能力，促进咀嚼肌的发育。倘若小宝宝在这个月10天增加体重只有100克，每天应加两次牛奶。从出生到现在只喝母乳的婴儿，刚开始加牛奶时要注意浓度，要比奶粉包装上标明的4～5个月婴儿低浓度用量还要少放1勺奶粉，调成180毫升的稀牛奶。不要在小宝宝吃母乳后用牛奶补充不足的部分，而应在母乳分泌最不充足的时候单独喂1次牛奶。倘若小宝宝爱喝，五六天后可改按奶粉包装上标明的低浓度量喂。如若5天后体重增加达到100克，那么还是应按少1勺的量调配。

　　宝宝实在不肯喝牛奶，厌恶硬邦邦的奶嘴，这是没办法的事，但是可以想其他的办法，如将奶粉换成市场卖的鲜牛奶（煮沸1次后再喂比较安全），

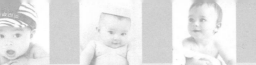
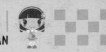
稍微稀释一下并放入一点白糖，注意只放一点。就是这样做能喝下牛奶的婴儿也很少，多数婴儿连鲜牛奶也不喝。由于母乳不足，小家伙生气发脾气将妈妈的乳头咬伤引起乳腺炎的情况也是很常见的。小淘气包有主见，不喝代替母乳的牛奶，又将自己的乳房咬痛，妈妈因此会非常恼火，可又打不得骂不得。出现这种情况也不要太悲观，小家伙不吃牛奶也不要紧，可以直接添加辅食，可以是果汁、菜汁和蛋黄，每天喂一次果汁50～60毫升，一次菜汁50～60毫升，每天1/4个鸡蛋黄。

用牛奶喂养时

这个月的宝宝奶量不会有大的变化。喂奶粉的宝宝，随着月龄的增加，乳量并不是不断增加的。宝宝3～4个月时的体重增加与4～5个月时的体重基本是相同的，只是补充运动量增加所需的相应能量即可。宝宝奶量不增加，并不意味着宝宝吃奶不好了。达不到奶粉包装上标示的"平均体重"的婴儿，调配牛奶时应稍微减量，而体重超过这个"平均体重"的婴儿，也不应超过标准奶量，以防婴儿过度肥胖。这个月宝宝每天的喝奶总量依然是以不超过1000毫升为宜。如果每次200毫升都不够吃，可在喂奶前或喂奶后喂些辅食。

或者妈妈可以给宝宝喂20～30毫升的低浓度酸奶。除此之外，可以每天用勺喂1次菜汤，或适当浓度的面条汤及油少的清汤。开始时只喂1～2勺，4～5天以后增加至20毫升。倘若小家伙吃的香的话，可每天两次，加在喂牛奶之前。一般从大人的饭菜中取出一小部分菜汤或清肉汤即可。4个多月的宝宝妈妈就要多带着到室外锻炼身体。

1次喝下较多的牛奶可以持续较长时间不饿，所以1天喂4次奶时，每次喂到220～240毫升也未尝不可，只要每天总量不超过1000毫升就可以；体重的增加要以平均每天增加不超过20克为宜。

看到宝宝爱吃奶，妈妈就会心切地给小家伙增加奶量，而根本不在乎婴儿长得多胖。现在肥胖儿的比例在不断地增加，但是妈妈并不是很在意。对于

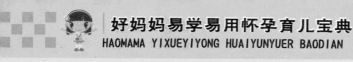

食量少的宝宝到了4个月每次也只能是勉强喝下150毫升，吃的少，妈妈就担心了，营养失调怎么办？太瘦怎么办？然而，1次喝150毫升也好，喝140毫升也好，这是你的宝宝天生的生存方式。破坏这种自然的生存方式是非常不明智的做法。宝宝吃的少不要紧，只要每日保证700毫升的奶量就足够了。

只要宝宝爱玩，小手小脚爱运动，睡眠好，情绪好，就可以说小家伙出生后前4个月的人生是成功的。尽管这个阶段他的体重每天只增加15克左右，但对宝宝的发育没有任何妨碍。

所以，食量小的婴儿4个月过后渐渐不爱喝牛奶，母亲也不用太着急，切忌将奶嘴硬塞进宝宝的小嘴，强迫宝宝去吃。小宝宝这个时候对菜粥之类的东西比较感兴趣，所以妈妈不妨给小宝宝换换口味喂点菜粥之类的软食，小宝宝定准是乐呵呵地咀嚼个不停。

断奶的准备

给小宝宝喂母乳，既营养又方便，所以，现在实行母乳喂养的家庭很多。倘若能用母乳喂养到6个月，对孩子的免疫力也是很有帮助的。但是到宝宝4～5个月时，很多母亲要上班了，宝宝胃口也大了，从母乳喂养到用奶瓶喂养的转变便被提到日程上来。婴儿从吃母乳到吃饭有一个逐渐适应的过程。切忌一刀切，宝宝的断奶实际上包括断母乳、断奶瓶和断奶嘴三个阶段，要循序渐进，逐步达到断奶的目标。所以，我们这里所说的"断奶"并不是指立即停止母乳或牛奶，而是使宝宝逐渐习惯吃母乳或牛奶以外食物的过程。倘若母亲不上班，那么，4个月的宝宝只喝母乳也能很好地成长，就不必特别着急的断奶了。但是，有些说法是等宝宝到了4个月，或者体重达到6千克后就要开始断奶，这些规定未免过于呆板，而且科学性也不足以服人。

其实，断奶有许多种的方法，但若宝宝从一开始就没有想吃的欲望，拒绝其他食物的诱惑，就应及时中止，等一段时间后看婴儿的自然状况如何，再决定是否重新开始实施断奶。宝宝的断奶，应尽可能顺其自然，为宝宝创造一

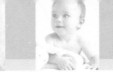
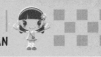
个慢慢适应的过程，千万不可强求。

我们说，断奶的目的是使宝宝适应吃乳品以外的食物，即对宝宝进行食物教育。

教育的首要原则就是培养小宝宝主动学习的积极性。宝宝是否有要吃的欲望是最重要的，倘若年轻的妈妈无视婴儿的愿望，操之过急，断奶就无法进行，甚者会造成宝宝食欲的锐减。没有人能够比母亲更了解自己宝宝的情况，宝宝只吃母乳或牛奶是不是已经满足了?是否还想吃其他的食物?

要吃有形的食物，必须先从练习用勺开始。倘若宝宝不喜欢用勺吃东西，或用勺时将食物洒的一塌糊涂，就说明断奶还为时过早。从上个月开始练习用勺，且可按5～6个月中写到的方法喂一些其他食物。

如果妈妈是家庭主妇，一般就有足够的时间自己做菜汤及米粥之类的食品。对于没有时间的妈妈，可用市场上出售的、专门为婴儿制作的现成的蔬菜或米粥。

断奶应该是一个逐渐的过程，绝不可今天想断就断。由于断奶对孩子和母亲来讲都是一件大事，双方都要在心理和生理上对此行为能够适应，因此必须有一个逐量过渡的准备阶段。当孩子满4个月后应按时添加辅助食品，随着辅食的添加，可以先从减少一次哺乳开始，用辅食来代替，以后减少2次、3次……的哺乳次数而用辅食代替，这样到10～12个月就可以完全顺利断奶了。断奶以春秋两季为佳，如果断奶时间正好在夏季，可以推迟到秋季，因为夏季断奶容易发生消化不良、腹泻。如果小儿患病，也可以适当推迟几天，待恢复健康后再考虑断奶。

很多母亲认为，宝宝代乳食品的制作是一件大事，不能嫌麻烦。于是，每天总要花上好长一段时间用于烹制各种代乳食品。然而，这些母亲并不知道，从宝宝的健康意义上来讲，花上1个小时的时间做的菜泥汤，远不如让宝宝吃些简单方便的母乳或牛奶，然后带着宝宝出去活动一个小时更有价值。倘若想给宝宝补充些菜类食物，可以选择成品的婴儿专用食品，这样也会节省很多时间。

宝宝在室外会玩的很尽兴，在回到家后，应首先看一下宝宝是否出汗

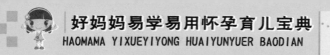
了，如果内衣潮湿了，就要马上换下来，同时，喂些白开水或果汁以补充水分。可利用婴儿换尿布的时间在家里进行空气浴。方法是，换完尿布后给婴儿脱下衣服，让他光着身子俯卧，给他做皮肤按摩。在家里进行空气浴时，室温要保持在20℃以上。

如果婴儿没有抵触，还可以给他做一些体操。宝宝的衣服尽量不要穿的过多，夏天应尽可能多带宝宝散步使皮肤接触外面的空气。散步能帮助宝宝适应气候的变化，锻炼宝宝的体制，增强宝宝的抗病能力。晴天时，早上9点之前、傍晚17点左右带宝宝散步，晒晒太阳，还可增加维生素D的来源，能起到促进神经安定的作用。梅雨季节不能外出时，应每天给宝宝洗澡以锻炼婴儿的肌肤。

宝宝容易积痰，当胸部发出呼噜、呼噜的声音，或清晨发出阵阵咳嗽时，母亲应小心，不要让婴儿受空气刺激。只要宝宝精神好，不发热，常有笑脸，爱吃奶，在气候适宜时可以常带着宝宝到外面接触新鲜的空气，以锻炼宝宝的肌肤和气管。洗澡也可以，但必须小心，因为洗澡可促进血液的循环，使支气管分泌旺盛，积痰多。当察觉到宝宝洗澡后痰比前一天增多时，最好停止给宝宝洗澡，但也不能长时间不洗，这时，可以试着简单的洗一洗，如果积痰没有改变，就可以每隔一天给宝宝洗一次澡。

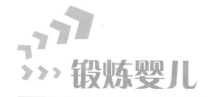

锻炼婴儿

4个月大的宝宝，头部可以完全挺立了，所以，抱着宝宝或让宝宝坐在儿童车里外出散步就容易多了。这时期的宝宝，对周围的事物越来越感兴趣，所

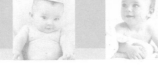
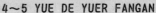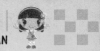
以很愿意到室外玩，这就为宝宝的身体锻炼提供了机会。

带宝宝散步的时候，碰到新鲜、有趣的事物时，要把那个事物的名称告诉给宝宝，以此引导和熏陶宝宝学会日常用语和区别不同的事物。没有什么特殊事情的话，每天在外面活动的时间应至少在3个小时以上。

春秋季节每天10分钟以内的日光浴还是非常必要的。如果是比较好走的路，30分钟左右的路程之内可以将婴儿放在婴儿车里推着出去，但路不好的地方车子摇晃厉害，就不宜把婴儿放在车罩下带出去。夏季天气热时，抱着婴儿散步虽好，但夏季天气热时，母亲身体的热量传给婴儿，有时会引起婴儿体温升高。因此，抱着散步10～15分钟后，在阴凉处将婴儿放下来，让婴儿坐在适当的地方休息一下。在冬季风大或日照不好的天气里，尽管懒得出去散步，但为了锻炼婴儿，还是应背着孩子到室外去活动。在充分保护好婴儿的手、脚和耳朵的前提下，至少要让宝宝进行20～30分钟的室外空气浴。值得一提的是，呼吸冷空气有利于锻炼婴儿气管黏膜。

宝宝一天天在长大，他会用一种特有的强烈欲望去接触外部世界，在这时期，宝宝对一切充满了活力和激情，每样事情都易学会，所以，到宝宝出去散步时，不能像马拉松长跑运动员那样一声不吭。当宝宝看到从未见过的东西时会非常兴奋，要抓住这样的机会，让宝宝学会各种事物的名称，就好像教说话一样，比如"看，小狗来了"，"那个姐姐拿着气球呢"等等，宝宝就是在这种反复的会话中渐渐学会了语言。大多数母亲都是出于亲情，对自己还不会说话的宝宝诉说各种各样的事情，无意中教会了婴儿说话。

婴儿满月后，大人即可抱孩子到室外"散步"，选择一天中气候相对适中的时间段，每次5～10分钟即可。婴儿"散步"时可改善机体的气体交换状况，使体内血氧含量增多，有助于其健康发育。

你的宝宝一天天在长大，他会用一种特有的强烈欲望去接触外部世界。在这时期，他们对一切充满了活力和激情，每样事情都易学会。而且，通过散步，他很快就能学会走路，并逐渐学会平衡，形成稳健的步伐。

131

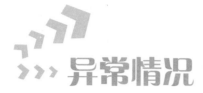

异常情况

肠套叠

　　肠套叠是小儿常见的急腹症之一，多见于4～10个月的婴儿。什么是肠套叠？它是指肠管的一部分套入到邻近肠腔内形成的一种肠梗阻。通俗的讲，就是肠子打结。最常见的是回肠（小肠的末端）套入到与之相连的结肠（大肠的首端）中。任其发展的话，套入部位血液循环受阻，肠管腐烂，出现漏洞，最后引起腹膜炎而导致死亡。

　　肠套叠在我国发病率较高，男孩居多，约占发病人数的2/3。这种病一般发生在4个月以后的婴儿中，尤其是肥胖婴儿。随着年龄的增长，发病率逐渐降低，但对幼儿来讲也并不排除发病的可能性。

　　此外，这种病没有特殊的季节差异，任何季节都可能发生。一直都很健康的宝宝，突然开始大声哭闹，看起来肚子很痛的样子，大概2～3分钟后，安静下来，过一会儿，约15分钟后，又开始哭叫，并伴有呕吐——肠套叠常常就是以这样的方式开始发病的。如果看到孩子剧哭不止，双手紧握，四肢乱动，痛苦的样子，首先应该怀疑是肠套叠在作怪，毫不迟疑，马上到医院就诊。可在初诊的时候，被误诊为消化不良的例子还是不少的，医生为孩子开了药方并打了针，可孩子的病情仍不见好转，母亲担心的再次来到医院就诊，这次被转诊到外科，婴儿才获救。

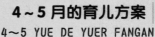

幸运的是，现在越来越多的家长，了解到了肠套叠这种病，也大多被告知：小心宝宝肠套叠！所以，每当宝宝出现与肠套叠类似的症状时，母亲都要按肠套叠来对待，急忙找医生就诊。这样的小题大做是值得提倡的，是对宝宝最有利的呵护。

毕竟肠套叠具有隐蔽性，若发病在6小时以内（实际应该是2小时以内），可采用从肛门注入钡剂的方法，在X线透视下，将套叠的部分拉回到原来的位置。如果发病超过8小时，就要施行全身麻醉，将管子插入气管中保持呼吸畅通，然后边点滴、边进行复位。这种处置方式只有外科医生才能做，小儿科医生多是无法完成的。发病时间如果超过24小时，"打结"的部分小肠有可能坏死，就必须进行开腹手术。但此时即使手术也不能保证婴儿一定都能得救。在所有疾病中，像这种早期诊断如此重要、母亲责任如此重大的疾病几乎是没有的。

肠套叠常常伴有呕吐，实际上大多数婴儿在疼痛的最初阶段是没有呕吐的，有的婴儿是在20～30分钟后开始呕吐，初为乳汁、乳块或食物残渣，以后带有胆汁，晚期可吐出粪便样液体。

婴儿在肠套叠发病初期并没有发热，过几个小时后才开始出现37.5℃左右的热。

需要反复强调的是：在发病30分钟以内，亲属或医生必须想到有肠套叠的可能性。最不幸的是，母亲和最初看病的医生都没注意到是肠套叠，病情恶化后出现肠破裂，引起腹膜炎后才将婴儿送到外科。

5～6个月的婴儿突然大哭起来，可妈妈或其他看护人并没有留心，等到孩子开始吐奶才发觉有些不对劲，于是便慌忙带孩子去医院。医生检查腹部也不能发现有什么异常，于是根据吐奶的症状诊断为"消化不良"，然后注射一针葡萄糖液予以控制。婴儿打针时，由于痛一定会拼命的大哭。回家后也依然是哭个不停，可大人以为是因为打针引起的疼痛，并不太在意，尽管婴儿不断吐奶，可因为已打过针了，认为不会有其他问题。到了第2天，婴儿出现了便血，并且软弱无力，因此又去就医。到这时仍然以为是消化不良，并不着急，在病人很多的候诊室排队。好容易按号排到了，才被确诊为"腹膜炎"而介绍

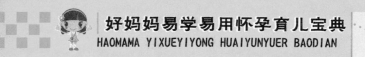
到外科。

这样的例子时有发生，所以当母亲发现婴儿表情很痛苦，肚子阵阵绞痛，大声哭闹，四肢乱挣动，伴有面色苍白，额出冷汗，发作数分钟后，又安静如常，甚至可以入睡，但隔不久，约10～60分钟后，腹痛再次出现，再次哭闹不止，如此反复发作，与此同时，伴有呕吐、拒绝吃奶等现象时，应该立即想到"肠套叠"，尽快到外科诊治。病初排便，1～2次为正常便，哭闹过4～12个小时后，孩子多排出果酱样便或深红色血水便，这是由于肠管缺血，坏死所致。

婴儿肠套叠虽然来势凶猛，但是对阵发性哭闹的孩子，怀疑是肠套叠时，就应争取时间，迅速到医院就诊，凡病程在48小时内的原发性肠套叠，无脱水症，腹不胀，可以用气灌肠疗法使肠管复位，复位率在95％以上；晚期病情严重者，需手术治疗。

肠套叠病因至今尚不明了，一般认为婴儿时期生长发育迅速，需要添加辅食来保证营养摄入，而消化道发育尚不成熟，功能较差，各种消化酶分泌较少，使消化系统处于"超负荷"工作状态，年轻的父母不了解这个特点，胡乱给孩子吃些不易消化的食物，更增加肠胃道的负担，诱发肠蠕动紊乱，导致肠套叠的发生。也有的婴儿是患感冒发热几天，退热以后发生肠套叠，还有的是轻度腹泻后发生肠套叠。另外，肠套叠手术中发现婴儿有肠系膜淋巴结肿大，从这一点上可以断定，病毒感染也是肠套叠的病因之一。虽然引起肠套叠的具体原因不是很清楚，但它还是可以预防的：平时要注意科学喂养，不要过饥过饱；给孩子添加辅食要循序渐进，不要操之过急；另外，要注意气候的变化，随时增减衣服。

便秘

小儿便秘和腹泻一样也是一种较常见的症状，根据引起便秘的不同原因可分两大类：一类属功能性便秘，这类便秘较多见，经过饮食、运动等的调理

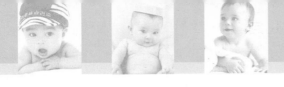
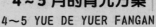
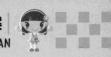
可以痊愈。另一类则是先天性肠道畸形导致的便秘，这种便秘通过一般调理是不能痊愈的，必须经外科手术矫治才能彻底治愈，绝大多数的婴儿便秘都属功能性便秘。

有的宝宝出生一个月左右有便秘的情况，那么从这个月开始练习用勺吃东西，如果用勺吃得很好，可喂些酸奶类的食品。第1天只喂2勺，如果没有什么异常，以后每天可增加1倍的量，喂到50毫升时，若婴儿能开始每天排便，就按这个量继续喂下去。增加到100毫升后仍没有效果时，可适当再多喂一些，但要看婴儿是否愿意吃，如果不愿意吃不能勉强。

除了喂宝宝酸奶吃，解决宝宝便秘还需要多喂水，多添加蔬菜和水果。此外，妈妈平时多给宝宝进行腹部顺时针的按摩，促进胃肠的蠕动。

妈妈可将水果弄碎后喂给宝宝。可是，并不是所有的宝宝吃水果后大便都能变软，这是因人而异的。有的宝宝吃了香蕉后大便就开始变软，而有的反而变硬了。若听别人说他的小宝宝吃了苹果泥后便秘得到治愈，但苹果对自己的宝宝未必就有效，但可以先试一试，记得要选择应季的最易买到的水果。

妈妈在宝宝的饮食上要多下点功夫，宝宝用的奶瓶、小碗等要严格消毒。小碗最好选陶瓷的，因为陶瓷用具洗刷或煮沸都很方便。当然用搅拌机也可以，但前提是事先必须彻底消毒。每次喂宝宝多少，要根据宝宝自身的情况来定，一点一点试着逐渐加量，直到找到一个适合自己宝宝的量，然后照此量喂下去。

妈妈要多给便秘的宝宝喂水果，当宝宝习惯用勺吃东西后，也可以喂些水果以外的食物。可从大人每天吃的副食，如南瓜、土豆、红薯等中取出一小部分，用勺碾碎后喂小宝宝。

宝宝虽然每2～3天才排一次便，可精神好，一切正常，大便时也不痛苦，就不要太在意。但妈妈还是要给宝宝养成排便的习惯，每天定时给宝宝把大便，就算宝宝没便，妈妈也要每天定时把一会，这样宝宝就可以养成定时排便的习惯了。

一直吃母乳的宝宝，若到了这个月后不是每天排便了，这很有可能是妈

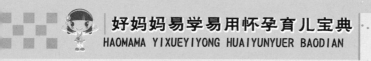
妈母乳不足的缘故。观察婴儿体重增加情况，如果平均每天只增加10克，就应该加牛奶。牛奶喂养的宝宝到了这个月以后开始出现便秘，大概是宝宝喝奶快的缘故，放慢宝宝的喝奶速度，另外将奶粉冲淡一些。夏季里，宝宝一般不怎么爱喝牛奶，只要宝宝大便时不痛苦，妈妈就不用采取一些特殊措施。

湿疹不愈

3个月之前，婴儿的湿疹只出现在脸上，可到了这个月，湿疹突然蔓延开来，不仅脸部，头部也长出脂溢性的疮痂，就像带上了假面具一样。

湿疹归根到底就是由于宝宝体内的某些原因引起的皮肤过敏，特别容易反复，随着宝宝年龄的增加和抵抗力的增加会慢慢消失的。

当湿疹继续蔓延到后背和腹部，出现大片的红色疹子时，母亲就开始担心起来：这种怪物似的脸如果不能治愈该如何是好，婴儿的脸上如果留下瘢痕该有多烦恼。然而，湿疹这种病不管有多么严重，到时都会自然痊愈，而不会留下任何痕迹。不论是母乳喂养的婴儿还是牛奶喂养的婴儿，都有得湿疹的可能。如果是母乳喂养的话，妈妈饮食是要忌口的，尽量不要吃海鲜，豆类，鸡蛋也要少吃，这些都是容易诱发湿疹的。牛奶喂养的宝宝患了湿疹以后，妈妈首先会想到换一下牛奶，可是，这样也做并不能达到目的。

妈妈是对付宝宝湿疹的关键人物，怎样护理宝宝的皮肤只有妈妈最清楚。妈妈在了解了宝宝瘙痒的特点和规律后，在医生的指导下，灵活使用浓度不同的外用药。但总体治疗原则是：用什么样药物剂型治疗湿疹依据湿疹表现而定，如红肿明显，渗出多者应选溶液冷湿敷，不可用油膏；红斑、丘疹时可用洗剂、乳剂、泥膏、油剂等；呈水疱、糜烂者需用油剂；表现为鳞屑，结痂者用软膏。

湿疹可使用的药物种类繁多，应在医生指导下用药，凡更换新药前，一定把以前所用药物清除干净，在更换药物时最好先在小块湿疹部位涂擦，观察效果，以决定是否使用，避免因药物使用不当加重病情。

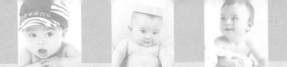
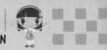
湿疹主要是奶水碰到了，晚上有溢奶到脸上没有及时擦干净就会有湿疹，发现有奶在宝宝脸上，就要用温水洗。宝宝湿疹预防很重要，给宝宝买衣服时，要选择内衣松软宽大的棉织品或细软布料，不要穿化纤织物，内、外衣均忌羊毛织物，以及绒线衣衫，最好穿棉花料的夹袄、棉袄、绒布衫等。

宝宝患有湿疹后，洗脸洗澡都应用温开水清洗，且不用碱性肥皂水洗，只需给宝宝涂一些植物油便可。因为湿疹发痒，宝宝会经常转动头部去摩擦或用手挠抓，从而使湿疹加重，因此必须加以阻止。4个月的宝宝手脚酷爱活动，这时妈妈如果采用一些过去的办法将宝宝的胳膊束缚起来，这样，宝宝自己玩耍时是不会刮到脸上，可是宝宝玩的不尽兴，没有足够的自由，这样时间长了，宝宝就该哭闹了。

为了分散宝宝的注意力，妈妈可以抱着宝宝到户外兜兜风，感受一下室外的美好事物。

太阳光对皮肤有较强的刺激，应尽可能的避开直射光线。

感冒

4～5个月的宝宝由于免疫系统尚未发育成熟，所以很容易被传染感冒。出现鼻塞、打喷嚏等症状时，这时妈妈就得注意了。不过，6个月之前的宝宝感冒时是不会有高热的，一般在37.5℃左右。虽然食欲不是很好，但还是会喝一些奶的。感冒初期会流清鼻涕，三四天后变为发黄的浓鼻涕，然后慢慢开始好转。80%～90%的感冒都是由病毒引起的，能引起感冒的病毒有200多种，占10%～20%的感冒是由细菌引起的。抗生素一般用于中耳炎和肺炎的预防，对感冒是不起作用的。如果父母一方得了感冒，二三天后婴儿也出现感冒的症状，这时可以断定感冒已传染给了婴儿。宝宝即使患了感冒，但在能吃奶，不腹泻，也不哭闹的情况下，妈妈只要给宝宝穿暖和点舒服点，感冒自然会好起来。

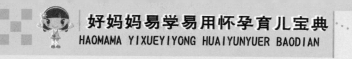
在感冒期间，宝宝不想吃奶，妈妈可帮宝宝榨些果汁。宝宝身体不舒服的时候，要尽量控制入浴。已经开始吃断乳食物的宝宝，只要愿意吃就可以像平时一样喂下去。

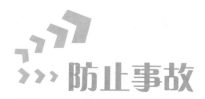

>>> 防止事故

4个多月的小宝宝最常发生的事故仍是坠床。这时宝宝的腿脚的劲更大了，还有的宝宝这个时候已会侧翻身，所以，这个时候很容易从没有栏杆的床上掉下来。倘若小宝宝已出现过两次以上这样的事故，妈妈就应在床下铺上毛毯或长毛绒的地毯，以免宝宝直接摔到木地板或地砖上。在宝宝睡觉的周围不要放置熨斗和暖水瓶等金属器具。

夏季里多发生的是婴儿被蚊香烧伤。宝宝睡觉时旁边点着蚊或其他部位就会触到蚊香而被烧伤。况且，蚊香点燃后有烟雾，对宝宝的眼睛和呼吸都不太好，因此，蚊香应放在离婴儿较远的地方。

宝宝的生命是非常脆弱的，妈妈一个很小的疏忽，就很有可能给宝宝带来致命的伤害。以前常发生塑料袋危及宝宝生命的事故。有的妈妈买完东西，将袋子仍在枕头边，当风把袋子吹到宝宝脸上时，4个月大的宝宝虽然会哭叫，但还不能用手将它拿开。因此，大人要随手把塑料袋及时扔进垃圾箱。

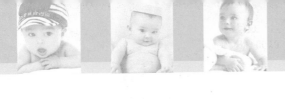
>>> 智能训练

培养宝宝的视觉观察力

刚开始的时候，宝宝正是通过观看、倾听、触摸、品味、嗅闻和运动来观察世界，认识世界的。所以，可以运用身边的各种物体，让宝宝观看它们的形态，如大小、长短、色彩、光洁程度等，激发他们观看的兴趣和探索的愿望。

除此之外，还可以设置一些小道具，让宝宝观看不同条件下物体的线条、形状、明暗的变化，增加他们对动态的观察能力。如把一根筷子放入盛水的杯子里，宝宝会看到筷子折射后的拐角；用一块积木对着灯光移动，宝宝会看到积木在墙上的投影的大小。

与宝宝一起玩

进入五个月，当宝宝醒着时，不会再静静地躺着不动了，他（她）会变得顽皮起来，或左右看看周围环境中他感兴趣的东西，或玩玩自己的手，或翻翻身。因此，爸爸妈妈应该利用这段时间多和宝宝一起玩玩游戏，如捉迷藏、玩玩具等，有意识地让宝宝模仿你的动作，帮助宝宝发展他的动作及感、知觉等心理能力。

教宝宝自己玩

满五个月后，只要妈妈一走开，"聪明的"宝宝马上就要哭闹起来。整天抱、背反而会使宝宝变成溺爱型，所以，从这个月开始，要设法让宝宝慢慢习惯自己一个人玩。虽然4～5个月的婴儿，手的动作有了一定的发展，会抓握玩具，并对有响声的玩具表现出兴趣。但此时婴儿手的动作发展还很差，还不能独立地玩玩具，这就要求爸爸妈妈教会他自己玩。

婴儿在自己玩的过程中看看、摇摇、摸摸、听听，不仅可以发展视觉、听觉、触觉、注意力及手的动作，而且会对客观事物产生浅表的认识和感受，激发对玩具的兴趣，也为从小培养其独立活动打下基础。

教宝宝玩的方法有以下几种：

要提供适合宝宝特点的玩具，如花铃铛、手铃、一握即响的小动物等。

在教宝宝玩时，要以愉快、亲切的表情拿一个玩具给宝宝看，摇摇铃给他听，同时给宝宝讲玩具的名称。反复几次后把玩具放在宝宝自己手里，先由你把着手教他拿，教他摇，并以赞赏鼓励的语气，强化宝宝的动作。

把玩具悬挂在小床上方宝宝伸手能触到的高度，让宝宝看、碰触，经过训练，5～6个月的婴儿就会自己玩了。

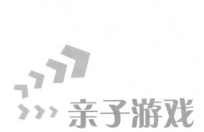

亲子游戏

一、捉迷藏游戏

　　让宝宝躺着或靠被子坐着，然后让宝宝看着自己的脸，再用手帕或手蒙住自己的脸，并逗引宝宝说"妈妈在哪儿?"接着露出笑脸，同时说"喵……喵……妈妈在这里"。重复多次后，可叫宝宝自己用手拉去妈妈脸上的手帕。逐渐地将手帕蒙在宝宝自己的脸上，开始由你拉下手帕，然后叫他自己拉下手帕，互相捉迷藏。这个游戏主要训练婴儿协调语言和动作的能力。

二、拉锯游戏

　　让宝宝靠被子坐着，或由一人把他抱在怀里，妈妈双手握着宝宝的手腕，边说歌谣边轻轻地左右手交叉来回拉宝宝的双臂，歌谣内容是拉大锯，扯大锯，姥姥门前唱大戏，爸爸去，妈妈去，小宝宝也要去! 歌谣说完，动作停止。

三、注视"灯"

　　抱起宝宝，你用手指着电灯，并按开关使灯一明一暗，同时说"灯"，使他从注视你的嘴唇转向注视变化的灯。每天至少练习5~6次，直到你一说"灯"，他就用眼睛盯着灯。这样可使宝宝认识日常物品，发展认知能力。

四、走入外面的世界

对宝宝来说，妈妈是陪他玩的最好伙伴。因此，妈妈要尽可能多接触婴儿。天气好时，可以带宝宝出来走一走，去附近的公园，让宝宝看别的宝宝玩，多接触一下大自然和小动物。并对宝宝说："花好美呀！""这儿有只小狗。"宝宝会对新的世界感到好奇，为今后适应社会生活，开发婴儿智力大有好处。因此，从小要多带宝宝到室外活动。

五、让宝宝自己玩

用被子把宝宝"围"起来，或者把宝宝放在带围栏的小床里。在宝宝面前放上会发声的橡皮玩具，可以抱的布娃娃或其他小动物玩具，让宝宝自己玩玩具。或妈妈走过去帮他把玩具弄出声音来，再把玩具放到不同的地方，逗引宝宝变换体位，抓握玩具。这样能发展宝宝认识物体和寻找物体的能力，同时锻炼其手眼协调能力。

注意：婴儿长到五个月左右，拿东西时会抓住不放且胡乱挥舞而弄伤自己的脸，所以玩具应以柔软为宜，绝不能有易掉落的动物金属眼睛、小纽扣等。

虽然要让宝宝以躺卧位，但也不要长时间保持这种姿势，以防脊柱弯曲。同时注意让宝宝拿东西时学会把大拇指和其他四指分开。

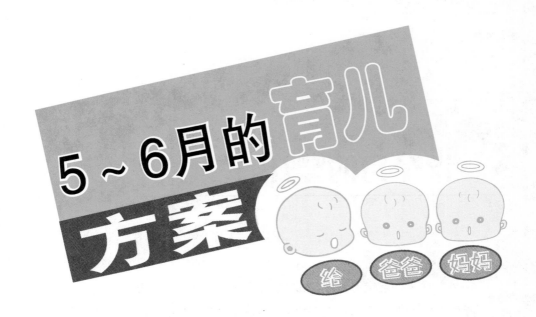

5~6 YUE DE YU ER FANG AN

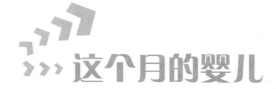
>>> 这个月的婴儿

5～6个月时，宝宝已逐渐"成熟"起来，宝宝身体各部分的运动功能进一步加强，力气增大了，对自己周围的事物也越来越感兴趣，"什么都想看一看"，"什么都想摸一摸"。在小宝宝耳后看不见的地方晃动哗啷棒，他就会转动脑袋顺着响声寻找（因为能听到）。抱起来时会伸手抓妈妈的鼻子。把玩具拿到面前时，总想用手去抓。手里握着的东西，不是摇动就是放在嘴里啃。

腿脚的蹬力也越来越大，经常把妈妈给盖好的被子蹬开。不包上双腿，就会胡乱拍打被子发出啪哒啪哒的响声。抱起来放在膝盖上时能站一小会儿，并能一蹦一蹦地跳起。

5个多月的宝宝已经能够根据自己的需要是否得到满足而表现出喜怒哀乐等各种情绪。比如，当宝宝正在喝奶的时候，奶瓶突然被拿走了，小家伙就会用哭来表示生气和不满的情绪。

发育早一点的宝宝在夏天穿衣服少时能翻身。大多数宝宝已经能够靠着东西坐起来了，有的宝宝即使不靠着也能坐10～15分钟。还有的宝宝坐着时后背像虾一样曲起，够到自己的脚趾后用嘴去啃。但是爬行还受到一定的限制。

可并不是所有的宝宝到5个月时都能达到这个程度，有的宝宝抱起来立在膝盖上也不会蹦跳，这些都不必在意，因为每个宝宝都存在个体差异，不必总和别人家的宝宝比，只要和自身比，每个阶段宝宝都有进步就行了。

5～6个月的宝宝对周围的认识能力更进了一步。会用表情表达自己内心

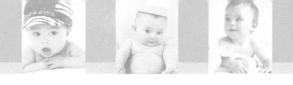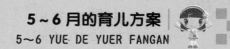

的想法，一看到妈妈就会露出非常高兴的表情，而见到陌生人时，有的宝宝做出躲闪的姿态，有的就会大哭。还有的宝宝只要母亲离开就哭。玩具掉到地上也能用眼睛去寻找。然而，不同的宝宝对外界的感觉是不同的，这一点从预防接种时的表现可以看出。打针时，有的宝宝一声不吭，有的宝宝打完针后过一会儿才哭，而有的宝宝针头触到皮肤的瞬间就开始大哭。这是宝宝的天性，并不是教育所能改变的。

5～6个月大的宝宝的睡眠比较有规律，随着宝宝对周围世界求知欲的迅速发展，和上个月相比，白天的睡眠时间有所减少。一般上午睡1～2小时，下午睡2～3小时。由于宝宝对周围的认知能力有所发展，白天比较兴奋，所以，夜间睡眠比以前香，原来夜里醒两次，现在只醒一次，原来醒一次的，现在会一觉睡到天亮。

原来夜里要醒两次的宝宝，现在变为1次。而原来只醒1次的婴儿现在可以一觉睡到天亮。当然，这只是一般性的情况，爱动型的宝宝睡眠时间比较短，以至于妈妈担心他睡眠不足，会影响发育。这种担忧是多余的。还有少数的宝宝，从第五个月以后夜间睡眠反而不好，经常一晚上要哭醒两三次，妈妈又抱又哄，喂奶喂水，十分头疼，这是宝宝个性所致，与教育、培养无关。

宝宝白天接触各种事物的机会增多，难免要受到惊吓。说话大点声、马路上的喇叭声等都会吓倒他。有时大概在夜里睡觉时又梦见白天的情景，突然大叫，然后就开始哭起来。到本月龄为止从未受过什么委屈的宝宝，在预防接种时会哭闹特别厉害，并从此开始，夜间常常突然大哭，可以想象，这是打针时受到了惊吓，夜里又梦见自己在打针。最让家长头疼的"夜啼"绝大多数是从5个月时开始的。宝宝夜里常常因惊吓而突然大哭起来，怎么哄也不行。

下面我们来谈谈排便。在排便方面，大多数宝宝是每天排便1～2次，便质较软，母乳喂养的宝宝有不少每天多达4～5次，而宝宝饮食太少，消化后的余渣就少，大便自然就少，便秘型的宝宝2～3天才能排出便。也有的宝宝在这个月吃水果或酸奶后大便就变得通畅了。在这个月里出现较多的大便异常是腹泻。多发于从上个月开始吃断乳食品且进展较快的宝宝。已经开始吃浓米汤或米粥的宝宝，不知何故（也许是吃的过多或感冒）大便变稀，妈妈吓得马上停

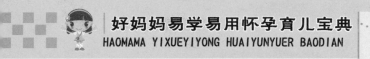
止断乳食品，改成只喂母乳或牛奶，可宝宝大便却还是不能成形。

缺乏婴儿营养学知识的内科医生一般都认为，婴儿腹泻时喂母乳或牛奶是最安全的，所以一听说孩子便稀，就建议停止一切断乳食品。照此方法去做，四五天后也还是不会见好。其实，不论何种病因的腹泻，宝宝的消化道功能虽然降低了，但仍可消化吸收部分营养素，只要宝宝想吃，就可以喂。吃牛奶的宝宝每次喂奶量可以减少1/3左右，奶中稍加些水，如果减量后宝宝不够吃，可以补喂胡萝卜水、新鲜蔬菜水、以补充无机盐和维生素。已经加粥等辅助食品的宝宝，可将这些食物数量稍微减少，若停吃断乳食品，而改为只吃母乳或牛奶，腹泻不会好转。要根据宝宝的口渴情况保证喂水。

这个阶段，宝宝小便的次数相对减少，排尿时间也比较规律。天气暖和，给比较乖的宝宝在便盆上把尿，多数时候能成功。但这种做法只是节省了宝宝的洗尿布时间，在宝宝的教育方面并没有任何意义。对小便次数相对多的宝宝，即便给他把尿他也不会很好配合。

宝宝5个多月以后，吐奶现象几乎就不怎么发生了。但在炎热的季节，宝宝偶尔会因喝了过多的果汁后，又吐出来，同喝奶过量后吐奶一样。

最常见的吐奶，是胸部积痰的婴儿在夜里睡觉咳嗽时，把睡觉前喝进的奶又全部吐出来。倘若宝宝吐奶后还是很正常，就说明宝宝没病。

断乳食品的添加量和方法取决于宝宝的需求量及人乳缺乏的程度，也就是说，妈妈在烹制断乳食品的时候，要根据宝宝的实际情况决定，而不应该按照食谱去做。

宝宝不喜欢吃母乳以外的其他食品时不要勉强。吃惯母乳的宝宝不仅仅把母乳作为赖以生存的食物，而且对母乳有一种特殊的感情，倘若宝宝用舌头将喂进嘴里的东西吐出来，就说明这时开始断奶还为时过早。为了使宝宝能在生理上、心理上顺利度过断奶期，妈妈应该有个长远的打算，从宝宝4个月起按时添加辅食，逐渐喂些奶糕、米粉、稀饭等，为断奶做准备，若是小宝宝伸手去抓盛着米粥的勺子，表现出很想要的样子，那么就可逐步过渡到断奶期。在断奶时机的把握上，并不在于孩子已长到5个月或体重已达到6千克等这些外部条件，而是取决于宝宝自身是否有想吃的愿望。倘若操之过急，无视宝宝的

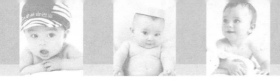
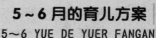
主动性，再高明的厨师做出的食品也不会成功地让宝宝实现断奶。但是，因宝宝对烂面条、米粥、麦片粥等有好感就无限度地加量，也是不可取的。可以通过测量体重的方法加以控制，倘若每10天宝宝体重增加在300克以上，就说明饮食过量。

一些孩子生来就不喜欢吃米粥、面包粥这类糊状的食物，而是爱吃小圆松饼（用面粉、鸡蛋、白糖烤制的小点心）或烤的膨松的年糕片。与其花上很长时间勉强宝宝吃他不喜欢的米粥，还不如暂时让宝宝吃些鸡蛋、鱼肉等动物性蛋白，待上下牙齿长齐后直接吃米饭。无论怎么说，没有必要硬让宝宝吃他不喜欢的食物。

一般来说，在秋季断奶较为适宜。秋季天气凉爽，正是各种水果的丰收时节，各种辅助食品供应也较为丰富，有利于宝宝断奶。千万不要选择在夏季断奶，夏季天气酷热，宝宝消化功能下降，加之出汗多，体能消耗大，高温还会增加胃肠道传染病的发生机会，宝宝容易腹泻，引起消化不良，严重的会造成脱水。所以，夏季时，妈妈最好延期几个月再实施断奶计划。

再次有必要提到的是小儿疾病—肠套叠。

肠套叠也容易被误诊，关键是母亲要想到这么大的婴儿可能会患这种病，这就会大大减少误诊的可能。除此之外，一般情况下婴儿不会有特别严重的疾病。

至今为止一直很健康的宝宝突然大声哭叫起来，这种情况大多是因为肚子痛。持续2~3分钟后，正在着急该怎么办时，宝宝却恢复了正常，然而过几分钟后又开始大哭，怎么哄也无济于事，给奶也不吃，或喝进去不一会又全部吐出来，这种情况，应该马上想到"肠套叠"，必须马上去医院治疗。若尽早治疗，不用手术也可痊愈。若是时间长了，就必须进行腹部手术治疗。妈妈能否及时发现病情，直接关系到宝宝的生命，单从妈妈是否了解肠套叠这一点上，就可能导致完全不同的结果，因此，妈妈们务必记住肠套叠这种病。

在前1个月中，曾提到在医院候诊室里容易传染疾病，如果每天抱着宝宝去医院，得病的机会反而会会大大增多。宝宝5个月后可能感染麻疹，不过因为从母体获得的免疫抗体还没有完全消失，所以这时出麻疹症状很轻。前1个

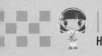
月内容中提到的中耳炎、外耳炎及"哮喘性支气管炎"，在这个月龄的宝宝中同样有可能出现。近些年，幼儿急疹的月龄越来越提前，5个月的婴儿中已开始有得这种病的。当婴儿第一次身体发热时，应首先考虑幼儿急疹的可能性。

5个多月的宝宝最常见的发热是在接种了百日破三联疫苗之后（第1期的第2次、第3次多见）。因为这种热是在注射后6～24小时期间出现的，所以一般人都能想到预防接种这个原因。走远路后，宝宝有时会出现高热，这是因为在妈妈体温与外界气温之间，宝宝像三明治面包一样被夹在中间，引起了中暑。宝宝更容易车内中暑。这是因为，宝宝在车内不能自由活动，不是妈妈抱在怀里，就是被固定在儿童安全座里，妈妈的体温和安全座内的憋闷，都会影响宝宝散热。一般认为5～6个月是宝宝断奶的过渡阶段，可是营养只是人生的一部分，人不能只为饮食而生活，只重视断乳食品是不妥当的。

每个妈妈都希望自己的宝宝拥有健康强壮的身体，可却没有想过，宝宝的体质锻炼应该从宝宝诞生那天就开始，更何况这一时期的宝宝对外界的认识已逐步加深，身体的运动更加的灵活，错过了这一绝佳的"锻炼开始期"实在是很可惜。倘若天气不是十分的冷，应尽可能多带宝宝到室外新鲜空气中活动。在安全的地方，让宝宝练习爬、翻身、抓玩具等，使婴儿积极主动地运动身体。这个时期的宝宝，喜欢重复某一个动作，经常事故意把手中的东西仍在地上，捡起来又仍，可反复20多次，也常把一件物体拉到身边，推开，再拉回，反复动作，这是宝宝在显示他的能力。没有这种主动性、比较老实的宝宝，必须做婴儿体操。值得注意的是，天气转冷时不能让宝宝养成穿衣服过多的习惯。

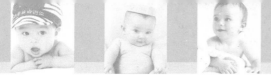

本月婴儿喂养方法

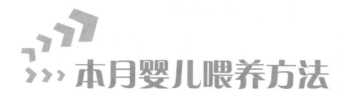

用母乳喂养时

宝宝5个月大的时候，开始想吃除了以前单调的母乳以外的食物，看到大人在吃饭，一边伸着小手去抓，一边舌头发出巴嗒巴嗒的声响。如果小家伙有这样的表现，就可以开始给宝宝喂一些代乳食物，有很多的宝宝在4个多月大的时候就已经品尝其他食物了。5个月的时候母乳还足够，快近6个月时却突然变少。这个时候可以每天加1次牛奶（180毫升）。对已经喝惯母乳的宝宝来说，恐怕不会轻易接受奶瓶。只要宝宝能喝下牛奶，用杯子喂也未尝不可。

每个婴儿都有自己的喜欢和爱好，有的虽不爱喝奶粉，但鲜奶还是肯喝下去的。不管是低温杀菌还是高温杀菌的鲜奶，都应再煮沸1次。以防引起未满周岁婴儿的轻微肠道出血。对于只喝牛奶而不吃断乳食品的宝宝，妈妈应选择强化的含铁奶粉，以预防贫血的发生。这个月如果宝宝既不愿意喝奶粉又不愿意喝鲜奶的话，就应适当加快断奶的速度，使不足的能量得以及时补充。上个月不爱吃辅食的宝宝，这个月有可能仍然不太爱吃辅食，但大多数母乳喂养儿到了这个月，就开始爱吃辅食了，如果妈妈的母乳仍然很充裕的话，就不要因为辅食的添加而影响母乳的喂养。

有的宝宝每两天或3天才大便1次，而且大便干硬，大便时宝宝显出很难受的样子。这样的宝宝倘若不喜欢喝奶粉或鲜奶，可以用勺适当地喂些酸奶。

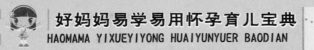
当然了，每天大便两次或更多的宝宝如果吃了酸奶，那大便次数就会更多。吃点鸡蛋菜粥或面包粥是最好的了。

在这个月里，母乳不足，要具体加多少奶粉或鲜奶，应视婴儿的体重增加情况进行大概的估算。5个月大的宝宝，体重增加应为平均每天15克左右。如果与10天前同一时间测得的体重相比，婴儿体重增加不到150克，就应每天加1次牛奶（180～200毫升）。如果10天体重增加少于100克，每天应加两次牛奶。加完牛奶10天后再测体重，如果接近150克，就可以继续喂下去。

前面我们说，在母乳充足、婴儿也很满足，且体重增加平均为150克以上的情况下，5个月的婴儿也应开始逐渐添加一些母乳以外的食品。这时不是非要去买市面上的断奶食品，最好是用家里现有的食品自然地过渡到断乳食品中。

在母乳充足的情况下，为什么要加断乳食品呢？这是因为担心母乳中铁的成分不足。

婴儿出生后大约4个月之内，体内储存有从母体中带来的铁，母乳中即使含铁不足也不会妨碍婴儿的生长。但过了5个月之后，婴儿体内储备的铁量在逐渐地减少。特别是出生时体重在2.5千克以下的婴儿，在2～3个月是婴儿的快速生长期，为生成血色素、增加血液量，就要用去储存的铁。持续母乳单一喂养下去，大概宝宝到6个月时就会出现贫血。所以，为了预防贫血，大人必须从宝宝5个月起开始就增加母乳或牛奶以外的食物。这也是早产儿之所以要尽早补充断乳食品的原因。宝宝随着辅食的增加，母乳的量将逐渐的减少。但这个时期婴儿吃的代乳食物量还只是很少的一部分，所以原来的母乳量不应改变。

有的妈妈一边用现有的食品做断乳食品，一边还哺乳着宝宝时，发现母乳不知何故突然减少时，这些妈妈便会不知所措。这时妈妈大可不必着急，因为牛奶并不是必不可少的，补充其他的动物性蛋白食品也是可以的，如鱼肉、鸡蛋等，有些出售的现成婴儿食物中也含有牛肉和鸡肉。给宝宝多尝试些有营养的吃的，几经尝试后，找出宝宝最喜爱的食物，然后连续喂下去，宝宝在妈妈的精心呵护下，不多久就什么食物都能吃了。

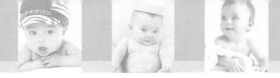

用牛奶喂养时

牛奶喂养的宝宝厌食牛奶的很少，尤其是5～6个月时，婴儿即使喝奶过量也不会太挑剔。能吃的小宝宝无论给多少也总是显出不够的样子，他们爱吃牛奶，添加辅食也比较容易。

添加辅食后，牛奶的摄入总量应该控制在1000毫升以内。胖宝宝虽然可爱，但妈妈也不能一味地满足小宝宝的食欲就无限地增加奶量。大多数婴儿是每天5次奶，每次200毫升。有的婴儿200毫升可能不够吃。如果晚上睡觉前喝250毫升奶后，婴儿夜里1次不醒，可以在睡觉前给250毫升。但要适当减少白天的奶量，即5次奶中要有1次减少至150毫升，不够的部分可以用果汁或菜汤补充。

一般喂奶粉的宝宝五六个月时最容易打下"巨型儿"的基础。因此，大人有必要为宝宝称体重。最少每10天测1次体重。正常为每10天增加体重150～200克。倘若超过了200克以上，就必须加以控制。超过300克就有成为"巨型儿"的倾向，这时家长可以在喂奶之前或喝完奶后适当给些果汁或浓度小的酸奶。总之，小宝宝不胖不瘦才最好。由于从这个月起开始要逐渐过渡到断奶，因此可以用断乳食品对婴儿的食量进行调节。胃口好的宝宝可适当用米粥代替牛奶，米粥营养少但能填饱肚子。一般能吃爱吃的宝宝不太在乎食物的口味，不管是米粥还是面包粥，各种各样的食品都喜欢吃。200毫升奶似乎还不够喝时，可以在喝牛奶之前，先喂些米粥或麦片粥（面包粥营养价值太高），再喂些菜汤或清汤，然后喂200毫升牛奶（尽量只喂180毫升），这是对食量大的婴儿采取的办法。对每天5次奶、每次180毫升就满足的婴儿，一般是先给代乳食物，然后再喂180毫升牛奶。对原来食量就小的宝宝，如果体重平均每天增加不到10克，应尽早开始吃辅食，但辅食同样也吃得少，不要担心宝宝会挨饿或吃不饱，没关系，因为这是食量少的婴儿的一种生活方式。

总之，不论是胖宝宝还是瘦宝宝，辅食要一种一种地添加，若果宝宝特别偏爱辅食，牛奶也市不能断的，这个月宝宝应该仍以奶类为主要食物。

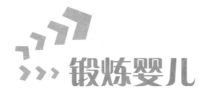

锻炼婴儿

　　5～6个月是婴儿的认识能力进一步提高的时期。婴儿对外面世界表现出越来越浓的兴趣，感受到的人生快乐也随之增加。应紧紧抓住婴儿感兴趣的一切事物，借机对婴儿的身体进行锻炼。

　　宝宝在5个多月大时，自己能坐起来了。因此，妈妈更方便用婴儿车推着宝宝到外面活动了。在温暖的季节，这个月龄的婴儿每天最好有3个小时在户外度过，而且是要充分的让宝宝玩。

　　有的家长怕宝宝弄脏衣服，或怕宝宝摔着，就总是抱在怀里。殊不知，家长的这种呵护有时对宝宝是一种束缚。宝宝在"摸爬滚打"中不仅体验到了人生的快乐，还能增强体质、促进自身的健康发展，还能够开发大脑潜能、促进智能发展，变得更聪明。所以，家人疼爱的将宝宝一天抱到晚，就会使宝宝丧失很多锻炼的机会。

　　户外活动时，穿着不宜过多，有的家长担心宝宝受凉，每次外出时给孩子穿上大衣，戴上帽子、口罩、围巾等，全身捂的严严实实，身体无法接触空气、阳光，这就达不到锻炼的目的了，反而会使孩子变得弱不禁风，容易受凉生病。当然，天气冷，适当给孩子多穿一点衣服是必要的，最好给孩子穿一件稍长一些的棉背心，这样既避免受冷又便于孩子手脚活动。

　　夏季里，大部分人都愿意躲在家里吹空调，可小宝宝喜欢的是天然的清

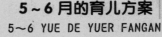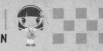

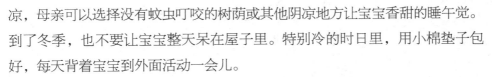

凉，母亲可以选择没有蚊虫叮咬的树荫或其他阴凉地方让宝宝香甜的睡午觉。到了冬季，也不要让宝宝整天呆在屋子里。特别冷的时日里，用小棉垫子包好，每天背着宝宝到外面活动一会儿。

到了室外，爸爸妈妈也要多用语言跟宝宝交流。爸爸妈妈多说，看到什么就说什么，不断反复的说，并且能让宝宝看到、摸到，让宝宝不断的感受语言，认识事物，宝宝大脑里就会记住许多事物的名称。倘若和宝宝交流的少，宝宝就难以学会说话。比如，当看到邻居家的小白兔， 妈妈可说："看，小白兔，好可爱哦！"看到草丛的小花，就说："好漂亮的鲜花啊！"这不仅让宝宝记住了许多事物的名称，也逐渐培养了宝宝对新事物反应的敏感性。

一般从5 个月开始，宝宝就进入了断奶期。但不能因此就将婴儿所有的生活都纳入到断奶中。对宝宝而言，人生的乐趣并不仅仅在于饮食。有的妈妈将制作营养美味作为人生的一大乐趣，喜欢在厨房里忙乎着做代乳食物，宝宝却被撂在了一边。妈妈应省下这些时间，带着宝宝出去活动。因为宝宝已经能自由的活动了，应带动孩子积极主动的摸爬滚打。不能因宝宝乖就让他整天呆在床上。应让婴儿在地板上多爬一爬，在前方放上1 个玩具逗引他，使宝宝在玩的过程中做一些抬头、撑臂、伸手等运动练习。

房间温度在20℃以上时，可让宝宝裸体或穿单薄、肥大、透气的衣服，进行全身的空气浴。一般的母亲都是在给孩子换尿布的时候进行。妈妈可不要小视空气浴的作用。空气浴可以提高婴儿神经和心血管系统反应的敏度，增强体温调节功能，以适应气温变化，增强对寒冷的适应性。同时还可增强皮肤的呼吸作用，从新鲜空气吸入较多的氧气，抑制一些细菌生长，防止感冒。

为了不使婴儿养成对母亲的依赖性，在醒着的时候，不要总哄逗他玩，要锻炼独自一人玩耍的能力。给婴儿创造一个自己的小天地，放上一些没有危险的玩具，让宝宝自己随便玩。宝宝穿衣不要过多，还应经常入浴。婴儿勤洗澡不仅能保持皮肤清洁、舒适，避免皮肤感染，而且还能促进宝宝全身血液循环。不过给宝宝洗澡一定要有适宜的室温和水温，一般室温保持在28℃，水温达到38℃～40℃才可以给宝宝沐浴。洗澡时将宝宝抱起肘弯，用拇指和食指向前压住耳廓，盖住双耳孔，防止洗澡水流入耳内。在给宝宝洗澡的过程中，动

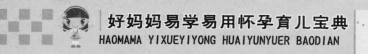
作一定要轻柔、迅速，浴后护理时要注意给宝宝保暖，整个洗澡时间5～10分钟，防止宝宝着凉。洗澡不方便的家庭，可多给宝宝擦洗身子，但这个月龄的婴儿还不能用干布擦身。

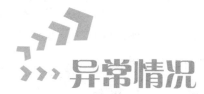

异常情况

经常咳嗽

一向不怎么咳嗽的宝宝，突然在夜里睡觉或者白天醒着时咳嗽一阵。咳嗽厉害的时候，会把刚喝的奶也一起吐出来。宝宝的突然生病让父母非常害怕，不知是什么原因引起的，急忙给宝宝量体温，可体温正常，没有发热的迹象。可是，妈妈还是对宝宝突然地咳嗽不放心，于是就带着宝宝去医院。医生往往做出宝宝气管不好，或"哮喘性支气管炎"的诊断。其实，妈妈还是最好不要将宝宝的这种症状视为很严重的病，而进行过分的治疗，如注射改善体质的药。宝宝只要情绪好，和以前一样爱吃奶，不发热，虽然咳嗽，妈妈也不要以为是什么大毛病。有人说小儿咳嗽不及时治疗是会得哮喘的，所以面对宝宝的咳嗽，妈妈能坐视不管吗？实际上并非如此，只依靠药物或者其他医学手段，而不注重宝宝自身的锻炼，才真有可能发展为哮喘。妈妈的困惑，是可以理解的。但是妈妈一定要做到沉着冷静。既不能盲目的给宝宝喂药也不能仅靠宝宝的免疫力恢复。妈妈需要清楚，小儿咳嗽不是只依靠医生就能医治好的。必须得有妈妈的不懈关怀，妈妈每天坚持带着宝宝出去锻炼身体，才能从根本上治好。身体里的积痰并不是靠药物才能去除的。

那宝宝在咳嗽的时候，该不该洗澡呢？在咳嗽初期也就是刚开始的那一天，如果给宝宝洗澡会增加痰量。可如果宝宝咳嗽已好几天了，洗澡就不会有太大的影响。宝宝咳嗽，洗澡不宜太勤，确实是宝宝脏了，不舒服了，可以在下午3点左右的时候给宝宝洗一洗。要特别注意温度，避免宝宝受凉。

　　宝宝的洗澡次数减少了，可宝宝的锻炼绝不能减少。妈妈抽空就该带着宝宝出去晒太阳，进行空气浴。在户外的空气中，锻炼宝宝的皮肤和气管粘膜，是减少痰分泌的最有效的办法。

　　有的大人生怕宝宝出去着凉再感冒了，整天把宝宝关在楼房里不出去活动，这样宝宝咳嗽便总也好不了。积痰的原因或许是宝宝对某种特定的东西过敏。比如说地毯，有的妈妈为了防止宝宝从床上掉下来摔着，就在家里铺上了地毯，殊不知，地毯会影响宝宝导致积痰。

　　如果妈妈意识到了这一点，把地毯换掉，宝宝咳嗽的症状或许就减轻了。经过妈妈的细心更换，还是不能改变宝宝的咳嗽，就说明咳嗽是其他原因引起的，继续使用也没关系。宝宝积痰，家里是不能养宠物的。因为那些小宠物（猫、狗、鹦鹉等）的皮毛容易对小宝宝产生刺激。另外，爸爸要控制自己吸烟，给宝宝一个舒适、清新的环境。据有关统计，爸爸吸烟，宝宝患呼吸系统疾病的几率要比无烟家庭的宝宝高很多。妈妈在打扫房间的时候，也最好是用吸尘器，不用笤帚。

　　总之，妈妈多加注意是没坏处的。宝宝这个时期胸部发出的喘息声只是一时性的，妈妈不必太紧张，更不要将积痰视为宝宝虚弱，像对待易损物品一样细心照顾。宝宝积痰只是表明痰的分泌量稍多一些而已，不是什么大问题，应像对待健康的宝宝一样来对待他们。家人过分保护宝宝，宝宝反倒易得哮喘。妈妈要相信，能去掉宝宝积痰的不是医生，而是自己。

消化不良

　　这个时期所说的消化不良，其实就是指宝宝的腹泻。腹泻是婴儿常见的

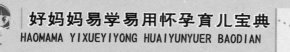
病症。但并不是说，只要宝宝的大便和往常不一样，就是腹泻，就应该立马去看医生。其实，婴儿的腹泻并不一定都是病，多数情况都是小题大做，妈妈虚惊一场不说，还使宝宝遭受不必要的痛苦。

那什么样的情况属于小儿腹泻呢？当妈妈在制作代乳食品时，消毒不彻底，各种细菌及病毒侵入到宝宝体内，会导致宝宝腹泻。这种由细菌、病毒引起的腹泻能引起宝宝的全身感染。因此，宝宝会出现发热、无精打采、厌奶吐奶等症状。而由饮食过量引起的腹泻就不会有发热和其他不良症状。和以前一样爱吃奶爱活动，只是大便的形状与以前有所不同而已。所以说，妈妈不看宝宝的整体状况，只根据大便形状的变化，就断定宝宝消化不良或胃肠弱，给宝宝减少食物的量，是不正确的做法。

判断宝宝到底有没有问题，最主要是看宝宝的精神和饮食状况。妈妈在这方面可以说比医生更了解宝宝。当宝宝的大便和以前不一样，可宝宝和以前一样爱活动，爱吃东西，妈妈就不必担心。婴儿消化功能不成熟，发育又快，所需的热量和营养物质多，一旦喂养不当，就容易发生腹泻。过量饮食会引起腹泻。比如说，平时一直喂10克土豆泥，而昨天因宝宝特别想吃就喂了30克，那么这可能就是腹泻的原因。今天就不要再喂30克而应只喂10克。如果在给宝宝喂了他从没吃过的胡萝卜、西红柿以后，第2天发现大便里混有胡萝卜或西红柿，且水分较多，说明腹泻的原因就是胡萝卜或西红柿。今天就暂时不要喂了。改天再喂，并减少一半的量。

或许妈妈还不知道，饮食不足也会引起腹泻。饥饿性腹泻是指，在喂养中，由于母乳或者食物的质和量不足，导致宝宝胃肠功能紊乱，肠子的蠕动加快而发生的腹泻。如果妈妈不知道情况，食物的质和量得不到纠正，腹泻的症状就会更加严重。宝宝因营养不足而不停哭闹，体重也相应减轻。这种情况下如果还要接受所谓的"营养补充"，注射什么葡萄糖。这对小宝宝来讲简直是一场灾难。大多数称"断奶失败了"的妈妈都是为这种"饥饿性腹泻"所困。

不论是哪种原因引起的腹泻，护理腹泻宝宝的时候，要特别注意及时补充液体，防止因大便中的水分丢失而发生脱水。可随时给宝宝喂些白开水、米

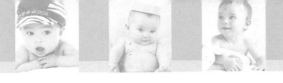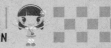
汤、果汁等。如果宝宝腹泻严重，可给宝宝喂服口服补液盐。口服补液盐中含有葡萄糖、氯化钠、氯化钾、枸橼酸钠等成分，可补充因腹泻、呕吐所丢失的电解质及体液，调节人体水、电解质和酸碱平衡。

当家里有人出现腹泻时，尤其是在夏天，妈妈在给宝宝调配牛奶时要注意彻底消毒。当周围有人患痢疾，宝宝也出现腹泻并无精打采时，就要考虑是痢疾。

夜啼

宝宝到了5个月后才开始出现夜啼，这种情况也并不少见。宝宝夜啼是指非因身体不舒服而引起每夜啼哭，甚至通宵不停，有的宝宝每夜定时啼哭，称为夜啼症。一夜之间至少哭二三次的宝宝是很常见的。上医院开一些药回来，可是，普通的剂量对这样的宝宝起不到多大的作用。

现在，因吃不饱而夜啼的宝宝是很少的。宝宝能不能吃，一天吃多少，妈妈早就心中有数了。易饿的宝宝只要在临睡前多喂些奶，夜里就不会哭。宝宝白天运动量少，也会导致宝宝夜里啼哭。妈妈平时没事的时候多带着宝宝到户外晒太阳、玩耍，宝宝夜啼的现象将得到改善。也有的宝宝夜啼是由于白天睡觉安排不当造成的。这个月龄的宝宝生长发育快，如果不注意及时补钙和维生素D，宝宝很容易出现佝偻病，早期即可表现为易惊、夜啼等。此外，宝宝夜啼也不排除是肠痉挛的可能，妈妈最好带宝宝到医院查一下。

如果排除了上述这些原因后，宝宝的夜啼仍不见好，妈妈就该寻找其他解决的办法了，如果宝宝这个月还吃母乳的话，妈妈的饮食也有很大的关系。当妈妈经常吃一些油炸辛辣或油腻的食物，辛辣刺激、肥甘之味易生湿热，内热经乳汁进入宝宝体内，可使邪热熏心。中医认为，心热为阳，阳为人身的正气，因宝宝正气未充，则至阳衰，阳衰则无力与邪热相搏，正气不能战胜邪热，则邪热熏心而致宝宝夜间烦躁啼哭。一般在清晨3时后停止。由此可见，妈妈宜吃清淡、有营养的食物，这样就会减少母乳中导致宝宝夜啼之物，从而避免宝宝夜啼。宝宝的夜啼很有可能是受到惊吓而引起的。神经敏感的宝宝多会遭受这样的苦难。也有的宝宝无论采取什么样的方法，仍是不见好转，即使这样妈妈也不能着急，要相信会好起来。宝宝的夜啼早晚是会好的，只是一个时间长短的问题。宝宝如果没有安全感也会夜啼，被妈妈搂在怀里吃奶时，往往很容易安心睡着。因此，即使是在断奶期，对夜啼的宝宝也可以用喂母乳的办法进行"治疗"。母爱能使幼小的心灵得到安慰，总之妈妈细心就能找到解决办法。

冻伤

婴儿中有的容易发生冻伤，有的不容易发生。对于易生冻疮的宝宝，妈妈一定要保护好其娇嫩的皮肤，因为有了冻疮就很难办了，可能会年年复发。此外，宝宝的冻伤情况也各不相同，有的宝宝从晚秋时节开始，一遇到强冷的风，手指和脚趾等处就变得红肿发胀。如不及时处置，到冬天就会发展成严重的冻伤。

只要宝宝稍微有冻伤的迹象，就应马上进行按摩以促进局部的血液循环。按摩时，从手指处向心脏方向用手掌进行搓揉。如果皮肤已经冻伤，应该把冻伤部位洗净、擦干，然后涂上一些甘油或含多种维生素的软膏加以防护。如果皮肤出现了裂口，则在涂软膏之前先好好消毒一下，以防感染。另外，"血管操"对防治冻伤也有效，它能促进机体的血液循环，锻炼局部抗寒能力。具体做法是：把患部浸在装满冷水的小盆中，静置5秒钟，接着在装满温水的小盆里浸泡5秒钟，反复做10次，一日两遍。这种操对增强幼儿皮肤的御寒能力、防止冻伤发生、改善局部症状都有较好的作用。

入浴对冻伤的预防和治疗都是非常有好处的。如果发现宝宝有冻伤，就应每天给他洗澡。给宝宝把冻伤部位洗净、擦干，然后涂上一些甘油或含多种维生素的软膏加以防护。油质的手霜适于宝宝的皮肤，也可以用。如果宝宝的皮肤出现了裂口，则在擦软膏之前先好好消毒，以防感染。不是抹上就算

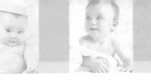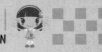

完事，还要给宝宝做"血管操"，它能促进机体的血液循环，锻炼局部抗寒能力。

在防冻的同时，要有意识地循序渐进地锻炼宝宝的抗寒能力，如多带着宝宝到户外活动，肌肤得到锻炼，这样宝宝冻伤的可能性就会大大减少。宝宝最容易冻伤的部位是手、脚和脸蛋。因此，打算带宝宝出去时，可给宝宝脸蛋上擦强生婴儿润肤膏，并按摩一下小脸蛋，再带上帽子手套，穿上暖和舒适的棉鞋。妈妈要在平时的膳食中适当的添加一些维生素，尤其是维生素A和维生素D，及脂肪含量丰富的食物。在寒冷的冬天，室内的温度最起码要保持在10℃以上。但也不要把房间里的温度调的太高，以免骤冷骤热引起宝宝皮肤冻伤。

麻疹

5个月的宝宝，因体内还留有从妈妈身上获得的免疫力，即使出麻疹也会很轻。6个月内宝宝出麻疹，大多数都是从大一点的孩子身上传染而来的，比如说宝宝的哥哥姐姐或者邻家的小朋友。

麻疹从感染到发病一般有10～11天的潜伏期。免疫力稍强一些的宝宝，潜伏期可能还会延长，有时到第20天才开始出疹。一般在疹子出来之前，会有打喷嚏、咳嗽或出眼眵等症状。但是5个月的宝宝患麻疹时没有这些症状，只是出现1天的稍高于37℃的低热，然后在脸上、胸部、后背等处，零星地出一些像蚊子咬的红疹子，麻疹就算过去了。

婴儿患上麻疹时，和较大孩子的症状是不一样的。小宝宝的疹子如果是淡红的且数量很少，只有每天脱光衣服仔细观察才不会被疏忽。如果妈妈对麻疹的免疫力弱，那么宝宝从母体获得的免疫力消失得就快，宝宝患的麻疹就严重些。

发热要持续1天半，疹子也出的多一些。但也不过2天就消失，不会像大孩子那样出麻疹后留下茶褐色的斑痕，也不会因咳嗽受罪，或留下肺炎后遗

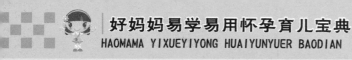

症。6个月内的宝宝出麻疹要比大一些的孩子的症状要轻的多。而且在6个月之内出过麻疹的宝宝，因体内已具有对麻疹的免疫力，一生都不会再感染上麻疹，所以不必再用7一球蛋白进行特意的预防。一球蛋白的预防作用，只有在接触麻疹后6天之内注射才会有效。超过这个时间注射，只会给宝宝带来痛苦。

5个多月的宝宝患上麻疹，妈妈要给宝宝充足的水分和易于消化且营养丰富的饮食，给宝宝做好皮肤护理，出汗要及时擦干净，衣被不要过厚过暖，适当地控制洗澡、外出。除此之外，不需其他的特殊护理。但应注意不要传给其他婴儿。6个月以后的婴儿如果被传染上，症状相对来说就会比较重。

中耳炎

中耳炎是比较难治的疾病，发现的太晚不仅会出现感染扩散的危险，由于治疗延误，还会遗留听力下降等问题。婴儿的机体抵抗力差，中耳炎会向附近器官扩展，如引起乳突炎甚至颅内感染等严重后果。所以，一定要及时治疗。当宝宝感冒后出现不明原因的发烧不退，体温可升至37.8℃～40℃。或有不爱吃奶、恶心、呕吐、腹泻等表现，或宝宝牵拉耳廓，烦躁、哭闹不止也不愿意入睡等，妈妈应及时去看医生，不要等到宝宝的耳朵流出脓水来，才带宝宝检查。

在医生开了药以后，一定要给宝宝按时按疗程服用，如果发现药效不是很明显的话，及时到医院检查换药，争取一次治彻底，不要导致有一些并发症。中耳炎特别容易复发，一旦得了中耳炎，咽鼓管有问题以后容易造成中耳炎反复发作。

宝宝中耳炎康复了以后，在洗澡的过程中要注意不要让孩子的耳朵进水，尤其脏水一进耳朵很容易导致复发。其实，平时增强宝宝的机体抵抗力最是关键，身体棒让宝宝没有生病的机会和可能。

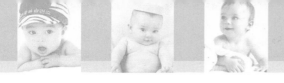

头型不正

由于宝宝的骨质很松，受到外力时容易变形，如果长时间朝一个方向睡，其头部重量势必会对接触枕头的那部分头骨产生持久的压力，致使那部分头骨逐渐下陷，最后导致宝宝的头形不正。为防止宝宝头型不正，有的妈妈平时总是抱着宝宝，睡觉时也注意不让宝宝总朝一个方向睡。可即使这样做，还是难免有宝宝头型不正。头型不正，影响美观，宝宝从3个月左右开始显现出来，到5～6个月时最为明显。

避免这种后果的方法比较简单，就是在宝宝出生后的头3个月，妈妈要让宝宝经常改变睡眠方向和姿势，每隔几天，让宝宝由左侧卧改为右侧卧，然后再改为仰卧位，如果发现宝宝左侧扁平，妈妈就尽量让宝宝睡觉时脸部朝右侧，如果宝宝是右侧扁平，就尽量让他睡觉时脸朝左侧，就可纠正了。宝宝喜欢脸朝一个方向睡，那么每隔几天就应给宝宝掉个头。

总之，妈妈千万不能让宝宝只以某一种姿势入睡。一旦一种姿势被宝宝形成习惯，想纠正就很困难了。

除以上这些之外，妈妈还可以在宝宝头下垫些松软的棉絮等物，也可避免偏头的发生。头型不正的婴儿中，很多是枕部扁平的情况。当妈妈发现宝宝的头形有点毛病时，会很着急，其实，宝宝的头部形状不管是凸出还是凹陷，与大脑内部的功能是没有关系的。到宝宝3～4岁后自然就不明显了。

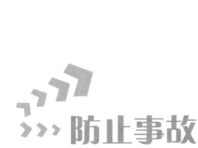

>>> 防止事故

　　宝宝5个月的时候，小腿小脚比以前更有力了，经常能翻过半个身子，因此从床上坠下来的事故频频发生。而且，床沿上不能系绳子，因为宝宝翻身或掉地时容易缠在脖子上引起窒息，这样的事故常有发生。那些大人想不到的事情，往往正是孩子发生意外的导火索。为了将意外风险降到0，被罩上如有漏洞要及时拆下来补好，如果已经不结实了就立即扔掉。已经能翻身的宝宝趴着时，手臂要往前伸，如果小手能够得到的地方有掉落的东西，就会抓起来放到自己的嘴里。烟头本来在烟灰缸里，不知什么时候被小家伙够到了，还将烟头送到嘴里。这当然是不会导致宝宝死亡的。一支香烟中含有15～20毫克的尼古丁，宝宝如果一次不吃下40毫克的尼古丁，就不会有生命危险。因此，宝宝虽然将抽剩的烟头咽进了肚里，但还不会造成生命危险。不过，烟中所含的的尼古丁会引起宝宝的恶心呕吐，所以必须立即到医院洗胃。

　　家里每一件不起眼的东西一旦被宝宝抓到，就很有可能会让宝宝受到身体上的伤害，大人也自然是一阵恐慌。所以，妈妈以及宝宝的其他亲人都要格外注意孩子的安全。把宝宝放到床上时，不论是睡着了还是醒着，都要保持周围整洁，无杂乱物品，凡是有吞咽危险的东西务必从宝宝身边拿走。打火机、香烟、硬币、缝衣针、药片等是绝对不能放在小宝贝儿的身边的。家里有哥哥姐姐的，倘若他们的玩具对宝宝来说是不安全的，比如玻璃球，上子弹的玩具枪等，妈妈必须再三叮嘱，或者不许带到家中玩。

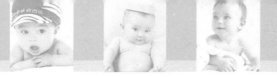
另外，有些无意掉落到床上的东西，如纽扣、缝衣针及硬币等也需格外注意。有时宝宝把圆纽扣吞进胃里后，因不会喊痛，妈妈无法察觉，直到几天以后自然地随大便排出才知晓。

当宝宝喝下洗涤剂或黏合剂之类的东西后，要马上到医院就诊，记住带上装过这些溶剂的包装器皿。还须家长注意，热水壶也会经常烫伤小宝宝，切记不能放在宝宝身旁。被热水壶烧伤的事例时有发生。有这样一个事例，由于大人碰翻放在炉子上的热水壶，导致小宝宝严重烫伤。当我们听到谁谁家的宝宝烧伤时，心里也非常的不好受，所以，大人照看孩子要百分之百的投入，不能因一时的疏忽让孩子承受巨大的伤痛。夏季宝宝睡觉点着蚊香也非常危险。宝宝乖巧地坐在带饭桌的椅子上吃饭时，大人切忌把盛有热汤的容器放在饭桌上。应先将热汤放在别的地方晾凉，然后再放到饭桌上。爸爸妈妈给宝宝买玩具要特别留意，凡是带尖的、有角的、易坏的玩具都很危险。木制或土制的玩具虽不会使婴儿受伤，但玩具的涂料中有时含有铅，小宝宝舐进嘴里易引起铅中毒，从而导致贫血。

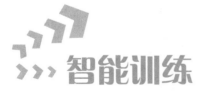

教宝宝练习爬行

6个月时，宝宝已能自如地翻身俯卧，当宝宝俯卧时，爸爸妈妈可将他最喜欢的玩具摆放在他前面，吸引他向前爬过去抓取。当他撑起身体跃跃欲试

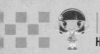
时，爸爸妈妈可用手掌顶住宝宝的脚掌，帮助他用脚蹬着爸爸妈妈的手向前爬，可以每天进行多次练习。

爬行能力的训练对婴儿的智能发展和健康有着重大作用。爬行是一种很好的肌肉锻炼方法，它是一种全身协调动作，对中枢神经有良好的刺激，还能增大宝宝的接触面和认识范围，利于以后的智能发展。

教宝宝练习直立

宝宝6个月左右时，可双手抱在宝宝腋下，由爸爸妈妈帮助让婴儿在膝头或床上练习站立。每次练习1分钟左右，每天可练习1～2次。这是学习站立的准备，使宝宝通过这种练习获得站立的体验。

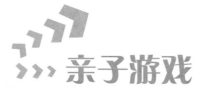

亲子游戏

一、找东西

让宝宝坐在妈妈腿上，桌子跟前。把一样小巧的玩意儿，如方木、扣子等扔到桌上，趁宝宝看见的时候，将杯子扣在小玩意上面，然后有意识地将宝宝的右手接近桌子，当宝宝把杯子拿起来了游戏就算完成。这样可进一步训练宝宝寻找物体的能力，同时，通过抓举较大的物体开始锻炼宝宝的手指肌肉。

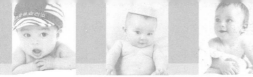

注意：不要让宝宝拿着方木、扣子之类的小玩意儿玩，以免误吞入肚里。

二、撕纸玩

给宝宝一些干净的纸，让他撕，纸张可以从薄到厚，由小到大，锻炼宝宝手部肌肉。玩过几次后，妈妈可以把纸撕成三角形、圆形、方形，摆在宝宝面前给他看，以丰富宝宝的视觉经验。

注意：不要让宝宝往嘴里塞纸。

三、叫名儿

试着叫宝宝的名字，不停的强化宝宝记住自己的名字，让他在听到有人叫自己时及时作出相应的回应。

四、两手拿东西

教宝宝用两只手同时拿东西。把一个小球递给宝宝的一只手里，再把另一个小球递到宝宝的另一只手里，最后把两个球同时递给宝宝，观察宝宝是否会伸出两只手接住这两个小球。如果还不会，就反复游戏，让宝宝学会为止。

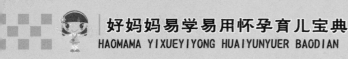
五、照镜子

抱着宝宝照镜子，告诉镜子里的小家伙就是宝宝，并指着宝宝的眼睛、鼻子、嘴巴、耳朵等部位告诉宝宝这是什么，那是什么，有什么功能。宝宝会用小手拍打镜子里的影像。通过看镜子里的爸爸妈妈，宝宝会逐渐认识到镜子是用来照人的，而且照出来的人，就是镜子前面的人。

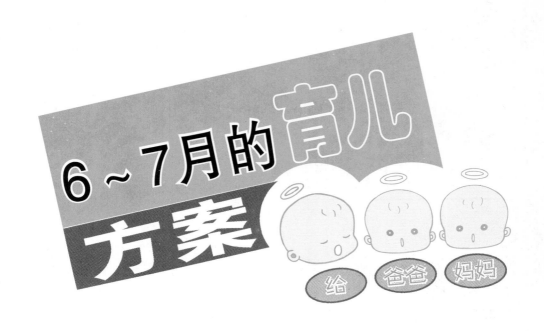

6~7月的育儿方案

给爸爸妈妈

6~7 YUE DE YU ER FANG AN

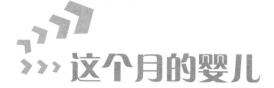
这个月的婴儿

婴儿这时已作为一名家庭成员进入到家庭生活中，给以婴儿为中心的家庭带来了许多的欢乐。宝宝已不再像以前那样爱睡觉，醒来玩耍的时间逐渐多起来。本月宝宝表情越来越丰富了，妈妈对宝宝笑，宝宝就会露出欢娱的笑容，让妈妈感到极大的欣慰，妈妈要是突然从宝宝身边离开，宝宝会很不高兴，五官向一起皱，吭吭唧唧的。倘若和宝宝说话或叫宝宝的名字，宝宝也会发出nai-nai、da-da等一些单音。可见，宝宝与妈妈在感情上的联系与日俱增。

妈妈应通过各种各样的情感互动，如与爸爸妈妈一起玩的快乐，散步的快乐等，让宝宝体验更多的人生乐趣，这对宝宝身体、心理健康发展有着极其重要的作用。

宝宝醒来的时间比以前长了，因此有条件充分利用时间让宝宝学会更好地感受这些快乐。每天，妈妈抱着宝宝一起迎接爸爸的到来，会使宝宝感受到和妈妈共同分享快乐的喜悦，使宝宝心理更加健康，从小体会到共同的快乐。

可是，也有不少的妈妈不擅长宝宝身心的培养，不注重宝宝的快乐，而是让宝宝将人生作为一项义务予以接受。这些妈妈忘记或者是忽略了养育宝宝的根本原则，只是整天想着如何尽快给宝宝断奶。她们或许觉得宝宝这么小，什么都不懂，于是将大部分的时间和精力都用在了代乳食物的制作上，除此之外其他的就什么都不考虑。宝宝倘若吃的香，就感到很高兴，吃的不香，就会

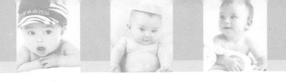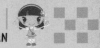

感到很悲伤。这些妈妈最在乎宝宝的营养量，却全然不顾及宝宝每天能得到多少快乐。

7个月的宝宝，妈妈可以教宝宝自己用手吃东西，不仅可以增加宝宝对新食物的兴趣，进食不再被动，而演变成愉快的"玩耍"，而且自己进食可以训练宝宝的动手能力和手眼协调，爱动手的宝宝脑子会更加灵活。

听别人说刚开始给宝宝断奶时，要把宝宝给奶奶或其他亲人一个礼拜，一周不见宝宝，这种做法其实并不是恰当的。断奶并非一定要按某种规定的方法去做。断奶的目的不是让宝宝按断奶食谱要求吃食物，而是使宝宝在长齐牙、并能够自由行走以后，可以和家人一起进餐。断奶并不是要停止喝奶，而是让婴儿逐渐习惯吃母乳、牛奶以外的米饭或面包等主食，也就是要使宝宝逐渐适应一般人的饮食生活。婴儿通常在1周岁以后牙齿才能完全长齐，在这之前只是练习的过程。断奶并不是因为过6个月的宝宝继续吃母乳或牛奶会营养跟不上，而是因为宝宝自己过6个月后产生了想吃母乳或牛奶以外食物的自然的欲望。大人不能无视这种欲望而继续只喂母乳或牛奶（以前曾有过这种做法，结果导致婴儿贫血）。

宝宝对母乳或牛奶以外食物的自然欲求是各不相同的。如果宝宝不愿吃动物肝脏，即使断奶食谱上写着动物肝脏的营养价值高，也不要硬喂。应该给宝宝吃他喜欢吃的食物，让宝宝体会吃的快乐。只有不过分强迫宝宝吃他不喜欢的食物，那么，宝宝才能真正学会"享受"各类健康食品的。

6个多月的宝宝的主要营养来源还是母乳或牛奶。妈妈不能急于给宝宝米粥吃，因为米粥除了能提供蛋白质外，其他的就毫无营养可言了。一瓶牛奶的营养价值是远比一碗米粥的营养价值高的。倘若宝宝吃一次粥要花一个小时的时间，那说明不是特别喜欢吃，对于这种情况，倒不如让宝宝少吃一些，把剩下的时间用在宝宝户外的锻炼上。

这个月的宝宝，多数会比较喜欢吃辅食，但妈妈不应按特定的食谱给宝宝做代乳食物，而是根据自己宝宝的喜好，做出他喜欢吃的食物。这样看似随意的做法，却是尊重婴儿个性的做法，反而会使宝宝长得更好。宝宝吃代乳食物的时间和次数因人而异，睡眠类型是其中的决定因素之一。

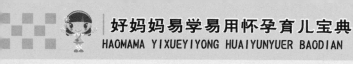
　　6个多月的宝宝，一般上午和下午各睡一觉，每次睡1～2小时，有时傍晚还要再睡1～2小时。晚上入睡时间和以前相比一般也要延后。如果晚上22点半或23点喂最后1次奶，早上一直可睡到6点半至8点。睡的香的宝宝可以一夜不醒，即使换尿布也毫无反应。而有的宝宝每当换尿布时就要惊醒。甚至有的宝宝醒来后要哭上5分钟左右才能再入睡，还有的宝宝醒来后就要吃奶，不给奶就不能入睡。倘若不叫醒睡着的宝宝起来吃奶，有的宝宝每天只能吃上3次奶。对这样的宝宝，每天如果给吃两次代乳食物，最好再增加两次奶。

　　奶粉的包装上标明每次要给200毫升的奶，于是妈妈都按这个量每天给宝宝喂3次或4次。宝宝能适应的话还可以。一旦出现什么问题就得不偿失了。可有的宝宝无论如何每次只能吃下160毫升。尽管这样的宝宝很正常，可对拘泥于定量喂奶的妈妈来讲却放心不下，总觉得这么点奶的营养是不够宝宝发育需求的。对这样的宝宝，妈妈不但不用担心，反而应引以为荣，因为这些宝宝能按照自己的生活方式选择吃奶量。从这个月开始，多数的妈妈都会选择用鲜牛奶代替奶粉，这不仅仅是出于经济上的考虑，还因为宝宝更热衷于鲜奶的清淡口味。将奶粉（含强化的铁成分）换成鲜奶后，不要忘记在代乳食物中加入蔬菜和蛋黄。

　　除牛奶之外，妈妈不要忘了给宝宝喝白开水，但很多宝宝只给果汁就足够了。夏天，宝宝出汗以后，或从外面做空气浴回来后，或在吃代乳食物中间及之后，都应多给宝宝补充些水分。宝宝中有的需要水分多一些，有的则不然。水分要求多的宝宝是因为体内有这种需要，不能以夜里尿多怕麻烦为理由，限制宝宝喝水。

　　排便方面，宝宝大便的排泄在这一时期已经基本形成规律。有每天大便1～2次的宝宝，也有2～3次的宝宝，另外还有两天1次的便秘型的宝宝。对于每3天排1次大便的宝宝，有的母亲因等不及，每隔1天就要急着灌1次肠。大多数宝宝的小便次数在每天10次左右。倘若是阴雨天，宝宝尿湿尿布的次数就会增多。小便次数少的宝宝大多可以估计到尿的时间，因此只要到时间给宝宝把尿就会成功。可是，小便次数多且时间不固定的宝宝，无论怎样也配合不好。对这样的宝宝，倘若妈妈采取等的方式，让宝宝坐在便盆上直到便出为止，时

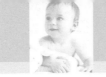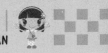

间长了，宝宝就开始反抗了。有的母亲非常忙，没有时间给婴儿按时把尿，这并没有什么关系。但是在闷热的夏天，有必要给宝宝勤换尿布，否则小屁屁容易出现溃烂。

宝宝6个多月以后，全身的运动能力明显比上个月强了。四肢也更加灵活，小手能在妈妈不经意间捏着东西放入嘴里。所以，当把宝宝独自放在床上时，纽扣、硬币之类的东西放的位置一定要收好。当奶瓶里的奶喝了一半儿多而变轻以后，小宝宝便能自己用小手拿着奶瓶喝奶。大部分宝宝这个时候还不会翻身，但基本都会坐了。穿衣服的多少会影响宝宝的坐立情况。因此时宝宝能坐在带饭桌的椅子上，用勺喂饭就容易多了。宝宝腿脚的力量也有增强，抱起来放在膝盖上时，一蹦一蹦地跳起，比以前更有劲了。但让宝宝扶着东西站起来还有些为时过早。宝宝这个时候不再是没有思想意识、没有情感要求的肉蛋蛋了，他现在最需要的是快乐生活，所以，我们看到，小宝宝一到室外活动就会显得非常高兴。

只要天气不是太差，就应尽量带宝宝出去玩，天气好时应保证每天3个小时的户外活动时间。要充分利用儿童车。不能因为宝宝老实就将宝宝放在床的围栏里，应让宝宝在地板上随意玩耍。这个时期宝宝可能发生的疾病与上个月几乎相同，请详细阅读有关内容。需要妈妈注意的是，有一种疾病是6个月以后的宝宝才可能发生的，那就是幼儿急疹。这种病的特征是，宝宝只是发热，没有咳嗽、流鼻涕等其他症状。从没有发过热的婴儿，当首次出现38～39℃的高热，且闹得厉害、整夜哭个不停时，很可能是患上了幼儿急疹。

6个月左右，宝宝开始长牙了，多数宝宝过了6个月就开始长出下面的两颗门牙。这时他的牙龈发痒，是学习咀嚼的最好时候，妈妈可以准备些硬度适中的小食，如幼嫩牙床能够承受的面米食品、炖的较烂的蔬菜，去核去茎的水果等，帮助宝宝乳牙萌生以及发育，并锻炼咀嚼肌，促进牙弓、颌骨的发育，从而促进宝宝牙龈、牙齿的健康发育。

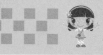

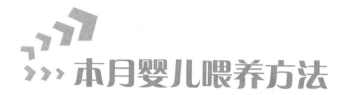

本月婴儿喂养方法

何时停喂母乳

　　什么时候给孩子断奶呢？很多年轻的妈妈将"断奶"理解为，当宝宝开始能够吃鸡蛋羹或米粥以后就应停喂母乳。其实用不着这样急着给宝宝断奶。观察宝宝断奶的过程可以发现有各种不同的类型。有的宝宝记住母乳以外食物的味道以后，就渐渐不吃母乳了，妈妈的乳汁分泌量因此逐渐减少，这样在不知不觉中就过渡到了吃代乳食品和鲜奶。但更多的宝宝是始终不想离开母乳，这样的宝宝一般夜里要醒二三次，醒来以后不给母乳就哭闹个不停，就是白天午睡前也要吃一会母乳。倘若硬性的加以阻止，宝宝就会吮吸手指或咬毛巾。有的母亲在宝宝过了1周岁以后，仍照样在夜里给宝宝喂母乳，可宝宝长到1岁半左右时，出人意料地一下子就停止喝母乳了。问起原因，母亲说："我在乳头上贴上胶布，并对孩子说妈妈的乳头好痛。1岁半的孩子已经相当懂事，当天晚上开始就不要奶喝了。"由此看来，在与父母同住一间屋的宝宝还没有理解能力的时候，强制性地让宝宝断奶，使宝宝哭上几个晚上是完全没有必要的。

　　6个月的婴儿用这种强行的方法进行断奶不是不可以。但倘若母乳分泌很足，小家伙也愿意吃母乳以外的食物，对6个月的婴儿有必要用这种方法断奶吗?宝宝只喝母乳拒接吃其他食物时，如若母乳缺铁，可能会导致贫血。只要

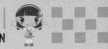
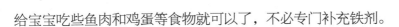

给宝宝吃些鱼肉和鸡蛋等食物就可以了，不必专门补充铁剂。

完全停喂母乳，一天喂三次米粥，看似孩子吃的量也不少，但从营养角度来讲对宝宝是不利的。宝宝必须吃下与母乳营养等量的米粥，可6个月大的宝宝是怎么也吃不了那么多米粥的。如果给宝宝做鸡蛋、鱼、菜等营养食品，每天就要多次烹调，这又需要大量的时间。可见，在母乳同前个月一样充足，且宝宝本身并不讨厌吃代乳食物的情况下，停止喂母乳不仅没有任何好处，反而会剥夺宝宝吃母乳的快乐。宝宝在妈妈的怀里大口的吮吸着香甜的乳汁，是一件既舒服又安全的享受，更是婴儿特有的一种快乐，不该过早地让婴儿失去这种快乐。倘若母乳分泌逐渐减少，可用牛奶来代替母乳。6个多月的孩子基本上已不用奶瓶而改用杯子喝了。给宝宝用牛奶调制面包粥时，用新鲜的牛奶要比用奶粉简单些。白天减少的母乳量，可用相应的牛奶来补充，但夜间醒来哭闹时，还是喂母乳比较方便。晚上睡觉前的最后1次喂奶，倘若母乳不是很充裕，还是喂牛奶好一些。因为小家伙如吃不饱，夜里就会因肚子饿而哭闹。

在断奶期间，一些妈妈无论小宝宝夜里怎样哭闹也不喂母乳，而是以哄抱或听音乐的方式取代母乳哄宝宝睡觉。自己的乳房却胀痛得很厉害。这真是令人痛心的浪费行为。自己明明拥有天赐的、可以使夜里醒来的小宝贝立即入睡的工具，却放弃不用，这是为什么呢?年轻的母亲不要被"断奶"这个词的表面意思所局限而把握不住大局。倘若妈妈还能分泌出乳汁，对半夜醒来的宝宝，只要喂两三分钟就能使他安然入睡。何必花半个小时的时间给婴儿唱催眠曲，这样既折腾的母亲很疲惫，又影响父亲休息，而且还易使宝宝养成夜啼的毛病。宝宝若能很快的睡着，就不会导致夜啼。

许多母亲想知道，这时用的奶瓶和餐具还必须煮沸消毒吗？实际上如果不是在炎热的夏季、也没有苍蝇、周围又没有流行性腹泻的话，已满6个月的婴儿奶瓶可以不用煮沸消毒。在使用后立刻刷洗干净，用前再用开水烫一下就可以了。喝的牛奶如果是袋装的灭菌牛奶（限有信誉的厂家）也可以直接饮用，但一旦开封就要当日喝完。

开始出牙

婴儿出生后6个月左右，开始长出下面的两颗门牙，但也有出牙较早的婴儿和快到1周岁时才出牙的婴儿。婴儿出牙的快慢因人而异，只要在1周岁以内萌出的都属正常。一般自己的宝宝出的比较早，妈妈就不会担心，但倘若看见别的宝宝6个月就长出了小牙，而自己的宝宝到了8个月还没有长出牙，就会着急起来。应该知道，出牙的快慢是由婴儿的体质决定的，并不是病。过去人们认为，婴儿出牙时身体应有一些症状，可实际上并非如此。大多数宝宝长牙时看起来都很顺利，不见有什么异常。可是，如果细心观察（母亲应该最细致），还是能够察觉出宝宝在此期间会感到不舒服，情绪比往常差，睡眠不是很好，没有以前爱喝奶，爱咬东西等等。从孩子夜里哭醒几次，第2天早上就看到有新牙长出这个现象，可以想象长牙时多少还是有些痛的。也有不少幼儿出牙期的反应是比较大的，除了精神不安，食欲减退，还伴有体温增高的症状。由于宝宝长牙阶段与其从母体获得免疫力消失的时期几乎是一致的，因此，在长牙期间，幼儿急诊，感冒引起发热的机会增多，很容易使人们将发热与出牙联系起来。

通常宝宝的出牙顺序是，先长两颗下门牙，再长两颗上门牙，然后再从两侧向后依次长出，也有先长两侧的侧切牙，中间出现很宽间隙的情况。此外，宝宝先长上面两颗门牙的情况也是有的。这些都无大碍，只要牙能长齐就行。细心的母亲会发现，孩子刚长出的门牙可能中间有缝隙或稍向内侧倒，这不需要特别的处置，以后会逐渐长齐的。宝宝的乳牙要等到恒齿开始长时才会掉，这一般在宝宝6岁左右。也有少数婴儿出的牙呈黄褐色，令母亲十分惊讶。最常见的是四环素牙和斑轴症（佛斑牙或黄斑牙）。四环素牙是因为母亲在怀孕第12～39周期间，吃了四环素药所导致的。

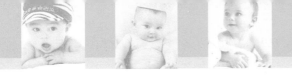

排便训练

6个月大的宝宝，对妈妈把尿多不会反抗，也就是说有时妈妈把尿很容易成功。但是你不要认为宝宝已经能够控制小便了。有些大便比较定时的宝宝，妈妈一般都能察觉到要大便的迹象，倘若马上拿便盆，大都会配合，然而，这并不是真的控制大便的表现。有的宝宝排便时间没有规律，排便次数多，而且大便很软，往往还没等到坐上便盆就出来了。或者正赶上宝宝没有尿，妈妈可能会把的时间长些，有的宝宝就会不满意，打挺或哭闹。听其他母亲说，自己的宝宝每天早上都发出嗯嗯的声音告诉大人他要大便，然后一蹲便盆就能便出来。和邻居家的婴儿比，自己家的婴儿还不能做到这些，母亲就会着急起来，这是没有必要的。对于这个月的宝宝来说，倘若能够观察出宝宝要排便，可以把尿便，倘若不是这样，就不要勉强。即使周围的宝宝被妈妈训练得很好，也不要着急，毕竟1岁以后才进入训练排便时期。况且在这个时期，小宝宝能用便盆大小便，除了能节省几块尿布之外，并没有其他意义。对于排尿时间间隔长的宝宝，在睡醒后和吃奶以后，或者每隔1个半小时、两个小时蹲1次便盆的话，常常能与宝宝排尿时间吻合。对于那些1小时左右尿1次，而且每次只尿一点儿的宝宝，倘若不想浪费尿布，就不得不整天想着如何给孩子按时间解小便。

有的年轻的妈妈白天不厌其烦的每隔一个小时就让宝宝蹲一次便盆，而且每天夜里都要醒来2～3次给宝宝把尿，只要睡在身旁的婴儿稍有动静就起来给婴儿拿便盆、换尿布。做完这些后母亲自己马上就能熟睡过去。这样的母亲神经是相当健康的。也有的妈妈夜里醒来给孩子换完尿布之后，自己就要酝酿好半天才能睡着。这样的话，妈妈可以试一试如下的方法：在自己睡觉之前给宝宝把一次尿。即使没有尿也没关系，然后让宝宝一觉睡到第二天早上，夜里不给换尿布。早晨妈妈的第一件事就是给宝宝换尿布，因为宝宝的尿布肯定是湿的。只要宝宝的臀部没有出现溃烂，而母子都能安心的睡个好觉，这种方法也是可取的。

然而，也有的宝宝皮肤十分的敏感，尿布稍微湿一点就醒来开始哭，用哭声来通报。这时，妈妈就应及时替宝宝更换尿布，使宝宝感到舒服而停止哭闹。在这个时期，即使母亲每天夜里都定时定点的给婴儿换尿布，也不能培养出婴儿有尿就告诉妈妈的能力。抱着宝宝在便盆上解便时，有时不能马上便出来，不少妈妈就会等上一小会，并在嘴里发出"嘘嘘嘘"的声音。可是，宝宝被这样抱着不舒服，时间一长就会哭闹。 所以说，让宝宝蹲便盆时最好不要超过1分钟。有的妈妈由于夜里小家伙经常有尿哭闹而被折腾的疲惫不堪。碰到这种情况时，应减少宝宝睡前的喝水量，最好在临睡前喂一些水分少的食物。

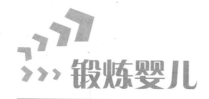

锻炼婴儿

对6个月过的婴儿来讲，不仅要让宝宝享受吃的快乐，还必须教会宝宝感受室外活动的乐趣。每天最好能让宝宝在室外活动3个小时以上。不要只让宝宝坐在他的婴儿车上，应选择安全的地方把他放到地上，让他坐着或爬着玩。6个月过后的宝宝已经能坐得很稳，如果是带宝宝去公园玩，也可以让他坐在草坪上欣赏小鸟的叫声。这种环境会让宝宝感觉像是进入到了美妙的童话世界一般，而不是在人们专为自己建造的小天地里。

宝宝非常喜欢看其他孩子玩耍。如果在住处附近有小孩活动的场所，可以把宝宝带去放在安全的地方观看。

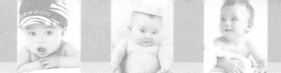

不能在室外进行空气浴时，可以让宝宝在室内进行裸体空气浴，但室温必须要保证在20℃左右。一直坚持做婴儿体操的宝宝，有的到6个月后就开始不爱做了。如果是这样的话，可以停止做婴儿操，改换成宝宝喜欢的能活动全身的游戏也可以。

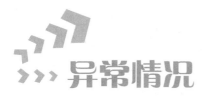

>>> 异常情况

感冒

6～7个月，是宝宝从母体获得的免疫抗体消失的时期。宝宝被感染后，大多表现为流清水样鼻涕、打喷嚏、鼻塞、咳嗽。有些小婴儿因鼻子不通气而张嘴呼吸，或者阵阵烦躁、哭闹，大一些的宝宝会诉说咽部疼痛。患儿常伴有发热，体温可高达39℃～40℃，个别宝宝还会因发热而引起抽风，或出现腹泻、腹痛、呕吐等症状。一般来讲，如果治疗及时并护理得当，3～5天即可痊愈。因为抵抗感冒的各种病毒抗体已经消失，因此宝宝感冒后，症状要比以前重。小儿的感冒一般是从大人那里传染上的。被感染后往往出现打喷嚏、流清鼻涕、鼻塞等症状，有的小宝宝因鼻子不通气而张嘴呼吸，或者阵阵烦躁，哭闹并伴有声音嘶哑、喝奶困难。

如果宝宝出现了以上这些症状，就应考虑是得了感冒。这个时期的感冒大多不会发热。不过，一旦发热就会比4～5个月时严重，有时可达到38℃左右。这种高热不会持续三四天，一般1天或1天半就会退下来。第三天左右，清

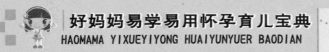

水鼻涕就变成黄绿色的稠鼻涕，喷嚏、鼻塞也减轻了许多。但偶有轻度的咳嗽。一般来讲，如果治疗及时并护理得当，感冒3～5天即可痊愈。用妈妈的眼光看，宝宝要完全恢复到以前的精气神，大概需要一周左右的时间。

感冒虽然是由病毒引起的，但一般很快能好，因此不必使用抗病毒药。感冒就服用抗菌素，甚至使用高级抗菌素的做法是不对的，小宝宝患感冒的几率很大，每次都服用抗菌素，有的连续感冒，连续使用抗菌素，对宝宝来讲容易产生依赖性、抗药性。更何况抗菌素有时会侵犯骨髓引起恶性贫血。

现在，由感冒引起肺炎的情况越来越少了。或许有的妈妈说，我的宝宝平时就很容易积痰，感冒会不会引起肺炎呢？其实，在宝宝情绪好，不哭不闹、喝奶正常的情况下，妈妈没有必要在乎肺炎的问题。使用抗生素只是为了消除身体里的化脓菌和肺炎球菌。已确诊为感冒但不发热的婴儿最好不要带到医院打针。宝宝感冒，良好的休息是至关重要的。让宝宝每天多睡一会，适当地减少户外活动，别将宝宝累着。

冬天对感冒的护理主要是注意温度和湿度。房间的温度应保持在18℃～20℃。妈妈可以用加湿器增加宝宝卧室的湿度，这样能帮助宝宝更顺畅地呼吸。洗澡要有节制。不必在房间里使用蒸汽，因为蒸汽设备很不安全，况且蒸汽的治疗效果目前为止还不确切。感冒最初多少有些发热，应多喂些果汁。不管是饼干、蛋糕，还是米粥，只要宝宝喜欢吃，就可以给他。宝宝一旦感冒或腹泻，体内维生素A的水平就会进一步下降，维生素A缺乏会降低人体的抵抗反应，导致免疫功能下降。在众多食物中，最能补充维生素A的当数胡萝卜。平时，妈妈可将胡萝卜与蛋、动物肝末等搭配着吃，或将胡萝卜做成包子饺子等给宝宝吃。

感冒的第2天或第3天，如果宝宝只流鼻涕而没有其他症状，食欲和精神都很好，就可以给他多穿些衣服，带到室外呼吸新鲜空气。食欲不好时，让宝宝多喝一点水，可以把奶粉调的稀一些。如果宝宝仍喜欢吃米粥或面包粥等，只要不出现严重的腹泻，可以继续喂。此外，让宝宝多吃一些含维生素C丰富的水果和果汁。

宝宝患感冒，很多时候会出现大便次数增多、大便变稀的情况。但6个多

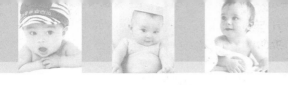

月的宝宝，这种情况不会持续太长时间。宝宝大便变稀，妈妈没有必要停掉代乳食品。宝宝感冒发热，不要阻止他哭闹，强迫他睡觉，宝宝生病的时候，应该让他处于最轻松的状态。

小儿感冒最易引起中耳炎。当宝宝感冒第二三天时，宝宝如果夜里突然像什么地方痛似的大声哭闹，次日早上就要仔细检查耳道口处是否有分泌物。

给宝宝做检查时，妈妈应提醒医生说："夜里哭得很厉害，会不会是中耳炎。"因为医生可能不会想到检查宝宝的耳朵，只给开一些药或打一针就了事。轻度的中耳炎只要早期发现，一般用抗生素就能治愈，不必进行鼓膜手术。

妈妈是宝宝最亲近的人，虽然医生的诊断是感冒，可宝宝既不流鼻涕、不打喷嚏，也不咳嗽，只有发热症状，这时妈妈应考虑幼儿急疹的可能性。如果第3天仍不退热，其可能性就更大了。

幼儿急疹

宝宝一天天长大，开始翻身、开始与爸爸妈妈交流、开始长牙……当然，也开始发烧、生病。首先，妈妈应该知道，幼儿急疹是宝宝在周岁之前必须要度过的关口，大多数宝宝都会有这个经历。小宝宝首次出现高热也多半是由于幼儿急疹。幼儿急疹这种病并非它表现出来的那么严重。宝宝在6个月以后易发幼儿急疹的原因，是由于从这个时期起，宝宝从母体获得的免疫力已基本消失。幼儿急疹却不分月龄、季节、地区，病程千篇一律，且没有任何并发症。

幼儿急疹的症状是，发病初期只是发热。婴儿与往常不同，气色不佳且没有精神，一摸头部很热，量体温在38℃～39℃。虽然没有咳嗽、流鼻涕、大便也不稀，但因为婴儿是第1次发热，它那来势汹汹的气势让爸爸妈妈着急、惊慌，于是就带到医院去看。医生一般诊断为"感冒"，或"着凉"、"嗓子稍红"等。看到宝宝不是很虚弱，医生也比较乐观，只给开些退热药就让回家

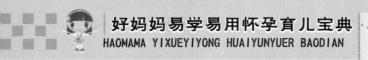

了。可到了半夜，宝宝不明原因的哭闹，有的家庭为此首次体验到了彻夜不眠的滋味。婴儿吃奶差，而且有时还呕吐，也不爱自己玩，总想让妈妈抱着。第2天一量体温仍在38℃左右。于是又去看医生，这时医生说："热已经有点退了"，然后给注射一针抗生素。可是当天晚上宝宝体温升至39℃。这可如何是好？爸爸也因小宝宝的哭闹整夜没有睡好觉，早晨起来后嘱咐母亲再到医院好好看一下，然后揉着发困的眼睛上班去了。

第3天妈妈只好再次抱着宝宝来看医生。可打了针之后宝宝依旧高烧不退，这时，焦急不安的妈妈不知如何是好。根据医生的诊断，又给宝宝打了一针，次日，宝宝果然烧退了。妈妈在陪宝宝熬了一晚上之后，终于可以舒一口气了。其实，幼儿急疹不论注射与否，到第四天都会自然退烧的。高烧退后，紧接着宝宝的胸部、背部会出现像被蚊子叮了似的小红疹子，这些疹子渐渐扩散，到了晚上，就会波及到脸、脖子和手脚。

家人刚开始会误以为是麻疹，可是麻疹在出疹子时有高热，而幼儿急疹则是在退热以后才出疹子。宝宝虽然摆脱了高烧，但仍情绪不佳，没精神，爱哭，第3天晚上或第4天早上还会排稀便。完全恢复要在第5天，那时宝宝身上的疹变少，逐渐恢复了往日的活泼可爱。可以说，宝宝幼儿急疹这一关就过去了。

宝宝患幼儿急疹时，由于难受，精神状态肯定不如往常，但看起来并不像得了什么大病的样子。就是出现高热，也有想玩玩具的意愿，哄逗时也会露出笑脸。喝奶量虽不如平时，但不是一点儿喝不进去。90%的宝宝病程如上所述。也有极少数宝宝发热不止3天，而是4天。第5天热退以后才出疹子，这一点与其他婴儿是相同的。另外还有个别情况，发热不是持续在38℃～39℃以上，而是多少有些波动。上午只有37℃多，到了夜里才升至39℃左右。

婴儿在8个月以后出现幼儿急疹时，由于高热很容易发生抽搐。婴儿第1次抽搐往往会使父母受到惊吓。抽搐不过是单纯的高热惊厥，不会有什么问题。幼儿急疹是由人疱疹病毒6型引起的疾病。这种病毒隐藏在成人的喉咙及唾液腺里，通过唾液感染给婴儿。潜伏期大约为10～14天。

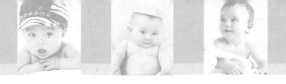
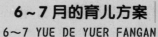
幼儿急疹并不需要做特殊的护理。只要让宝宝多喝水、多排尿就可以了。可母亲看到宝宝发烧，几乎都会选择去医院。其实在发病的一二天即使看医生，在按"感冒"或"扁桃体炎"进行治疗的过程中，也可以多少看出幼儿急疹的迹象。

7个月以后的宝宝，在发烧时应该开始物理降温。用温热的水擦身，敷额头，但宝宝排斥就不要勉强。一般不建议给6个月的宝宝使用退烧贴。婴儿不爱喝奶时，应在调配牛奶时少加1勺奶粉使牛奶的浓度稀一些。

不少宝宝虽然在这个时候不爱喝奶，但是果汁还是不拒绝的，可多喂些果汁。比起牛奶，有的婴儿可能更喜欢吃面条或牛奶做的面包粥。到第3天时宝宝的大便会变稀，对此也不必做特殊的处理，只是将牛奶调稀一些就可以。

冬天，在疹子消失之前尽量不要给宝宝洗澡，因为宝宝在出疹子期间，比较怕凉。盛夏时节，在第3天退热以后，如果婴儿喜欢洗澡可以给他洗。但前提是，时间不要太长，水温要合适，洗完后马上擦干。洗澡可以使婴儿睡觉香甜。妈妈或许有这样的见解，出疹子的疾病是不能见风的。但患幼儿急疹的宝宝即便带到室外，也不会有什么影响。如果宝宝到了第四天，高烧还不退，那或许是另有原因了。有可能是迟1天发疹的幼儿急疹。如果是夏天也很有可能是暑热症。但暑热症和幼儿急诊的发热状况是不一样的，暑热症是从清晨至中午发高热，而到傍晚就退了，从这一点上妈妈就可以区别二者了。

宝宝只要得过1次幼儿急疹，以后就不会再得此病了，但若2周岁之前如果宝宝没有得幼儿急疹，长大以后也不会发病。

趴着睡觉

有的宝宝会翻身以后，总是喜欢趴着睡觉，妈妈给他调整，可一会儿的功夫，小宝宝自己就又趴着睡了。其实，宝宝趴着睡并不是什么病态，而是

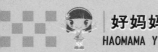
宝宝能够自由翻身的证明。我们大人在睡觉时，都要采取自己感觉最舒服的姿势，小家伙也是如此，当他能够翻身以后，如果感觉趴着睡觉舒服，当然就要采取这种姿势。在宝宝趴着睡时妈妈要看护好宝宝，不要有异物堵塞宝宝的鼻孔，影响宝宝的呼吸。在天气炎热时，宝宝更喜欢趴着睡，因为这样睡，小脸蛋紧贴在凉席上，要比在被子上仰卧着睡更舒服。

不是所有的6个月的宝宝都趴着睡觉，而是一部分宝宝能够自由翻身以后，比较喜欢趴着睡觉，这是宝宝个人的喜好，不是病。可妈妈总觉得宝宝趴着睡觉会压迫胸部造成呼吸困难，于是就把趴着睡觉的宝宝翻转过来，可过一会儿，宝宝又回到原来的姿势。

趴着睡觉的宝宝大多数在一个时期以后，又变回仰卧的姿势。其实，对宝宝来说，趴着睡也有诸多好处。首先，比较不容易吐奶，就算是吐奶了也不会塞在支气管里，不会有危险。其次，头型比较好看，而且头部能比较快挺直。因为有以上几点意义的存在，让仰睡的宝宝改成趴睡的医院也越来越多了。不管选择哪一种，均以使宝宝熟睡、心情好的方式为原则。虽然趴睡有很多好处，但若勉强婴儿趴睡而使他脸通红，好像很痛苦的样子，也是不对的。应一面观察宝宝的状况，一面慎重地选择睡觉的方式。趴睡的方式，最令人担心的就是窒息。还有对于头部还没有力量的宝宝，他没有办法转动自己的脸。所以，让他睡在很柔软的棉被中时，趴睡的姿势会使脸部被柔软的被子挡着，这时候就会有危险，有使宝宝窒息的可能。所以请选用比较有弹性一点的垫子。宝宝的颈部在4个月左右就能够直立，因此尽可能不要让宝宝离开你的视线。

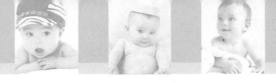

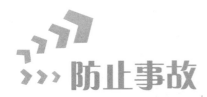

>>> 防止事故

　　妈妈不要以为宝宝会爬了以后才能挪动身体。到了这个月，宝宝基本上学会翻身了。小家伙每次翻身，身体都会偏离原来的位置一些，翻过几次之后身体就可能移动到床边或窗口，这是非常危险的。曾经有宝宝独自一人在2楼房间里睡觉，醒来后翻了几下身，从楼梯上摔落下来。因此，在2层楼居住的家庭，一定要把通向楼梯口的房门锁好，或在楼梯口处安上栏杆。如果等到宝宝会爬以后再想办法就来不及了。这是因为宝宝的好奇心，会促使宝宝这也动一下，那也摸一下，他会不知不觉移到放暖水瓶的地方，好奇地用小手拨动自动按钮，结果发生烫伤。因此，在宝宝6个月大的时候，就应把热水瓶的开关设置在不能自动流出热水的位置上。除了这些，妈妈的电熨斗、电热水壶等电器必须放在宝宝确定够不到的地方。为了防止宝宝用手触摸有危险的家用设备，在它们的四周应当按上小栅栏。小家伙的力气越来越大，因此，各个线路插头也要注意，以防宝宝用手拽下来。爸爸妈妈最重要的就是不要让小宝宝靠近它们。平时也要对小宝宝进行一些安全教育，几次三番，小宝宝或许是能够听进去的。

　　宝宝拾起东西往嘴里送的毛病比5个多月的时候更厉害。而且在这个月里宝宝坠床的事故很多，所以妈妈就得更费心。准备出门时，必须安好栏杆后再离开。

　　宝宝玩玩具时很粗暴，尤其是淘气的男宝宝，玩具到了他们手上很快

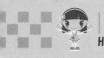
就会变得面目全非，支离破碎。像哗啷棒之类的玩具如果有损坏哪怕只坏一点儿，也不要再让宝宝玩下去了，否则有可能划伤宝宝的脸或嘴。破损掉落的小碎片或碎块有被宝宝吞食的危险，因此应经常对宝宝的玩具进行仔细检查。

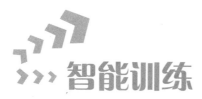

形式多样的藏猫猫游戏

从这个月开始，藏猫猫游戏的形式就多了起来：

1. 找爸爸

让爸爸藏在妈妈身后，妈妈对着宝宝说："爸爸哪去了？"宝宝会到处搜寻，他那认真的表情，疑惑的眼神好像在说："是啊，刚才爸爸还在，这么一会儿哪去了？"样子非常可爱。当爸爸突然出现了："爸爸在这里呢。"宝宝会高兴得手舞足蹈，甚至咯咯笑出声来。

2. 寻找妈妈的手

妈妈把手藏在身后，问宝宝："妈妈的手哪去了？"过一会儿，妈妈再把手拿出来："妈妈的手在这里呢。"在游戏中宝宝认识了妈妈的手。

3. 寻找宝宝的手

妈妈拿着宝宝的手，放到宝宝的身后："宝宝的手哪去了"，然后再把宝宝的手拿过来："宝宝的手在这里呢。"这样，宝宝也开始认识自己的手。

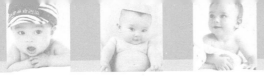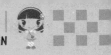
4. 寻找奶瓶、玩具

妈妈可以把奶瓶、玩具等物品藏到身后，再把它拿出来。在游戏中让宝宝认识更多的物品，知道更多物品的名称，这比单纯教宝宝认识东西要有趣得多。

藏猫猫游戏的形式多种多样，需要父母一同开动脑筋，在游戏中开发宝宝的潜能。

教宝宝认识人

情感是婴儿进行人际关系的重要手段。生后不久的婴儿对人是泛化的认识，见任何人都会微笑，到了六七个月，婴儿开始表现怯生情绪，产生了与亲人相互依恋的情感，见到陌生人会哭，甚至亲人不在身边时会表现出焦虑不安的情绪。

教宝宝认识人，可以使宝宝认识更多的人，可以让宝宝理解人与称谓的关系。每当有人进来，可以让宝宝猜一猜这是谁，当外公外婆来到时，妈妈可以对着宝宝说："宝宝，你看谁来了?"。然后自问自答："噢，是宝宝的外公外婆啊。"刚开始的时候，宝宝肯定不会猜，也不会用语言表达，这不要紧。以后随着年龄的增长，宝宝就会知道他的外公外婆就是他妈妈的父母，这样逐渐建立宝宝与人的交往。

教宝宝战胜挫折

这个月的婴儿还不会爬。但是，当宝宝趴着时，在宝宝的前面放一件玩具，这时宝宝就会用手去够，但因为宝宝不会向前爬，够不到他想够的东西，宝宝可能会哭。这个时候，爸爸妈妈怎么办呢? 是把玩具递到宝宝手里，还是把玩具推到宝宝能够得着的地方，抑或帮助宝宝向前爬，努力够着?

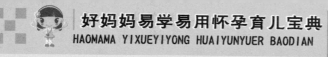
这几种方法哪种方法更好呢？当然是第三种方法最好了，因为这种方法是让宝宝通过努力达到目的，使宝宝有自信心。所以，能够使宝宝的身体和心理都得到锻炼。具体办法如下：爸爸妈妈可以用手掌轻轻推宝宝的足底，使宝宝借助外力向前爬，够到他想要的东西。倘若不帮助宝宝，冷眼看宝宝，宝宝就会在心理上受到挫伤，产生孤独无助的消极情绪。

爬行可以促进婴儿的体格发育和智能发展，利于婴儿健康情绪的发展，此阶段，爬行练习是非常重要的一课。爸爸妈妈可以用玩具引导宝宝做爬行运动，必要时可用手推动宝宝的脚掌，帮助宝宝向前移动爬行。

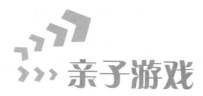

亲子游戏

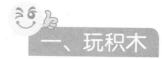

一、玩积木

用各种颜色的积木吸引宝宝。做以下有目的的训练：

取出两块积木，就以A、B来区分吧，妈妈先递给宝宝积木A，当宝宝握住后，再递给宝宝积木B。宝宝可能有三种接积木的方式。

①把积木A扔掉，再接积木B。

②把积木A传到另一只手，腾出手来接积木B。

③用另一只手接积木B；积木A仍然握在手里。

三种不同接法表示出宝宝对手的运用能力：

如果用另一只手接积木B，宝宝已经懂得了两只手可以分开使用。

如果把积木A传到另一只手，再去接积木B，宝宝已经会两手配合使用了。

如果把积木A扔掉，再接积木B，宝宝可能还没学会如何运用一双手。妈妈就要告诉宝宝还有一只手啊，把积木递到另外一只手里。再教宝宝，把积木传到另外一只手里，再把积木接过来。这个游戏对于手的锻炼是非常有意义的。

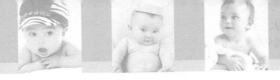

二、指拨玩具

让宝宝坐着，你用手把住宝宝的食指，教他拨弄玩具，使玩具转动或发出响声，引起他拨弄的兴趣。这样能训练食指的动作，促进食指肌肉的发育。

三、找豆豆

准备一些干净的大蚕豆放在宝宝面前，让宝宝用手去拾，开始时加以引导。如没有蚕豆，可用纽扣、棋子、小糖块等细小物品代替。这样能训练宝宝拇指与食指对捏拾细小物品这一精细动作和手、眼协调能力，有利于促进大脑功能的发育。

注意：宝宝捡豆豆或其他的物品时，妈妈或家人一定要在一旁照看着，以免宝宝将蚕豆吞入口中。

四、拍拍手、点点头

与宝宝面对面而坐，先握住他的两只小手，边对拍边说"拍拍手"；然后不要握他的手，你边拍手边有节奏地说："拍拍手"，教他模仿。"点点头"亦如此。这样能训练婴儿理解语言与模仿能力。

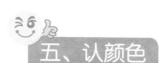

五、认颜色

把玩具堆在一堆，然后把红色的玩具一样一样拣出来，每拣一样一边给宝宝看一边说"红色的"，再把其他颜色的玩具照样分开堆。然后把玩具重新混在一起，叫宝宝自己分。如果宝宝一时还不能很好地做这件事，爸爸妈妈可以协助或提示宝宝，帮助宝宝完成这个游戏。这个游戏可以提高宝宝的色彩感和思考能力。

六、打转游戏

这个月的宝宝，会有一种让爸爸妈妈捧腹大笑的动作，当宝宝俯卧位时，会把下肢和上肢同时腾空离开床面，只是腹部着床。

这时，爸爸妈妈若拿一个好玩的东西或吃的东两，在宝宝的眼前晃动，宝宝就会用手去够。当爸爸妈妈向一边移动手里的东西，宝宝就会跟着移动，这时，宝宝就是以肚子为支点在床上打转，样子非常可爱。把爸爸妈妈逗得高兴地笑起来，看到爸爸妈妈笑，宝宝也会被他们的喜悦所感染，也高兴地笑起来。可是，如果爸爸妈妈总是让宝宝够不到他想要的东西，宝宝不仅会失去游戏的乐趣，还会因为受挫而哭闹。所以，爸爸妈妈要把握时机，适时让宝宝够到东西。

七、点头yes，摇头no

爸爸妈妈站在宝宝跟前，妈妈指着爸爸问宝宝："他是妈妈吗？"爸爸摇摇头，并说"不。"

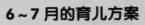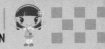

　　妈妈又问："他是爸爸吗？"爸爸点点头，并说"是。"

　　反过来，爸爸也可以这样指着妈妈问。

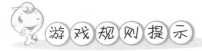
游戏规则提示

　　爸爸不要说"我不是妈妈，我是爸爸"或说"我是的"，也不要说"是的"或说"我是爸爸"，因为，这么大的宝宝对一句话的理解比较难，对单字理解容易些。用单字"是"或"不"配合点头或摇头，可以使宝宝很快学会摇头和点头的含义。用爸爸和妈妈来练习，宝宝最容易区分，因为这个时期的宝宝对爸爸妈妈已经比较熟悉了。宝宝第一个认识的是爸爸、妈妈，会说的第一个词也是"爸爸"、"妈妈"。所以，利用宝宝对爸爸妈妈的认识和依恋来开发宝宝的智能是最好的办法。

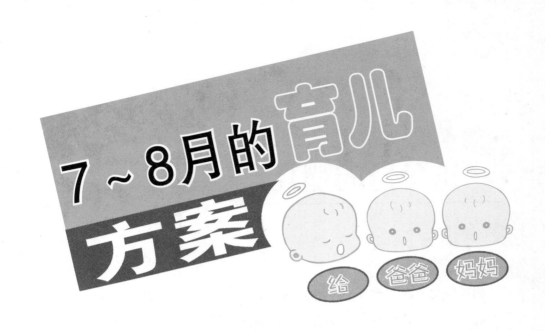

7~8月的育儿方案

给 爸爸 妈妈

7~8 YUE DE YU ER FANG AN

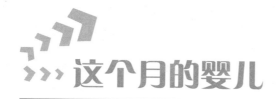

这个月的婴儿

如果说宝宝在上个月已经能认出爸爸妈妈，那么这个月与爸爸妈妈的联系则更加密切。看到妈妈就表现出的高兴劲，也比上个月更明显了。宝宝不仅表现出高兴的样子，有些宝宝还会做"笑脸"，高兴地笑出声。如果跟7个月的宝宝十分友善地谈话，小家伙会很高兴，如果你训斥他，对他说"干什么"、不行"等批评的话，就会哭。从这点来说，7个月的宝宝已经开始能理解别人的感情了。而对这种批评一点反应都没有的宝宝，就必须考虑他是否耳聋。正因为已经认识了妈妈，所以，也就能够明确地分辨出外人，感觉敏感的宝宝会"认生"，一见到陌生人就哭。

婴儿是否认生，与智力没有直接关系，而是与宝宝的性格有关。很小就认生的宝宝，再大一点还是认生，不喜欢让别人抱，小朋友喊他的名字，反应也不热情。倒是有些不认生的宝宝，特别喜欢和人交往，人缘好。有的宝宝从两三个月就开始认生，可长大了却很随和。

宝宝从这个月起，已经能明确表达自己的意愿了。会爬的宝宝会盯着某个目标伸出小手，对不喜欢的事情会表示拒绝。用勺喂他不喜欢的食物会用手推开。即使送进嘴里也会用舌头推出来。而他喜欢的食物，会积极地伸手抓着吃。拿走他手里的玩具会生气而哭。

洗澡时讨厌洗头，多数宝宝会哭闹。换尿布时，也不老老实实的了。但这样的动作让婴儿的手脚和身体自由地活动到何种程度，就大不相同了。并且

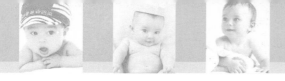
因为不同宝宝的这种运动能力有很大差异，又与穿衣服的件数有关，所以不可能确定一个严格的标准。

宝宝一般在7个月左右就会翻身了，而且各种动作开始有意向性，会用一只手去拿东西，会把玩具拿起来，在手中来回转动，还会把玩具从一只手递到另一只手或用玩具在桌子上敲着玩。边坐着边两只手拿着玩具互相敲打，是这个时期能看到的婴儿最多的姿势。

7个多月的宝宝不用人扶能独立坐着了，但能坐的时间长短不同。仰卧时宝宝会将自己的脚放到嘴里啃，十分的可爱。宝宝会爬也多数在这个月龄。但也不乏有这样的宝宝，不会爬却突然能扶着墙台站起来。许多宝宝在开始爬时，都是先做后退的动作。

这个月，宝宝的腿脚也逐渐强壮起来了。抓住他的两只手，常常能站起来。发育较快的宝宝，会在某个偶然的条件下，扶着墙台或其他东西就站起来了。无论是翻身、原地打转、还是用四肢匍匐向前爬行，都说明这个月龄的宝宝已经具有一定的灵活性，因此最容易造成吞食异物、摔伤、烫伤等意外。

宝宝出牙也多在这一时期，平时安静的宝宝突然开始变得烦躁不安，哭个不停，两颊发红，喜欢咬坚硬的东西或总是啃拳头，还特别爱流口水，妈妈此时就应注意观察宝宝的牙床，长新牙齿的位置常会有小小的突起或肿大。但也有在6个月或更早出的。

听到同时间出生的宝宝出牙了，而自己的宝宝还没出牙，妈妈一定会非常的着急。其实，不必担心，因为出牙的早晚，不同的宝宝差异也很大。过了一周岁才长牙的宝宝也不罕见。宝宝出牙晚并不是由什么特定的疾病所致，更不会有出牙晚，牙的质量就不好的情况。为了早出牙而给宝宝服用钙剂，这是没有意义的。因为牙齿早就长好了，只是还没有露出齿龈外面罢了。

宝宝在这个时候，能常频繁地发出"啊—"、"爸—妈—"等声音，有时是在招呼妈妈。这时，妈妈要用准确的、容易听明白的普通话和孩子交流。孩子成长过程中，其语言能力的培养，不是靠自己本人所能完成的。爸爸妈妈要为宝宝设计一些动作，如把手靠近鼻子表示香，皱鼻摆手表示臭、用手拍肚子表示吃饱了等等。也就是说，宝宝一个人是不能学会说话的，而是靠反复用

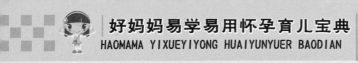

耳朵倾听父母及其他人说的话，用眼睛观看与所说的话相关的动作来学习语言的。

喂宝宝食物的时候不和宝宝说话，而像为了让他完成吃饭任务似的，这是不行的。必须叫着宝宝的名字对他说："吃粥了，张开嘴巴"。即要把语言和动作联系起来教宝宝。几乎所有的妈妈都是出于对孩子的爱，自然地做了这些事情，在不知不觉中就进行了语言的教育，因此常常认为语言能力是在孩子的成长进程中自然培养出来的，即话是随着孩子的长大自然就会说的，这是人们的一种错觉。在这段时期，宝宝开始唧唧咕咕的讲话，还有意识的利用肢体语言与爸爸妈妈交流，如摇头或点头等。

有些家长认为，婴幼儿喜欢看电视是现代社会的一个很普遍的现象。在当今大众传媒时代，不看电视就等于关闭了了解外界的窗口。这种认识和做法是有误的。宝宝还很小，母亲应该充分利用宝宝醒着的时间，多接触自然的东西，晒太阳，认识花草树木、小动物、生活用品、认识小朋友等。这一时期应用代乳食品很重要，而比这更重要的是室外锻炼。除特别热、特别冷、下大雪或下大雨的天气外，每天需要领孩子到室外呆上3个小时以上，让他呼吸新鲜的空气，如果能给会翻身、会爬的孩子开辟一块可以自由活动的草坪那就更好了。让宝宝出类拔萃的并不是提前识字，而是游戏、游戏再游戏。所以，妈妈要让宝宝多玩，但也要注意安全。在家里选一个通风好的房间，把有危险的物品都移走，在床上给宝宝拿没有危险性的玩具让他玩，玩是宝宝的天性，宝宝对身边的一切都好奇，所以爸爸妈妈要让宝宝自己玩，培养宝宝独立的能力。宝宝对着镜子有时能自己玩上好一会儿，通常3～5分钟是可以保证的，再长的时间，就要看宝宝的耐心了。

宝宝与宝宝之间的睡眠时间和深度是有差异的。一般来说是上午睡1觉，1～2个小时。下午睡1～2觉，分别睡1～2个小时。这个时期多数宝宝夜间都要醒1～2次，有的宝宝一睁开眼睛就哭，不给点奶或水喝就不再睡了。也有的宝宝即使换尿布也不醒，孩子不同，表现的形式也各不相同。夜间吃奶的宝宝越来越少了，妈妈有奶的时候喂母乳，比冲奶或喝水方便。很多妈妈在睡眠中给宝宝奶吃，倘若这样宝宝能入睡也未尝不可。

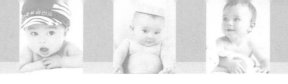
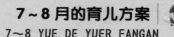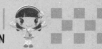
在这个月，宝宝大便相对比较规律，每天1～2次。与上个月一样，大便干硬的宝宝也不少。如果比平时多喂了粥、面条或者面包，那么，第二天就可能出现大便的量和次数比平时多，大便的形状稀软。虽然便软，但宝宝的情绪好、食欲正常、不发热，就不必担心。不要一看到软便，就吓得停用一切代乳食品，而只喂牛奶或只给母乳吃。实际上，这种做法往往事与愿违，令宝宝的大便永远不会正常。

宝宝在7～8月时，绝大多数仍把小便尿在尿布上，老实温顺的宝宝不讨厌使用便盆，在小便间隔时间有一定规律时让宝宝排便可以成功。一般的话，在午睡刚醒来时把尿比较好。大便每天1次，大便硬的宝宝，开始排便时会哼哼地使劲，或者表现出奇怪的表情，所以，母亲看到这些，可以推测出孩子将要大便，放上便盆，宝宝就会成功地排到便盆里。妈妈很高兴的以为孩子会告诉要大便了。可实际上，宝宝的哼哼声并不是他告诉大人要大便，而只不过是宝宝排便的前奏而已。另外，在这个时期进行排便训练，对于那些讨厌被训练的宝宝来说，即使把他惹得又哭又叫，也是没有什么效果的。

七个月婴儿对各种疾病的抵抗力仍很薄弱，从母体中得到抵抗传染病的抗体也已消耗殆尽，因而很容易从其他小朋友那儿传染上疾病。麻疹、水痘比较多。

百日咳如果做了预防注射，一般就不会被传染上。流行性腮腺炎，通常是即使被传染上了，也不出现症状就痊愈了。出生后到现在从没发过烧的婴儿，突然高热（38℃～39℃）时，首先要考虑是否是幼儿急疹。其次较多的是由病毒感染而致的上呼吸道的疾病，如感冒、咽喉炎等。被称为"口腔炎"的疱疹性咽峡炎和"手足口病"也时有发生。夏季热多发于4～6个月的婴儿，但8个月的婴儿也不是绝对没有，只是要少的多。

在冬季处于出牙阶段的婴儿，有时会发生急性腹泻，被称为"秋季腹泻"。如果不知道有这种病，看到婴儿连续四五天排像水一样的稀便，母亲就会感到害怕，特别是初起的一二天，因为还多次吐奶，更使人感到可怕。

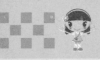
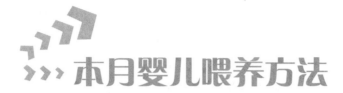

本月婴儿喂养方法

断奶的方法

进入这个月，就要开始为宝宝断奶做准备了。每一个孩子，无论在饮食上，还是在性格上，都是有个性差异的。过了7个月的婴儿，与饮食有关的各种个性就表现出来了。喜欢吃粥的孩子和不太喜欢吃粥的孩子，在吃粥的量上就拉开了距离。有的1次能吃100克，有的每天勉强吃50克就很不错了，为此感到骄傲或者懊恼都是不必要的。吃菜也是一样，有喜欢吃蔬菜的，也有喜欢吃鱼类或肉类的。因此，给婴儿代乳食品也要因孩子而异。不过不论有多大的差异，有一点必须注意的是，7个月大的婴儿，用牛奶喂养的话，每天的奶量不能少于500毫升。所以说，断乳的方法并不是固定不变的，要根据孩子的个性来决定。

有些婴儿无论如何也不吃粥，7个月前还能勉勉强强吃一点，到了7个月，长出两颗牙后就一点都不吃了，反而喜欢吃米饭，好像能体会到咀嚼的乐趣似的。像这样早早就吃饭的婴儿现在是出人意料地多，这都很正常。

当然，也可以给宝宝喂面包和面条，蔬菜、薯类也可以不过滤直接切碎或磨碎给宝宝吃。鱼肉以白色为好，含油多的鱼开始不要给太多，如果观察没有问题的话，可以适当再增加一些。另外，像牛肉、猪肉都可以做成肉末喂孩子。

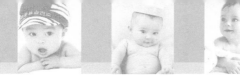
总之，只要做菜做饭的时候注意卫生，土豆、地瓜、黄瓜、茄子、白菜、菠菜、卷心菜、大萝卜、胡萝卜、豆腐等都可以给宝宝吃。也可以在粥中加入多种东西煮给宝宝吃，这样的饭做起来很简单，缺点就是不利于让孩子品尝出每一种食物的味道儿。

这个时期为了预防婴儿易患的贫血症，必须注意选择含有铁的代乳食品，如豆制品、紫菜等。蔬菜和谷物中含的铁，比动物蛋白质中含的铁难于被吸收，而动物蛋白质如鱼、猪肉、牛肉、羊肉、鸡肉等和维生素C，可促进蔬菜和谷物中的铁的吸收。而牛奶和鸡蛋却没有这个作用，所以代乳食品只用鸡蛋是不行的。

夜间喂奶

在稍稍有些变冷的10月份、11月份，这个月龄的孩子常在夜里醒来，哭闹，如果给他100毫升左右牛奶，喝下去就又睡了。有母乳的母亲嫌热奶麻烦，就不由自主地喂起了母乳。在断乳期，夜里却喝起了母乳，这不是又返回从前了吗？很多母亲会因此而苦恼。

其实，用不着那么烦恼，特别是在代乳食品这么发达的今天，婴儿在营养方面不会有问题，应该考虑的是为什么孩子夜里要醒来呢？如果孩子睡的是婴儿床，夜里翻身时手脚或头顶碰到了床周围的围栏而醒，那是婴儿床过小的缘故。这种情况就要把孩子抱下小床与妈妈一起睡。此外，还可能由于在给孩子做代乳食品时，让孩子在床上的时间增多了，或者白天已不像以前那样有较长的室外活动时间，而导致运动不足，因而孩子夜里睡眠不深。这种情况就要想办法把代乳食品做得简单些，以省下时间白天尽量多带孩子到户外活动。食欲旺盛的孩子则多是因为夜里肚子饿而醒，如果睡前喂的是母乳，要考虑是不是母乳不足。这种情况就要试着喂婴儿牛奶，换成牛奶后如果不再夜里醒了，就可以继续喂下去。

还有的可能是因为睁开眼睛时由于黑而不安，于是用哭声来求得最大的

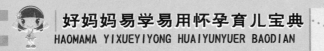
保护者母亲的爱抚。对被母亲抱一抱就安静下来，一会儿就睡了的孩子就要抱抱他。对只抱抱还不行，还要吃奶的孩子就必须给他喂奶。不管是牛奶也好，母乳也好，总之要满足他，尽快地使他睡去。

夜间喂奶只要对孩子的成长有利，让孩子睡好觉，怎样做都没关系，不必拘泥于任何形式。如果父亲也一起起来和孩子玩的话，孩子当然会更高兴。

开始喂鲜牛奶

随着给婴儿代乳食品的增多，出现了白天已不喝母乳的婴儿。对这样的孩子与其再给他奶粉，倒不如喂鲜牛奶方便。另外，因为牛奶比奶粉味淡，所以在代乳食品后给孩子牛奶比给奶粉孩子爱喝。而且牛奶既方便又便宜，是不可多得的食品。

不过，不论是从母乳转向喂鲜牛奶，还是以鲜牛奶代替奶粉，都不能太突然了，而是要在最初的1日把经稀释后（8份牛奶加2份水）的牛奶少量喂给宝宝。开始最好煮熟了给宝宝喝会比较保险。这时候一般来说，即使大便有些稀也不是因细菌导致的。超市里卖的鲜牛奶只要家里喝的人没发生腹泻，不煮熟也没关系。如果宝宝不加糖也喝的话，就不要加糖，既便加也只是在200毫升奶中加1块白方糖。如果宝宝表现出特别喜欢牛奶而厌烦奶粉的话，当然全换成牛奶也不是不可以；不过，临睡前的一顿，如果婴儿只喝200毫升的奶粉就睡了的话，与牛奶比，还是奶粉浓稠些而具持久性，因此这顿的奶粉不能换成牛奶。

与罐装的奶粉不同，牛奶在气温高的季节容易变质，所以买回来后要立即放入冰箱。炎热的夏季，冰箱常常打开，能保持10℃都很不容易，因此并不一定能保证牛奶不变质。所以，在炎热的夏季，最好是早晨买的奶中午前用完，傍晚和晚上用奶粉。

虽说这个月龄的宝宝应该开始喝牛奶了，但也并不是一成不变的。也有的宝宝不管是奶粉还是牛奶都厌烦，即使不断地调整其浓度、甜度、温度，也

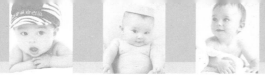
仍然不喝，这时不必勉强他。给宝宝牛奶、奶粉是为了使婴儿体内不缺乏动物性蛋白，而动物性蛋白靠鸡蛋、鱼和肉类就可以充分地提供给人体。因而，靠牛奶提供的那部分动物性蛋白，用动物性的代乳食品补充即可。

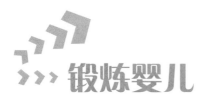

锻炼婴儿

孩子一过7个月，在夏天的时候就可以让他进行海水浴。早晨在岸边洗洗脚、在沙滩上爬一爬，白天在海水里泡上二三分钟，孩子会非常高兴。但注意要尽量在阴凉的地方，不要特意让孩子的皮肤直接照射日光，因为会引起皮炎导致婴儿发热。当然也可以带孩子到高的地方，上山是不错的选择。

城市里平时也没有让7个月孩子锻炼的空间，只能在汽车通不过去的凹凸不平的小道上推着婴儿车散散步。

在儿童公园里，大家可以商量着具体安排不同年龄段孩子玩的时间，如上午婴幼儿、午后低年级学生等。如果不这样规定，婴儿是玩不到滑梯和秋千的。如果担心外面有危险又没有能让孩子在地上玩儿的地方时，可以在自家院子里铺上点儿东西，让孩子在室外玩儿。在不太冷的季节可以把窗户、房间的门都打开，每天合计1个小时左右，让孩子学爬呀、学站立呀、随父母招呼取东西呀，要让孩子们高兴地去做。

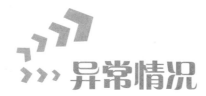

腹泻

　　7个月的宝宝，断乳工作已取得了相当的成效，宝宝能吃的食物品种也慢慢增多了，使婴儿的胃肠功能得到了锻炼，因而由代乳食品的给法不当而引起的腹泻就很少发生了。但也有一些因为喂养不当出现腹泻的情况，如果宝宝既不发热也没有情绪上的变化，只是大便中会出现没有消化的地瓜、胡萝卜、西瓜等，那就是喂得过多而导致的腹泻，这种腹泻只要有1天把婴儿的饮食限制在平时的八成的话，一般就可以恢复正常，不需要吃药或看医生。在夏季，如果宝宝反复腹泻，且情绪不好、没有食欲、体温始终在38℃以上，这时就有细菌感染的可能，要尽快地请医生诊治。特别是家人有患腹泻的，必须赶快去医院。

　　当然，夏季的腹泻并不一定全是由细菌引起的，也有由各种不同的病毒引起的可能。值得庆幸的是由细菌引起的少，并且用抗生素就可以治愈；而由病毒引起的腹泻，病程不长，不发热、精神状态也好时，为了防止脱水，可以给孩子喝一些抗脱水饮料，同时把母乳、牛奶和代乳食品的量比平时减少一些。以前是禁食后连续数日只给点儿牛奶喝，但现在明白了这样反而会导致腹泻持续不愈。

　　到了冬天，由病毒引起的腹泻常出现呕吐，这种腹泻虽然8个月的婴儿也

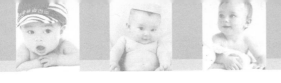
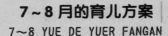

有得的，但还是9个月以上的婴儿多发，治疗时只要注意防止脱水就可以自然痊愈，并且口服液体比点滴痊愈得快。

"哮喘"

嗓子内常发出咝咝的痰鸣声的婴儿，在满7个月后的某天晚上（多在秋天），会突然出现呼吸困难，胸内发出呼噜呼噜的声响，吸气时两肩上抬，呼气时带有长长的尾音。面对突然发生的呼吸困难，一直有积痰的宝宝家人，可能因为多少有些习惯了而不会那么害怕，可是对于那些从来没有发生过这种情况的宝宝家人，一看到这种状态则可能被吓得六神无主，于是慌忙将宝宝抱到医院。很多医生经过诊断，会告知说是患了"哮喘"。可能并不是真的患了哮喘。即使出现暂时的呼吸困难，但这种"哮喘""发作"与因痰多而胸内发出咝咝痰鸣声只不过是程度上的不同罢了。无论是哪一种症状，只要坚持不懈地锻炼，到上学的时候都会自动消失的。因此，把这类婴儿作为"气管分泌物多的孩子"来对待就可以了，否则一旦误认为是"哮喘"病，就会让宝宝服用各种各样的治疗哮喘的药物，这样一来，宝宝不能会真的成为哮喘病的患者。因此，有"哮喘病"是人为病之说，而给婴儿确定病名则是第一步。

实际上胸内发痰鸣声的婴儿很多，其中只有极少数真的患有哮喘病，而这些患者正是那些被当成"哮喘病"治疗了的孩子。

总之，最初的"哮喘"发作时，可以请医生看一看。既然请医生看了，就应该接受各种各样的治疗。但是在治疗没有效果的时候，不要悲观失望。这就是你醒悟的第一步。现实生活中，有很多父母亲在宝宝深夜"发作"后，都会急忙请医生看一看，可是，以后慢慢地发现，抱一抱孩子症状就可以自然地缓解；另外又感觉到注射了"改善体质"的药物也没有什么效果，于是也就渐渐地不太紧张这件事了。最后，父母们终于认识到了不用把这样的宝宝当成"哮喘病"的患者来对待，但这一认识过程是

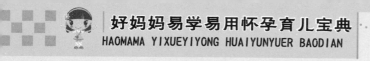
经历了很多波折的。

最后应注意的是，绝对不要用江湖医生的药和他提供的治疗方法，喷雾式的吸入剂则更不能用。

地图舌

这个月的宝宝大多数都能坐着了，让宝宝坐着，用勺喂食物时就能看到孩子的舌。于是，当某天在给坐着的宝宝喂食时，妈妈会因注意到宝宝的舌上有像地图似的花纹图案而感到非常吃惊，就会以为是否是得了舌病？于是，就带着宝宝到医院去看病，医生经过诊断，会告诉妈妈说：这是"地图舌"，没事儿，不需要特殊的治疗。可是看着在似大陆的白色舌苔上，出现了似湖泊、海湾样的可以看到的红色舌质。而且这"地图"过二三天就像大陆移动似的不断地变化着，母亲还是很担心。

其实，这是因为存在于舌的表面上的某种组织"更衣"而致，并不是疾病。所以用不着担心。这种现象的出现，多半是从出生后的2～3个月开始，只是这时妈妈因为只顾让宝宝吃奶，而没有机会注意看婴儿的舌而已。也就是这种现象以前就出现了，只是没有注意到而已。当然，这种现象也因孩子而异，有的可以清楚地看到，有的则完全看不到。

看到这种现象，继续注意观察下去的话就会发现，虽然也有出现"地图"的时候，但多数时间会在舌上的某一部位看到白色的"岛屿"。也有的宝宝上学后还能看到这种现象，原因虽然现在还尚不明了，但并不存在"地图舌"的宝宝就特别体弱的现象。对于这种"地图舌"，无论是内服药还是外用药都没有效果，只有顺其自然，靠宝宝自身的调节。

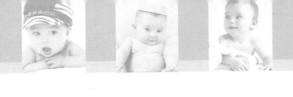
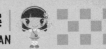
>>> 防止事故

　　对7个多月的宝宝，照看的大人一定要想到他是可以到房间的任何一个角落的。有的大人看到小家伙爬也只是会往后退，就错误地以为他到不了远处，大人的疏忽和大意常是发生事故的根源。小家伙的眼睛是最尖的，手脚是最勤快的。有的妈妈认为只要把宝宝的枕头边上的东西收拾利落就没事了，却意外地发生了宝宝把房间中最角落处的热水瓶弄翻而被烫伤了的事。

　　所以凡是能烫伤孩子的东西，如电熨斗、热水瓶、电热水壶等，必须从宝宝的房间中拿走。北方很多家庭冬天是要用暖炉的，那么为了宝宝的安全，周围也要用东西围上。夏天，当宝宝看到转着的电风扇很稀奇时，便想伸出小手感受一下，结果小手被绞伤了。所以，当家里不得不用电风扇时，一定要罩上安全网以防孩子把手伸进去。

　　这个月龄的宝宝是最让大人们头疼的，不仅捡什么往嘴里放什么，而且还有的宝宝打开衣橱，把防虫剂捏到嘴里；还有从梳妆台上拿出爸爸的刮脸刀割破手指的宝宝。所以，要把抽屉中宝宝能够拿到的有可能吃进去的、有可能把手弄伤的、具有危险性的东西都藏好，不能被宝宝寻摸到。

　　喂宝宝果奶时，用纱布代替围嘴垫衣服上也是有危险的。有过因忘了取下，纱布被宝宝吃进去，而导致宝宝窒息死亡人例子；还有过给宝宝敷爽身粉时，弥漫在空中的粉被宝宝吸入，引起呼吸困难的例子。

　　除了上述要注意的这些之外，大人要安上栏杆，防止孩子从床上、楼梯

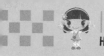
上摔下去。大人推着婴儿车带宝宝到户外活动时，路上遇到认识的人就忘乎所以地聊起天来。这不行，小宝贝就在妈妈的眼皮底下从婴儿车上掉下来的例子并不少。有的奶奶带孙子，困了打起盹来，小孙子从婴儿车上掉下来哇哇大哭才知道刚才自己睡着了。大人们带宝宝去公园，遇到大孩子打球踢球都不要看，以防球砸在自己孩子身上。

孩子掉到洗衣机里溺水而死的悲剧也发生过。孩子爬到放在房间一侧的洗衣机旁，扶着就站了起来，伸着头向里面看而掉到了洗衣机里。所以，洗衣机或者装水的桶、缸等对孩子的安全有很大威胁。当浴缸装满水的时候，切记要把卫生间的门关好，不能让孩子进去。

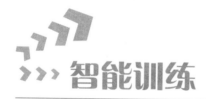

智能训练

在玩中开发宝宝的潜能

从这个月起，爸爸和妈妈可以互相配合来做藏猫猫的游戏。可以让爸爸藏在某个角落或房间，然后让妈妈抱着宝宝去寻找，边找边不断地说："爸爸藏到哪里去了呢？让我们看看是不是在那个房间里"。让宝宝感受到空间的距离。

如果爸爸藏在某个角落，可以不断小声地说："爸爸在这里，宝宝能找到吗？"妈妈这时就对宝宝说："爸爸的声音是从哪里传出来的呀？"宝宝就会倾听爸爸的声音。让宝宝学会寻声找人。爸爸也可以藏在以后准备让宝宝单独睡的房间里，为以后让宝宝自己睡打基础。等到妈妈找到了在这个房间的爸

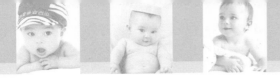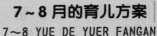
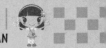
爸，就要不失时机的对宝宝说："宝宝长大了就在这个房间睡，爸爸妈妈在另一个房间，随时会来到宝宝的房间。"

当然，也可以把玩具藏到某处，和宝宝一起找，使宝宝知道物体客观存在的事实，玩具虽然不见了，但是它却仍然存在，只是放到哪里，暂时看不到了，找一找，会找到的。宝宝长大了，发现什么没有了，会主动去找，而不是向妈妈嚷嚷着东西不见了。爸爸妈妈可根据具体情况，开发更多藏猫猫的游戏，在有趣的游戏中开发宝宝的潜能。

加强语言训练

一岁以前是婴儿语言能力开发的关键期。这个月的宝宝虽然还不会说话，但已经开始理解语言，并能对大人发出的声音能做出反应。当爸爸妈妈说到一个常见的物品时，宝宝会用眼或手指该物品，此时，宝宝能将感知的物体与动作、语言建立起联系。要帮助宝宝逐渐建立起语言与动作的联系。所以，在教宝宝每种能力时，一定要使用确切的语言，让宝宝得到确切的信息。

例如，当爸爸去上班时，要教宝宝说再见，并教宝宝做出再见的动作。如果接受别人的馈赠，要教宝宝说谢谢，并教宝宝做出谢谢的动作。这不但锻炼了宝宝的语言能力，还使宝宝与人交往能力得到了提高。

又如，听到小狗的叫声时，要指着宝宝的耳朵，问宝宝听到小狗叫了吗，使宝宝明白耳朵是用来听声音的。

另外，这时的宝宝已经认识了一些玩具和日常用品，爸爸妈妈可以有意让宝宝把小勺、奶瓶、拨浪鼓递过来，让宝宝能在几件物品中找到你要的。这是训练宝宝理解语言的一种简便易行的方法。而且.宝宝自己还感到有趣。当宝宝找到了你要的东西，要不断赞扬宝宝，使宝宝得到父爱或母爱。

记住，对宝宝输送的语言信息越多，宝宝掌握的语言能力就越强，一旦会说话了，就会释放出极大的语言能力。会让你大吃一惊的，好像一夜之间就学会了说话。

加强手指的练习

婴儿的手指活动能力与智力发展密切相关。爸爸妈妈要锻炼宝宝的动手能力，如让宝宝拿各种物品，锻炼宝宝以大拇指和食指捏取小的物品。这是很重要的一个动作，要反复不断地让宝宝练习。拇指和食指对捏动作，是宝宝两手精细动作的开端。能捏起越小的东西，捏得越准确，说明宝宝手的动作能力越强，开展精细动作的时间越早，对大脑的发育越有利。爸爸妈妈可以给宝宝找不同大小、不同形状、不同硬度、不同质地的物体让宝宝用手去捏取。训练时，必须有人在场看护，因为这个月的宝宝还是喜欢把拿到的东西放到嘴里。小的物体如果被宝宝吃到嘴里是很危险的，可发生气管异物。也可以给宝宝购买一个算盘，算盘上的珠子很适合宝宝用手指拨拉，这样即安全，又能锻炼宝宝手的运动能力，宝宝也比较有兴趣。宝宝会把算盘当做玩具来玩。带按键的玩具琴也可以用来锻炼宝宝的手指活动。

增加户外活动的时间

这个月，宝宝的各项能力有了明显的增强，户外活动的意义就更大了，也更重要了。爸爸妈妈及看护人要尽最大可能，多带宝宝做户外活动，不要老是把宝宝闷在家里教宝宝"知识"，这是最愚蠢的育儿方法了。

宝宝户外活动的范围大了，就要避免危险，如周围有踢球的儿童，要防止球砸在宝宝头上；在周围玩耍的儿童，有时可能会互相扔石子，如果恰好砸在宝宝头上也是比较危险的。如果有感冒咳嗽的小儿围看宝宝，要告诉他们不要冲着宝宝咳嗽，不要摸宝宝的手，以免把病毒传给宝宝。因为这个月的宝宝是比较易患感冒的，要注意预防。

夏季要预防烈日晒伤皮肤，不要把宝宝的皮肤直接暴露在烈日下。不能

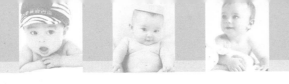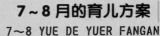
给宝宝戴墨镜防光照，戴有沿的帽子挡光最好。不要这么早就让宝宝坐在学步车里。要推大一点的童车，并带有顶棚，当宝宝睡着时，能让宝宝舒服地躺在车里睡觉。如果到远一些的地方游玩，要带足宝宝吃的，喝的，以及其他必备物品，备好天气变化时的衣服被褥和雨具。要考虑携带物品的数量与乘坐交通工具的方便度。带宝宝到户外不单是为了晒太阳，呼吸新鲜空气，更是为了让宝宝认识外面的世界，培养宝宝对事物的认识能力和对语言的理解能力。爸爸妈妈和看护人要不断地把看到的事物讲给宝宝听，不要认为宝宝听不懂，就沉默不语。要知道，你们说的每个字，每句话都对宝宝有作用。

培养宝宝的独立性

这个月的宝宝对玩也开始表现出独立的愿望。宝宝对周围的事物充满了好奇心。喜欢探索周围的环境和事物，见什么都想抓，不喜欢听爸爸妈妈的摆布和限制了。爸爸妈妈要在安全的前提下，给宝宝一定的自由空间，让宝宝有独立玩耍的机会。等到宝宝需要你的帮助时，再及时过来帮助一下，注意，不是完全代劳。当宝宝在自己玩的过程中，也就不断发展了大脑的潜能。

如果宝宝自己表达出自己用杯子喝水，用勺吃饭的意愿，妈妈也不要总是怕宝宝把衣服弄脏了，把水洒了而不让宝宝自己拿奶瓶或饭勺。因为这时的宝宝对自己拿着奶瓶喝奶，拿着杯子喝水，拿着小勺吃饭，已经开始感兴趣了，妈妈要不失时机地给宝宝锻炼的机会，哪怕一天一次，也要给宝宝创造这个条件。

避免宝宝的过度依恋

一般来说，宝宝依恋爸爸、妈妈是完全正常的，随着宝宝自主性的增强和活动能力的提高，他们会变得越来越独立。但有的宝宝"依恋过度"，什么都离不开爸爸、妈妈。实际上，造成这种局面往往与大人的照看方式有关。如果平时对宝宝过度关心，不提供让宝宝独立活动的空间和时间，不相信宝宝的能力，其结果必然会形成宝宝的"过度依恋"。因此可以说，宝宝过度地缠着大人也是由于大人过度地"缠"着宝宝而造成的。

为了避免或克服这一状况，平时，要尽量为宝宝提供一些玩具、图书或画笔，并提供机会，有意识地让宝宝自己一个人玩。当宝宝独自游戏时，你们可逐步地拉大与宝宝之间的空间距离和时间间隔，使宝宝逐步适应与你们的短暂分离，但时间不宜过长。

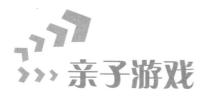

亲子游戏

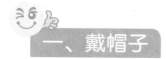

一、戴帽子

准备各种各样的帽子，如毛线帽、小布帽、皮帽、军帽、纸帽、太阳帽等，把宝宝抱到大镜子前给他戴上一顶帽子说："帽子"。玩一会儿把帽子摘下再戴上另一顶，还说："帽子"。以此类推，逐渐使他明白尽管这些玩意儿形状、颜色、大小都不同，但同样都是帽子，可以戴在头上。这个游戏可帮助宝宝理解语言，促使思维萌芽，形成概念。

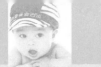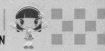
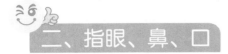

二、指眼、鼻、口

让宝宝和你对坐或抱起宝宝，然后问他："鼻子在哪呢？"如果宝宝指指你的鼻子或自己的鼻子就亲他一下说："对!我们的宝宝真聪明!"以此类推，教他学会认识五官。这个游戏能训练宝宝认识五官、理解语言、训练手眼的协调能力。

三、教宝宝说"谢谢"

当爸爸给宝宝东西吃或玩具时，妈妈在一旁要讲"谢谢"，并要求宝宝模仿点头或鞠躬的动作以表示"谢谢"。当爸爸要出门，妈妈要一面说"再见"，一面挥动宝宝的小手，向爸爸表示"再见"。通过这种训练使他一听到"谢谢"就鞠躬或点头，一听到"再见"就挥手。这样可帮助宝宝理解语言，发展动作，培养文明习惯。

四、自由活动

这个月大的宝宝不仅爬行的本领与日俱增，而且能够扶着墙壁站起来了。但是刚学会站立的宝宝还不会自己坐下，还需要你教他自己学会坐下，可以教他向前弯一下腰再坐下，这样他就不会摔倒。一旦学会站立，宝宝的本领就越来越大了，他可以把一只脚放在另一只脚前面，用一条腿支持体重，想试着迈出他人生的第一步。他还可以用一只手扶着沙发站立，或者干脆背靠在床边把两只手腾出来去拿玩具；当然宝宝更喜欢的运动还是学爬行——从匍行转到爬行。如果学爬时，宝宝的腹部不能离开床铺，你可以用一条毛巾放在他的腹下，然后提起腹部，使体重落在手和膝上，开始手膝爬行。等小腿肌肉发育结实，能支撑他的体重后，就会渐渐变成手足爬行。练习爬行不但轮流锻炼了四肢的耐力，而且能增强小脑的平衡与反应联系，这种联系对宝宝日后学习语言和阅读有良好的影响。

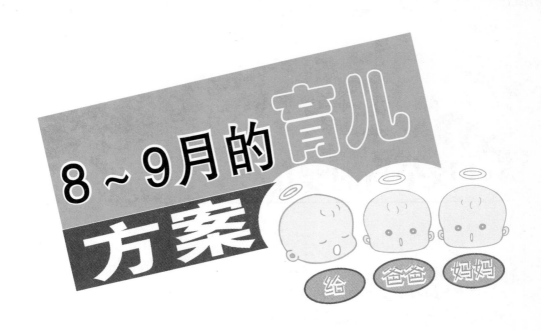

8～9月的育儿方案 给爸爸妈妈

8～9 YUE DE YU ER FANG AN

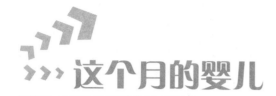

这个月的婴儿

　　这个月龄的宝宝已经离不开人了。因为自己可以到房间的任何地方去，宝宝的动手能力增强了，可能自己会把玩具上不结实的零件捣鼓下来，放到嘴里，所以一旦离开大人的视野，就可能发生危险。

　　本月里，宝宝更加依恋爸爸妈妈了，到陌生的地方或见到生人时，会害怕或焦虑。当然也有不认生的宝宝，这一点与宝宝的性格有关，也有见到谁都笑的宝宝，这是和蔼可亲的宝宝。另外，大部分的宝宝一发觉母亲要离开他的身边就哭，并且表示要随着母亲一起去。坐也不需要用东西支撑就可以独坐很长时间，且经常小屁股往起一挺一挺地，像是想要站立起来似的。这个月，宝宝的平衡能力和控制能力都有了发展，牵着他的手可以站立，也有的宝宝可以自己扶着东西站起来，但这时还不能自由地迈步。床边的围栏低的话，孩子易摔下去。

　　手的动作也比上个月灵活多了，会用拇指和食指相对捏起小物品，能有意识地摇响手中的玩具，能撕纸，并会往嘴里送，会找到当面藏在纸或布下面的玩具，拿着玩具会从右手换到左手中。会观察成人的行动，倘若有勺从桌子上掉下来的时候，会像寻找似的看。小家伙对一些简单的动作可以模仿了，如给孩子吃东西的时候，妈妈反复多次地边说："张开嘴"、边做"啊一"的动作的话，宝宝就学会了（在他张口时可以看到上牙漏出的头）。听到"妈妈"会把头转向妈妈。

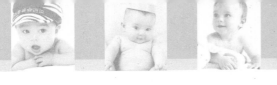
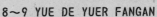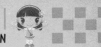
8个月左右的宝宝语言方面虽然还不能发出词的音，但出现了音调和韵律。可以发出像"妈一"、"爸一"、"啪一"、"大一"这样的音。

年轻的爸爸妈妈第一次听宝宝叫爸爸、妈妈是一个激动人心的时刻。这个月龄的宝宝不仅模仿你对他发出的双复音，而且有一半或一半以上的宝宝会自动发出"爸爸、妈妈"等音节。刚开始的时候，爸爸妈妈并不知道说的是什么意思，但见到大人听到叫爸爸、妈妈就会很高兴，叫爸爸时，爸爸会兴奋的亲亲他，叫妈妈时，妈妈也会高兴的亲亲他，宝宝就逐渐的从无意识的发音发展到有意识的叫爸爸妈妈。这标志着宝宝已步入了学习语音的敏感期。爸爸妈妈要敏锐的捕捉住这一教育契机，每天在宝宝愉悦的时候，跟宝宝对话，给宝宝念念儿歌等。喜欢音乐的孩子这时会合着电视或广播播放的音乐摇摆自己的身体。宝宝现在不大喜欢自己一个人玩了，更不喜欢呆在家里，当被妈妈领到室外时，一看到其他的孩子就会显出高兴的样子。

睡眠的情况基本和7个多月时差不多，宝宝每天仍需睡15~16个小时，白天午前和午后都睡。倘若宝宝睡的不好，家长要找找原因，看看宝宝是否病了，给他量一量体温，观察一下他的面色和精神状态，但好动的宝宝不爱睡觉就除外了，始终动、一刻也不停的宝宝，睡眠的时间反而少。也许是好动宝宝，只要稍稍睡一会儿，就可以精力很充沛吧。中午睡的时间短，晚上也迟迟不睡的宝宝，妈妈常常会担心孩子的睡眠不足。

晚上21点左右睡、早晨7~8点钟醒来的宝宝比以前多了，但这个月龄的宝宝从晚上睡到早晨，中间1次也不醒的几乎很少，一般都要因小便而醒二三次。醒后的孩子也各不相同，有的给换一块尿布就又睡了，有的哄一会儿就安心地睡了，也有的宝宝不喂点奶喝就不睡。营养方面，用母乳喂养的宝宝一过8个月，即使母乳充足，也应该逐渐实现半断奶。原因是母乳中的营养成分不足，不能满足宝宝生长发育的需要，因此在这个月里，母乳充足的不必完全断奶，但不能再以母乳为主，一定要加多种代乳食品，一般每日两次。但是，对不喜欢吃粥、米糊、面条等软黏样食物的宝宝，如果吃几口就不肯再吃了，则没有必要每天一定要喂两次。

倘若因为喂1次粥就需要1个多小时，而耽误了到室外锻炼的话，那就只喂1次好了。有胆大的妈妈，在在8个月时就开始喂宝宝米饭吃，也没发生什么不适。虽然此时宝宝可以尝试的辅食种类已经很多了，但是每天牛奶的量仍要保持在500～600毫升之间，即每天两次粥，粥后给牛奶100毫升，早晨刚起床和晚上睡前分别给200毫升牛奶。如果有的宝宝不喜欢喝牛奶，可以以粥作为主要食物，但是必须要多加一些鸡蛋、鱼、肉类食品，否则会导致蛋白量的不足。妈妈要特别注意辅助食物中淀粉、蛋白质、维生素、油脂四类营养的平衡量。尽量使宝宝从辅食食物中摄取所需营养的2/3，其余1/3用新鲜牛奶或奶粉补充，如果宝宝还要吃的话，可用水果、乳制品、或饼干等当做点心喂养。

宝宝满8个月后，就不用给果汁了，可以把西红柿、苹果、梨、水蜜桃等水果切成薄片、让宝宝拿着吃。草莓、香蕉、葡萄、橘子可整个让宝宝拿着吃。给宝宝做的蔬菜品种应多样，如胡萝卜、西红柿、洋葱等，对经常便秘的宝宝可选菠菜、卷心菜、萝卜、葱头等含纤维多的食物。但糖块还是有危险，仍然不能给孩子吃。

排便的情况，随着各种辅食的增加，其大便也逐渐带有"粪臭"味儿了，颜色也比只喝奶时变深了。用菠菜、胡萝卜代替了切碎的蔬菜，虽然觉得煮得很烂了，可还能从孩子的便中看到没有消化的部分，这不用害怕，是正常的。只要不腹泻，就可以继续给孩子吃。

大便的次数因宝宝而异，有每天排便1～2次的，有两天才1次的，也有靠灌肠才好不容易两天排1次的。小便，天气暖和的季节，大部分孩子还是每天10次左右，颜色也随着代乳食品的增加而变黄。

当听到小区与宝宝月龄同样大的妈妈对你说，我家的宝宝，一让他小便他就尿时，你也没必要着急。因为这多半只是此时的婴儿还没有太强的反抗意识，所以母亲把他放在便器上也不反抗，又恰好蹲便盆的时间与排便的时间巧合，才成功地利用了便器而已。总之，妈妈首先要以宝宝的感觉为先，不要勉强。况且，这么小的宝宝，不会控制大小便是很正常的，不要把这个当重要的事看，还是把注意力集中在宝宝的身体锻炼和智力启蒙方面吧。

8个多月的宝宝的小便次数因孩子的不同而有很大的差异。一般吃奶量小的宝宝，有一整夜都不湿1块尿布的，而睡觉前喝了1瓶奶的宝宝却可在一晚上尿湿1～2块尿布。

寒冷的季节，宝宝半夜里起来小便时哭闹的较多，妈妈一定要注意给孩子暖被窝。再就是试着把孩子临睡前喂奶的时间提前。这样就可以在宝宝临睡前蹲一次便盆。8～9个月的宝宝，给医生添麻烦最多的是出生后第1次发热而使家人吃惊的幼儿急疹；夏季六七月份，多发病是"口腔炎"和"手足口病"，从11月份一直到第二年的1月份宝宝容易发生反复腹泻，被称为"秋季腹泻"

在9月份或10月份，偶尔有从胸内发出咝咝的痰鸣声的宝宝，并由于咳嗽而吐奶，经诊断检查后，常被诊断为"哮喘性支气管炎"。若孩子之前有过这种情况，家长就不会感到特别害怕。而一向都很健康，从未有过这情形的孩子的母亲就会很吃惊。

正常情况下，宝宝尿液应该是淡黄色的，但到寒冷的季节，细心的妈妈在倒宝宝的小便时，会注意到尿液发白而且浑浊。在正常情况下，宝宝的尿液应该是淡黄色的，但如果尿液发白、发浑，也不一定是异常情况，而是在寒冷季节体内溶解了的尿酸盐，排出体外后发生沉淀所致。

在这个月龄里，有些宝宝在发生高热的时候，突然就抽搐起来，全身紧张，继而哆哆嗦嗦的颤抖，两目上视，眼球固定，叫也没反应，宝宝好像换了个人似的。妈妈吓得赶紧慌慌张张的抱着宝宝上医院，实际上，这只不过是宝宝对体温的突然上升而发生的反应。因为是由高热引起，所以热降下来就没事了。有哥哥、姐姐的婴儿就会有被传染上麻疹、水痘的可能。这个月龄的婴儿，即使感染上了流行性腮腺炎，也几乎没有症状。

8个月以后的宝宝，运动能力增强了，显得更加活跃，醒着时一刻也不停地活动着，所以，意外事故也就不可避免了，其中最多的要数从床上或边缘等处掉下来而致使头部摔伤。但一般说来，从这样的高度摔下来不会留下什么后遗症。其次多发的就是烧烫伤，其中主要以熨斗、热水瓶、炉子而引起的烧烫伤最多，因此有这个月龄宝宝的家庭，妈妈或看护人眼睛不能离开宝宝，而且要把房间内的不安全东西收拾好。此外婴儿也会把香烟、硬币、刮脸刀片等放进嘴里，所以必须注意收藏好。

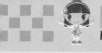
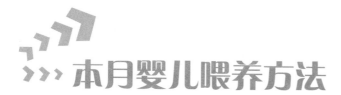

本月婴儿喂养方法

度过断奶辅食期

从宝宝8个月起，母乳开始减少，有些母亲奶量虽没有减少，但质量已经下降。所以，即使以前没有添加辅食的宝宝，此时也必须给宝宝增加辅食了。这样做一方面是为了满足小儿生长发育的需要；另一方面，也是为了断奶做准备。因为断奶需要一个过程，只有让宝宝逐渐适应，才能做到科学断奶。

正确断奶，可以按以下的方法做：①充分准备，逐渐断奶：断奶对于宝宝来说不仅是生活习惯上的一次重要变化，更是心理上的转折。妈妈对此要做好充分的准备，不要因宝宝哭闹就一时"心软"，否则会影响到宝宝的健康。但是断奶不能一下子说断就断，要有计划地进行，给宝宝一个适应的过程。②逐渐增加代乳品和辅食代乳品（奶粉）和辅食的比例，为顺利断奶打下良好的基础，使宝宝能够慢慢适应和接受各种不同的食物。也可以把奶粉冲调得稀一点。③逐渐减少哺乳次数：乳量的分泌与婴儿吸吮的次数有着密切的关系，每天哺乳少于3次的话，乳量的分泌自然会慢慢减少，这对于妈妈来说，也是有好处的。

那么，妈妈什么时候给宝宝断奶最合适呢？由于现在的妈妈通常都需要工作，因此，什么时候给宝宝断奶这要根据自己的实际情况来决定。

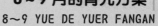
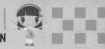

　　当然，这也并不是说什么时候给宝宝断奶都无所谓。最佳断奶时间是在8~10个月。在这个时间段断奶，比较容易把奶断掉。但是，如果遇到炎热的夏天，突然给宝宝断奶可能会影响宝宝的消化吸收，引起消化道疾病。所以最好选择在春天或秋后的凉爽季节来进行。因为这时气候宜人，而且蔬菜、水果又很丰富，小宝宝断奶后也容易适应，可以很顺利地在10~12个月将奶完全断掉。

　　当然，也有因为工作的原因，在小宝宝4~5月大的时候就断奶的。但完全断奶对孩子的发育是有一定影响的，所以最好是能每天给宝宝喂一次母乳，母乳的营养是其他辅食所不能代替的，尤其是在增强免疫力方面。

　　虽然宝宝在8~10月可以断奶，但妈妈也不要操之过急，否则，会造成宝宝食欲的锐减。宝宝的健康成长需要各种营养物质的补充，妈妈应尽可能顺其自然地逐步减少母乳，逐步添加辅食直到顺利过渡到正常普食。所以，该如何给宝宝断奶，妈妈们要好好学习学习。

　　如果宝宝能吃辅食的话，则较容易就能自然断奶。如果宝宝想吃就喂，不仅无法有规律地喂辅食，而且影响宝宝的健康发育。要特别注意辅助食物中淀粉、蛋白质、维生素、油脂四类营养的平衡量。尽量使宝宝从一日三餐的辅助食物中摄取所需营养的2/3，其余1/3用新鲜牛奶或奶粉补充。如果宝宝还要吃，可用饼干、水果、乳制品等当作点心喂养。

　　在做代乳食品时应将食物切碎、烧烂，要用到煮、蒸、炖、烧等方法，一般每天共需要3~4个小时。尽管很忙，妈妈却一点也不觉得辛苦，反而觉得很幸福。烹调时应将食物切碎、烧烂，可用煮、炖、烧、蒸等方法。

　　加辅食的时候一定要越丰富越好。光给宝宝吃香蕉、菠菜等是跟不上宝宝营养要求的。有的宝宝不会因为没有长牙就不喜欢吃米饭，他们喜欢各种肉禽、蔬菜伴着米饭一起吃。宝宝既然不喜欢吃粥而爱吃米饭，妈妈只要稍稍把米饭煮的烂一些，和着其他的营养食物，这样宝宝的免疫力也会得到增强。随着尊重宝宝自主性的妈妈的增多，在饮食方面也更随便了。

　　宝宝一过8个月，消化能力越来越强，对食物和营养也有了新的要求，很多宝宝已不再喜欢吃代乳食品罐头那样的糊状食物。也不太喜欢吃比较松软的点心，而喜欢吃有点嚼头的。鱼、肉、蛋、豆腐，宝宝不仅爱吃，而且这些是蛋白质的来源，是婴儿生长不可缺少的营养物质，也是产生激素、酶的原料。对有便秘的宝宝，妈妈可以让宝宝多吃一些菠菜、卷心菜、洋葱、大萝卜，以及海藻等含纤维多的蔬菜。另外，还可以给孩子适当喝一些酸奶，前提是要保证酸奶的质量，尽量购买那些有信誉的厂家生产的酸奶，因为酸奶是将鲜奶加热消毒后接种嗜酸乳酸菌，在高温环境中培养而成，这样一来牛奶中难以被人体吸收的乳糖也大部分被发酵成乳酸，有利于消化，刺激胃酸分泌。

8个月后，如果把苹果、梨、桃子等水果切成薄片的话，大部分宝宝是可以用手拿着吃的，香蕉、橘子、葡萄（把籽拿出后的）则可以直接给宝宝吃。蔬菜、水果、海藻等，都是维生素及无机物来源，是各种酶的原料，能促进体内代谢顺利进行，另外也是造骨、牙的原料。另外，妈妈对粥类、薯类、面类也要每天给孩子合理搭配，因为这些事物是热能源，也是宝宝活动的来源。

最后，需要提醒妈妈们注意的是尽量不要在白天给宝宝喂母乳，因为这个月龄的宝宝如果白天喂母乳，宝宝就向母亲撒娇，不分时间地在妈妈的怀里缠着要吃奶，这样一来，其他的辅食就不认真吃了。

母婴同睡好吗

有很多母亲在喜获宝宝之后，就喜欢和宝宝一起睡，这样不仅能快速的让宝宝与妈妈熟悉，最主要的是也方便照顾宝宝。所以，妈妈们习惯搂着自己的宝宝睡觉。尤其是在寒冷的冬天，习惯了母亲温暖的怀抱，宝宝就更不愿意自己一个人睡婴儿床了。在中国，母婴同睡，是再正常不过的事情了，可从西式的育儿方法来说，无疑是不可取的。因为母亲搂着孩子睡，孩子一哭，妈妈就给奶吃，有时宝宝含着乳头就睡着了，这样吃吃睡睡，睡睡吃吃，其结果不仅不利于休息，而且对小宝宝的消化也是不利的。而且宝宝含着奶头睡觉，乳

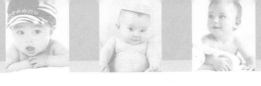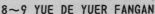
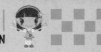
头易被吸住，乳房也易堵住婴儿的口鼻，影响其呼吸。

母亲搂着宝宝睡觉，大人孩子都得不到舒适的休息，不利于解除疲劳和身体健康。并且母亲活动范围广，携带各种疾病的机会就多，母亲和婴儿同睡一个被窝，容易将病毒传染给宝宝。可问题是，当让孩子睡在自己床上的话，夜里哭闹时，更是令父母亲头痛的。尤其是父亲，每天夜里要被吵醒四五次，次日的工作是不会有效率的。

父亲的压力很大，肩负着养家的重任，白天忙碌一天很疲惫，晚上必须保证充足的睡眠。母婴同睡，好与不好，重点应该从保持家庭和睦的角度来考虑，同时也不能忽视了爸爸、妈妈的自主性。很多家庭，都选择母婴分床睡的方式，让婴儿单独的睡在可以灵活搬动的小床上。大人睡觉时，把小床搬到大床边，这样夜里也能照顾到宝宝。

宝宝的偏食

有的人认为，人的好恶不可有倾向性，这种看法是不对的。特别地喜欢某种东西的这种个性，对人来说是非常必要的。有喜欢的东西的同时，也就有讨厌的东西，对食物也是如此。宝宝长到8个月以后，不仅对母乳或配方奶以外的食物有了自然的欲求，而且对食物的好恶也逐渐的明显起来了。不喜欢蔬菜的宝宝，给他喂菠菜、小白菜或韭菜等就会用舌头向外顶。因此，给孩子吃这类食物时，就要想办法把食物做成婴儿不能选择的形式来喂，如切碎放入汤中或做成菜肉蛋卷等让婴儿吃。就是按烹调书上写的那样，把颜色配好，做成有趣的形状，宝宝也还是不吃。以为做各种各样复杂的调味汁浇上就可以改变孩子的"偏食"，这种想法未免过于天真了。对于孩子的饮食偏好，不必急着在婴儿期去强行改变，有许多在婴儿期不喜欢吃的东西，到了幼儿期就高高兴兴地吃了。在一定程度上的努力是可以的，但不能过于勉强。一般来说，宝宝对食品味道的选择，大多是喜淡味恶重味。以蔬菜为例，宝宝多喜欢菠菜、冬瓜、白菜等中性菜，而不喜欢胡萝卜、茼蒿、苦瓜等重味菜。对水果也一样，

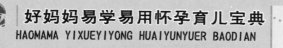

多喜欢淡甜味的西瓜、梨、草莓、香蕉，而不喜欢过酸的杏、猕猴桃之类，更不要说有臭味的榴莲了。不过这种喜与恶都是暂时的，孩子会逐渐接受更多食品。在他们尚未接受的时候，你可以适当调配，一般从淡味开始，逐渐选用味道重的菜果，给宝宝一个适应的过程。即使不喜欢吃韭菜、菠菜、小白菜，也可以从其他的食物中得到补充。对无沦如何也不吃蔬菜的宝宝，可以用当季的水果来补充。

倘若喝米粥、面包粥、红薯粥或吃面条等能获得必要的能量，喝牛奶（一般是500毫升）或喝母乳能满足人体所需的蛋白质的最低限度，那么宝宝即使对其他的副食有一些偏嗜好，也不会导致营养缺失。在鱼肉、鸡蛋、鸡肉、猪肉、牛肉等各种食物中，宝宝即使不喜欢吃其中的任何两种，也不会导致营养失调。宝宝只要吃米饭、面包、面条，即使馒头一口也不吃，也不会发生糖分的不足。在米饭、面包、面条中，宝宝即使对其中的任何两种一点也不吃，只要能好好的吃另一种，或者还爱吃土豆、地瓜，就不会引起能量的不足。也就是说，宝宝暂时不喜欢某些食品不要紧，因为食品、果蔬品种如此之多，完全可以用孩子喜欢的品种来代替，原则上确保满足他的营养需求就可以。比如孩子拒绝食牛肉，那么可以用蛋、奶、鱼来补充蛋白的需求；宝宝不喜欢酸性水果，可以用淡甜水果代替，满足其维生素的需求；蔬菜更容易互相调配，以满足宝宝对纤维素、维生素、微量元素的需求。

母亲应该知道，小孩的味蕾只对添加的食物敏感，如果你最常用菠菜，那么他会喜欢，而对胡萝卜、黄瓜、冬瓜就不喜欢。这时你就该把他喜欢的菜与其他菜做成混合菜泥，逐渐培养味蕾对多种食品的敏感性，宝宝就会逐渐的对多种食品适应了。味觉越敏感的宝宝，对食物的好恶就越明显，对不喜欢的食物看都不看。这类宝宝，因为无论是面条还是米饭，都吃一点，所以量体重的话都达不到正常的标准。"因为偏食，所以才这样瘦。"这是偏食的孩子常听到的被妈妈批评的话。喂什么就吃什么，这样孩子是能胖，倘若是小猪崽的话，为了长肉当然再好不过了。可是，对于人来说，能吃，多吃，这一点并没有什么可值得骄傲和炫耀的。反倒是，懂得食物滋味的人和对食物有好恶的人，才能享受到饮食生活的乐趣。

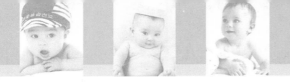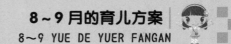

点心的给法

在代乳食品丰富发达的今天，点心对婴儿的健康成长起不到多大的作用，不给婴儿点心吃也不会影响其身体的发育和成长。但如果宝宝很喜欢吃的话，很多父母都会给他吃。这是因为做父母的都想给自己的孩子一个快乐的人生。但是，糖分是孩子长龋齿的重要原因之一，所以，在给宝宝点心吃时，必须注意掌握好度，既要让宝宝高兴地吃上点心，又要避免宝宝长龋齿。因此，在宝宝吃了含糖多的食物后，要养成给他喝点凉开水或茶水的习惯。当然，也有不太喜欢吃饼干、蛋糕的宝宝，对这样的宝宝也不必非给不可。

有的妈妈因为一给宝宝点心吃，宝宝就不好好吃粥了，因而就一点点心也不给宝宝吃。应该知道，饼干是糖质，粥也是糖质，没必要特意选择从孩子不喜欢的糖质中来获得能量。即使只给饼干把粥减下来，在营养上也不会有什么影响。不过，对于食量大的宝宝来说，不管吃了多少饼干和糕点，粥他还是照样吃，这样易引起过食，所以要停止与牛奶一起喂饼干的习惯，要在吃完牛奶后给些水果。

对不喜欢甜食的宝宝，可给些咸味的软、脆饼干，也可给当日做的豆沙馅点心。糖果和巧克力不要给孩子吃。果酱面包、奶油面包、带馅儿的面包最好不要给宝宝吃。

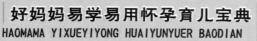
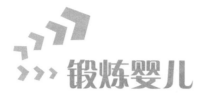

锻炼婴儿

这个月的宝宝，不需要倚靠任何物体，能很稳地坐比较长的时间，也会爬了。不过，也有完全不会爬的。这个月龄宝宝的最主要的运动目标是让他学习站立，对已经能站立的宝宝要让他学习迈步。

小胖墩儿在运动方面的发育就会较迟缓。对8个月体重在10千克以上、现在仍然每天平均增加体重15克以上的小胖墩，最好适度的调整一下其饮食使孩子体重的增加量降至每天12克左右。特别是牛奶的量，如果以前每天是超过1000毫升的，要减到1000毫升以下。妈妈不妨用酸奶代替1次牛奶。对于食量大的宝宝，可在吃饭前给些水果，以减少吃饭的量。

也有的妈妈担心让宝宝站得过早，会长成罗圈腿，但每天仅仅练习5分钟，是不会有问题的。并且小宝宝在这个月龄时，小腿都是向外侧弯的，这是属于生理性的，所以不必要担心小腿弯曲。孩子这种运动练习，在天气好的时候，要多带孩子到室外去。同时需注意，不能像完成任务似的、默不作声地进行，而是要像和宝宝一起玩似地，一边说"好！站——、站——"，一边快乐的和宝宝做。在家中，也不能只让宝宝坐着玩玩具，而是要用大的游戏玩具，使宝宝全身都活动起来。可以让宝宝推着纸箱子走，也可以让他自由的爬被垛。学步车现在几乎成了婴儿学步的必备工具，但过滑或在不平的地方易翻倒，经常有宝宝发生事故，所以最好还是不要使用。妈妈每天最好能抽出3个多小时的时间陪宝宝在户外度过。尤其是平时容易积痰的孩子，不要把常有胸部积痰而

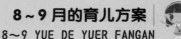

发出"咝咝"痰鸣声的婴儿当做病人对待，只要婴儿精神好，就多带孩子到室外活动。

》》》异常情况

坠落

坠落是八九个月容易发生的意外，最多发的坠落是从婴儿床上掉下来，其次是因椅子翻倒而发生的坠落。绝大数情况下，从1米以内的高处坠落下来不会留下什么后遗症。即使下面是地板，只要跌下来后宝宝立即"哇"地哭出声来，就不用担心。

对于那些敏感的宝宝，可能会因跌落时受到的惊吓而面色苍白，但只要抱起来后，马上就可以恢复正常。即便是几分钟后，跌碰的头部出现柔软的肿包，也不用担心。这是位于头骨外部的血管损伤引起出血所致，而不是什么脑内出血，不用特殊处理，会自然消下去的。如果是头皮擦伤，可涂上消毒药，没必要去看医生，照X光片。

虽然从床上或椅子上坠落时，一般都不用看医生，但是，如果宝宝是从楼梯上跌落下来的话，就要慎重些了。如果抱起来时发现宝宝头部有伤或出现短暂的意识丧失，要带宝宝去医院的外科看一看，医生会给宝宝拍头骨的X光片。

对出现过一时性意识丧失和X光片可见有骨折的宝宝应住院观察。如果医院能做CT检查，可用它检查一下颅内是否有出血。对即使出现过一时性的意识不清，到医院后又精神起来，没发现哪儿不正常，头骨也没有异常的宝宝，处理好伤口后医生会让你把孩子抱回家安静的养伤。同时会嘱咐你：回家后如果有异常（大声哭个不停、呕吐、抽搐、意识不清、左右眼瞳孔不一样大、手或脚麻痹不能动）情况，要马上与医生联系。

可是，夜里发生的意识障碍，常会被认为是宝宝在睡觉而被忽略过去，因而夜里有必要多次推醒宝宝看一看，如果叫醒后宝宝委屈地哭了，就说明宝宝的意识清醒。第2天早晨，如果宝宝又像什么事都没有发生过一样，精精神神地玩上了，那么就算好了。

大多数情况下，从楼梯上发生的坠落和从床上或椅子上坠落一样，宝宝只是哭几声，有的磕出个包而已，好了就没事了。但也有因只注意了宝宝的头部，而忽视了其他部位伤的情况。虽然这种情况很少见，但也偶尔会发生如肾脏、脾脏受伤的事情。如果是肾脏受伤，宝宝小便会因含血而变成红色。如果是脾脏受伤，宝宝会因出血而出现脸色发黄、腹部胀鼓等症状，没有精神，也不吃东西。医生看了，就会知道是肾脏或是脾脏受伤。

除此之外，常被忽视的还有肱骨的骨折。这都是因为有的大人，关心的只是孩子的头，生怕孩子跌坏了头，变成了傻瓜，所以见宝宝的头部出血了，就只把注意力集中到头上了，而忘记了还需要好好检查一下身体的其他部位，等到一两天后，把手放在宝宝的腋下抱他时，宝宝因痛而哭了起来，让宝宝双手上举，肱骨骨折了那侧的手难以举起来。于是，这才发现。不过，肱骨骨折也不用担心，只要固定好，一定会愈合的。

为了保险起见，无论宝宝是从床上或椅子上摔了下来，还是从楼梯上跌了下去，即使是摔了的时候立刻就哭了，没有发现什么其他的身体障碍，情绪也很好，也要在当日尽量让宝宝安静，不要给宝宝洗澡。第2天早晨，如果宝宝仍然情绪很好的话，生活可恢复与从前一样，傍晚时给宝宝洗个澡。

最后，需要提醒的是，如果跌落楼梯的上下口仍然不设防护设施的话，那么宝宝一定还会坠落的。

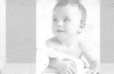
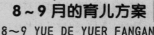

烫伤

宝宝一旦能自由移动后，就有可能因看护人重视不够而发生烫伤。引起烫伤的原因有很多，常见的如把热水和汤放在了宝宝的手能够得到的桌子上、在炉子上放着的烧着水的壶、开着浴室的门烧洗澡水等等。轻的烫伤，如果立即用自来水冲一冲，可以不出水疱而慢慢痊愈；而重的烫伤甚至可以危及宝宝的生命。

烫伤的轻重，是以烫伤范围的大小和深浅度而分的。轻的烫伤，因为只伤了皮肤的表层，没有改变皮肤的状态，只不过颜色有点发红而已，这样的烫伤在家里就可慢慢痊愈。重的烫伤，是指伤及到了真皮或者真皮以下的组织。如果是伤及到真皮，表皮会出现水疱，如果是伤及到真皮以下则会出现皮肤变白或变黑的症状。

如果是隔着衣服被烫伤的，不知道衣服里面的皮肤被伤到了什么程度。这时，要先往衣服的上面洒水，要是自来水向身上冲不方便，可把毛巾浸泡在水中，然后往身上拧水，这样做几分钟试着看看，如果一看是属于轻度烫伤的话，就把宝宝的衣服脱下来，继续用凉水冲；如看着烫伤好像比较重，就用剪刀把衣服剪开。注意，千万不要用手脱。对于重度的烫伤，当已波及到上肢还有下肢的一半以上、背部和腹部的一半以上时，必须立即去急救门诊。有消毒纱布最好，没有时可用干净的手帕垫在烫伤部位的上面，然后，用床单（寒冷的季节再用毛毯包一层）包上宝宝去医院。以为是很轻的烫伤，但却出了水疱时，绝对不要弄破它，最好也不要涂什么药，而是请医生来处置。

从烫伤停止治疗、医生说烫伤已经治愈的那一天起，做母亲的必须每天都要注意宝宝身上的的伤痕。如伤痕表面呈粉红色、光滑、有隆起时，是开始长瘢痕瘤的表现，这时，必须及早治疗。

腹泻

这个时候的腹泻与以前不同，即由细菌引起的腹泻已经很少见了。如果是在夏季发生的腹泻，除了家中有大人患腹泻的情况外，可以不用考虑是由细菌引起的。由细菌引起的腹泻，一般情绪都不好，有时还发热。

因饮食过量而引起的腹泻，细心的母亲都会知道是前一天吃得过多了，所以，不用怎么担心也就好了。如果因为发生了腹泻，就让宝宝禁食是不对的。只要宝宝想吃，可以做一些稍微软的食物给他吃。

可有些母亲，尽管知道是由于饮食过量而导致的腹泻，但是为了慎重起见，往往还是会抱着宝宝去医院看医生。

这时，接诊的医生就会习惯性地让宝宝服用帮助消化的药，并命令禁食半日，嘱咐牛奶要减量，代乳食品要停用。这样一来，宝宝尽管既不发热、食欲又好、精神状态也佳，但每天都要便3～4次不成形便。虽说是腹泻，但消化得很好，只是便不成形罢了。这时的宝宝因为肚子饿，所以给食物时，会很贪婪地吃。

于是，就会出现这样的情况，虽然到医院请医生看了，但腹泻却还是不见好。这种情况不仅是在过食的情况下出现，在由病毒引起 "胃肠型感冒" 时也同样出现。

现实生活中，很多人都认为，让婴儿吃流食，大便就可以成形，实际情况与这一想法并不相符。这或许是因为与以前的饮食结构不同，对肠道形成了异常的刺激，或许是因为流食中所含的脂肪不足的原因导致的。遇到这种情况，惟一的治疗方法，就是必须恢复以前的饮食状态。如果已经没有喂宝宝水果的话，可喂些苹果泥给他吃。如果只喂粥则要逐渐稠一些，也可给他饼干吃。

这时候测量婴儿的体重是很重要的，在恢复以前饮食的过程中，即使仍然有腹泻，只要体重呈增加的趋势，就说明营养状况在好转，腹泻即将停止。

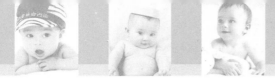
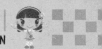
所以说，对于怎么治疗也不见好的腹泻，倒不如说是由于控制了以前的饮食，连续给宝宝吃量少、量又不好、营养价值低的食物而导致的。

另外，在初冬时节，如果宝宝出现呕吐、不喝奶、水样便，并且多次反复腹泻，就要考虑是不是秋季腹泻了，这种病虽然多发于9个月以上的宝宝，但8个月的宝宝也不是没有。

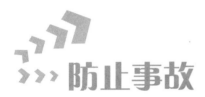

防止事故

在人的一生中，这个时期发生小事故是最多的。想站而没站好摔了、抓东西没抓好倒了等，每天中身体的各处总有被碰着的地方。但是，只要注意把宝宝身边有棱角的、坚硬的东西收拾好，把防止坠落的栏杆安放好，那么小事故不论发生多少，都不必在意。这个月龄的大事故主要有：坠落、烧烫伤、吞食异物等。

只在楼梯的上下口处、房间内有边缘的地方安上栏杆、门上安上门栓还不能令人放心。虽然在大人的眼里阳台上的栏杆已有足够的高，但大人们却想不到，孩子可能会爬到你放在栏杆前的空箱子上，越过栏杆而发生坠落。也有因婴儿拉掉铺在餐桌上的桌布，致使汤撒在身上而发生烫伤的；有宝宝把手伸到栏杆的缝隙中，拽掉煤气炉子的煤气管，被管子上的火烧伤的。也有宝宝打开抽屉，吃里面的药片和香烟；拿出里面的刀片割伤了手等。还有因婴儿吃了灭蟑螂的硼酸米粉团而导致的事故也不少。现在的家具多带棱角，希望能为有婴儿的家庭生产一些圆角的电视、收音机、空调、桌子、椅子等。宝宝也有掉

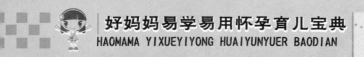

进浴盆、冲水厕所便池里的危险，因此，不要忘了关好卫生间的门。

使用旧的婴儿床和婴儿车时，大人要认真检查栏杆的挂钩和车轴，以防出现意外。原来使用婴儿床的家庭，之所以把婴儿抱到外面睡，就是因为宝宝的运动能力增强了，在栏杆中已经不老实了的缘故。因为木制的围栏撞头，有的人就用带有弹性的网状物代替木头做围栏，给宝宝做了新床，却发生过宝宝的头夹在了网和床垫之间，而导致宝宝窒息的事件。因此，发觉宝宝在小床中不老实，就把他挪出来睡，这是最重要的。

宝宝经过努力，好不容易站起来了，若摔倒了，大人扶他时，注意一定要拉宝宝的两只小手。只拉宝宝的一只小手，会伤着宝宝的肩肘关节。妈妈需注意宝宝每天的一举一动，当发现宝宝叼着勺子玩，就要严厉的禁止，否则养成毛病，叼着勺摔倒了，就会导致口腔内受伤。在光滑的地板上使用扶车也很危险。

这个时期小家伙腿的力量增强了，速度快，撞到东西时，会戳伤手指或碰伤头部。上一个月我们提到的，冬季的取暖设备、夏季的电风扇依然要加上防护网。

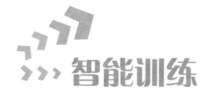

>>> 智能训练

教宝宝说话

八九个月是宝宝在第1年里最善于模仿的时期，要充分利用这些宝贵的、

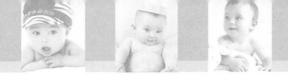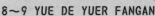

最利于进行语言教育的月份，教给他许许多多的东西，这对日后的教育会起到事半功倍的效果。那么怎样教他说话呢？

父母必须对宝宝说话、说话、再说话，逐渐形成语言定势。

要用与他生活有密切关系的简短的词，用普通话教他。这些词主要是名词和动词，以及某些称赞或否定词。要结合他认识亲人、身体、食物、玩具，并配合日常生活中的动作教给他。当他说"儿语"时，不要重复它。而应当用柔和的词语，把正规的语言教给他。

当宝宝指着他想要的东西时，父亲要鼓励他一边指着东西一边发出声音来，教他由打手势与声音相结合，到最后用词代替手势。

经过父母的努力，婴儿到1岁时，掌握的词汇就会比一般的宝宝多得多，天资就会显得非常聪慧。一般来说，宝宝说出的第一个词，常常是"妈妈"，这简直像天使的声音。这是因为他的成长是离不开妈妈的。妈妈和他接触最多，是他最亲近的人。

"妈妈"一词发音比较容易，当他模仿"妈妈"这个词的发音时，妈妈总是兴奋地答应着他："妈妈在这儿呢!"终于，宝宝理解了!他看到了喂他、抱他、为他换尿布、洗澡，给他爱抚、与他玩耍的人和"妈妈"这个词之间的联系。于是，他开始有目的地、主动地叫"妈妈"。

也许有的宝宝先说的第一个词不是"妈妈"，而是"爸爸"。或者，他全然不考虑"妈妈"和"爸爸"，而先说"不"这个词，或者说"还要"等等。

总之，宝宝说的第一个词究竟是什么，完全取决于他的经验，取决于爸爸妈妈平时教他学习的是什么，并非宝宝天生带有偏向母亲或父亲的感情因素。

让宝宝学会迈步

8～9个月的宝宝已经能够迈步向前走几步了，这时候，在爸爸妈妈的帮助下可以学习行走。爸爸妈妈可以把宝宝放在学步车中坐下，让他自己用手扶着站起来，这时候，只要爸爸妈妈在身旁帮助他推一下，他就会学着向前迈

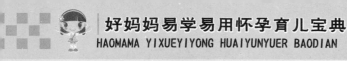

步。注意，不要让宝宝在学步车里的时间呆得过长，每次最好以10～15分钟为宜，若时间过长，宝宝累了容易形成驼背，且下肢负重过大也易影响宝宝的下肢发育。

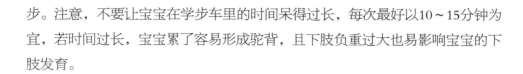

多鼓励和表扬宝宝

8～9个月的宝宝已能听懂你常说的赞扬话，他的言语动作和情绪发展了。他会为家人表演游戏，如果听到喝彩称赞，就会重复原来的语言和动作，希望再次受到赞扬和鼓励。这是他初次体验成功欢乐的表现。

因此，对宝宝的每一个小小的成就，你都要随时给予赞扬和鼓励。不要吝惜你的赞扬话，而要用你由衷的喝彩、丰富的表情、兴奋的拍手、竖起大拇指等动作以及一人为主、全家人一起称赞的方法，营造一个"正强化"的亲子氛围。通过这种"正强化"的心理学方法，会促使你的宝宝在快乐中健康茁壮地成长。

让宝宝懂得"不"的含义

进入第八个月，宝宝已经能够感受爸爸妈妈的语气了，也会看爸爸妈妈的表情了，开始有了独立活动的意愿。这时爸爸、妈妈或看护人要巧妙地让宝宝知道什么是不能吃的，什么是不应该做的，以及什么要求不能得到满足。这是训练宝宝分辨是非能力的开端，也是训练宝宝心理承受能力的开始。

在告诉宝宝这样不行，这个不能放到嘴里时，要同时用动作表现出来，如摇摇头、摆摆手、做出一副很严肃的表情。让宝宝逐渐理解，你们正在告诉他的这个事情是不能做的，是错误的。尽管这时的宝宝还是很难理解不能做的含义。切忌，不要过分表现，也不要使用带有惩罚性质的办法，要做到既让宝宝有承受能力，又不伤害宝宝。

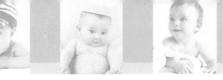
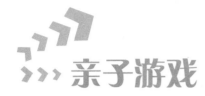

>>> 亲子游戏

一、讲故事

　　给宝宝讲故事是促进其语言发展与智力开发的最好办法。无论宝宝是否能够听懂，妈妈一有时间都应绘声绘色地讲故事给宝宝听，培养宝宝爱听故事并对图书感兴趣的习惯。

二、拉绳取物

　　让宝宝坐在桌旁的小椅子上，桌面上放一件他喜爱的玩具，注意，要放在他伸手够不着的地方。当他因为够不着而疑惑不解地看着你时，你就在他面前把一根绳子系在玩具上（一定要让他看见），看他是否知道拉绳子取玩具，如果不会，你可先做示范，然后让他模仿。要多次重复这种游戏，不断地放上不同的玩具或变换绳子的颜色。这样可帮助宝宝理解事物之间的逻辑关系，发展他解决问题的能力。

三、放盒子

给宝宝两个大小不一的盒子，教他将小盒子放进大盒子里。也可教他将手中能够放进去的东西如积木、小布熊等放入盒子内，这样能训练宝宝的观察力，了解事物之间的逻辑关系，解决简单问题。

四、弯腰拾物

让宝宝一手扶着栏杆或墙壁站稳，然后在他脚前放置一个他喜欢的玩具，引导宝宝弯下腰，用不扶栏杆或墙壁的手拿起脚前放的玩具，同时对宝宝说："拿拿。"反复几次以后，让宝宝学会一听到"拿拿"，就弯下腰去。如果宝宝一时弯不下腰。妈妈可以让宝宝脸朝玩具背靠妈妈站在床上，妈妈双手抱住宝宝腰部，然后让宝宝弯腰拿起玩具，再直起身来。这样能够训练宝宝"听懂话"，把语言和动作结合起来。

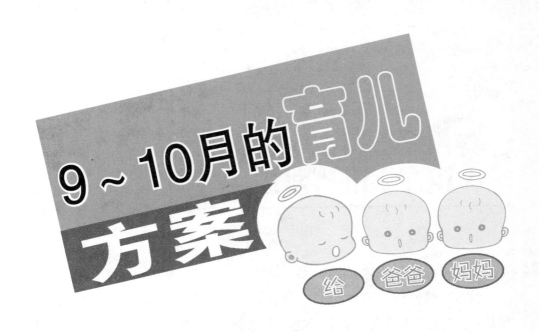

9～10月的育儿方案

给 爸爸 妈妈

9～10 YUE DE YU ER FANG AN

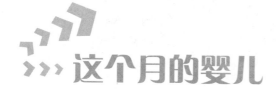 # 这个月的婴儿

宝宝一过9个月，身体动作变得越来越敏捷，能很快地将身体转向有声音的地方，并可以爬着走。此时，宝宝自己独自玩耍的时间延长了，并且逐渐能扶着东西自己站起来了。随着对周围世界认识的逐渐加深，兴趣也集中了。这个时候，他喜欢将手插入小孔中或用食指戳纸上的洞孔，不仅热衷玩自己的玩具，对身边的烟灰缸、化妆品的容器、勺、碗、抽屉的拉手、电器的开关等，无论任何东西都喜欢用手摸，或者拿着玩，对什么东西都想试一试。

身体方面，9个多月的宝宝不仅会独坐，而且能从坐位躺下，扶着床栏杆站立，并能由立位坐下，俯卧时用手和膝趴着能挺起身来。由于宝宝的握力增强，会用手抓住自己喜欢的玩具玩，并饶有兴趣的仔细研究一会。

这个月龄的宝宝喜欢看大人做事，并能模仿大人的样子。不过这也和其他事情一样，有训练的和没有训练的婴儿就会有不同表现，与爷爷、奶奶一起住的婴儿，因为有老人的耐心训练，就能学会"做怪样"、"晃脑袋"等动作。宝宝爱学大人说话，会捕捉到其中的某个词语，然后跟着学。

小家伙还喜欢坐在小凳子上装大人。父母要掌握好宝宝这段语言能力发展的关键时期，多让宝宝认识物品，多积累词汇。

宝宝一旦能自由活动手脚后，就非常的"淘气"，危险的行为也跟着多了起来，把酱油瓶弄倒、弄洒了油，吃香烟、喝洗涤剂、把安眠药吃了等等，会做出各种各样的具有"创造性"的事情。随着运动能力的增强，坠落的事故

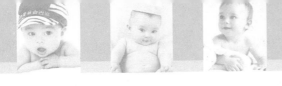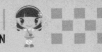

比以前更多了。婴儿在这个时期，大概没有不经历过坠落的。

翻抽屉、翻锅、拔电视线，好动的婴儿和好静的婴儿之间的差异越来越大。高活动水平的宝宝不能长时间安静的坐着，他们睁开眼睛进行大量的跳、攀爬、翻滚和奔跑等活动。即使是吃饭的时候，也不会坐在椅子上老老实实的慢慢吃，稍微吃的差不多了，就想着玩。洗澡的时候也一样，不会一动不动地泡在澡盆里，而是会拿着浴皂、海绵玩。洗完澡后，讨厌穿衣服，喜欢光着身体玩。这样的婴儿午睡的时间也很短。不用说，这类好动的宝宝发生事故的几率也高于其他的宝宝，他们更容易撞伤、摔伤、烫伤，爸爸妈妈需要特别关注他们的安全。

好静的宝宝，午睡的时间长，能自己老实地玩。这样，妈妈就能腾出时间按照断乳食谱的要求给宝宝制作饮食。在睡眠的时间上，好动的宝宝与好静的宝宝也有很大的差异。对什么都感兴趣、不容易疲倦的宝宝，会觉得玩有意思，所以，晚上睡的也晚。

过去，人们的习惯多是早睡早起，宝宝也在7点以后就被哄着了。可是现在就不一样了，一般的家庭晚上都要看电视、玩电脑，宝宝也因有人陪他玩而不愿意早睡了，因而，"小夜猫"增多了。

属活动家类型的宝宝，爸爸9点下班回来，宝宝还要欢舞着和爸爸玩会，这从享受家庭团圆、快乐的角度来说，也未尝不是件好事。这样，宝宝就逐渐养成了晚上10点睡、早晨8点起床的现代型的睡眠类型。

认为婴儿必须晚上7点睡的父亲，晚上回来的时候，不得不像小偷似的轻手轻脚地进屋，说话也得小声说。尽管如此，也常为婴儿半夜里醒来玩耍或多次哭闹而烦恼。7点就入睡的宝宝，早晨早早地醒了，会影响父母的睡眠，做父母的因此而斥责宝宝，就会影响家庭的和睦气氛。早睡早起是美德的这种旧的观念，已不能适应现代育儿的实际需要。

有的宝宝会在夜里醒来，该怎么对待呢？妈妈可静静的等待5分钟以上，坐在宝宝的旁边，而不要抱他，让宝宝自行调节进行深睡眠期。如果不行的话，可以给宝宝喂二三分钟的母乳，或轻轻的拍着哄宝宝睡。总之，不管用什么方法，只要让他能快速入睡就行。不必非要很负责任地寻问，是不是想小

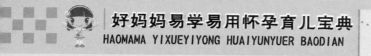
便、是不是想喝水、是不是想吃什么等等。

9～10个月龄的婴儿，如果在晚上临睡前小便1次，就可有半数左右的孩子，一直睡到第2天早晨6点才再次小便。不过天气冷的时候，夜间尿湿尿布的宝宝会增多。宝宝长到9个月以后，乳牙已经萌出4颗，消化能力也比以前增强，对牛奶以外的、被称为代乳食品的食物也几乎都习惯了，但喂养时，吃什么东西吃多少则因宝宝而异。

我们知道，婴儿具有很强的适应能力，只要不给宝宝吃他不喜欢的食物，宝宝就会温顺的吃妈妈递过来的食物。

很多妈妈是按照某一育儿书上的断乳食谱给宝宝烹制食物的，而有的母亲采用与上个母亲有很大差异的烹调杂志登载的食谱，但一般的宝宝都能适应。虽然这是婴儿适应母亲制定的食谱的结果，但母亲却认为是她选择的断乳食谱好，因而才成功地给婴儿断了奶。并且还向比自己的孩子还小的婴儿母亲推荐说："你务必要用这种食谱。"其实代乳食品的给法，并没有必要那样死板。

副食也不必给婴儿特别做，在大人食用的副食中，挑选婴儿能吃的喂他即可。所以不用担心不按断乳食谱喂婴儿，就会导致婴儿偏食、或者影响婴儿的成长等。

宝宝长到9个月以后，乳牙已经萌出四颗，消化能力也比以前增强，此时的喂养应该注意以下几点：宝宝9个月时，主食多数还是以喝粥和吃软面为主。但每天吃2次还是3次，最主要还是看宝宝对粥或面的食欲如何。倘若宝宝喜欢吃，并在10～15分钟内，欢喜的吃完儿童用碗的大半碗粥，就可以给宝宝喂3次。但如果宝宝不是很爱喝粥，常常是喝几口就不喝了，哄半天，再勉强喝一点，这样或许能让宝宝多喝一些粥，但无形中把室外锻炼的时间挤没了。

所以，妈妈最好这样安排婴儿的时间：首先，要安排出婴儿锻炼身体的时间，即每天的上、下午最少都要分别有1个小时（可能的话1个半小时更好），带婴儿到室外锻炼身体。然后，在其他剩余的时间里，再计算安排好在睡眠与睡眠之间喂几次代乳食品。这样安排的话，一般的婴儿就是每天1次粥、1次面包粥（或面条），基本就可以了。对不喜欢吃像粥样软食物的婴

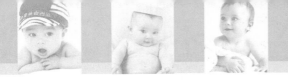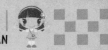

儿，只喂面包粥也可以。面包粥也不喜欢吃，喂米饭也行。同时可给婴儿充足的牛奶喝。

断奶后，宝宝尚不能一次消化许多食物，一天只吃三餐饭，不能保证其生长发育所需的营养。除喝牛奶外，还应添加点心，如饼干、蛋糕、布丁等。

这个月份的宝宝能用小手灵巧的捏起食物，塞到嘴里，点心味道甜，手捏很方便，因此大多数宝宝都喜欢吃点心。有的父母看到宝宝吃点心时高兴的摸样，更是喜上眉梢，把各种点心都买来，让宝宝吃个够。其实，这种做法是不正确的。但也有"禁欲派"的妈妈认为给宝宝吃点心，就不好好吃正顿的饭了，所以，一点点心也不给宝宝吃。当然，这种做法也是不合适的。宝宝爱吃，那妈妈可以将点心作为增进宝宝生活乐趣的一种调味品。

水果中的绝大部分都可以不切碎、不榨汁，原样给宝宝吃，宝宝也喜欢这样吃。母乳喂养的宝宝，在给2次代乳食品后，都要喂牛奶。此外，再给1次点心和牛奶。母乳则在早晨睡醒时、晚上临睡前、夜里醒来时喂即可。这个时期如果只喂母乳、外加一点米饭的话，会导致营养不良。

有关排便方面的问题，从人性的角度看，宝宝的自立能力越强，自我意识也随之增强，所以，有不少以前曾老老实实地蹲便盆的宝宝，现在也哭闹打挺不蹲了。这个月龄的宝宝倘若出生后1次也没发过烧，最易发幼儿急疹。

之前从没发过烧的宝宝，第1次发起高热，妈妈就会吓得六神无主，不知所措，把书上写的东西都忘得一干二净。当看到小乖乖被医生注射药物痛得哭叫时，父母只能期盼宝宝能够尽快退烧，如果医生告知孩子只是幼儿急疹，妈妈的心情会稍微好一些。因而，到现在为止从没发过热的婴儿的家庭，就必须要有精神准备。从11月末到1月末的寒冷的季节里，如果婴儿出现吐奶、腹泻症状，要考虑是不是秋季腹泻。皮肤上出现小的疹子，有时也有水疱疹。这种疹子在这个月龄中也常出现，婴儿不发热，可以把它作为一种荨麻疹。

这个时期的宝宝下面的门牙已长出2颗，不少宝宝到这个月龄上牙也长出来了。保护牙齿始于婴儿期。给宝宝喂完食后，选一个宝宝情绪好的时间，用纱布或软一点的牙刷给宝宝清洗一下牙齿。但手要轻，不要让宝宝感到害怕。

让宝宝脸朝上，妈妈用膝盖夹住小宝宝的头，是最稳妥、最安全的，边清洗边和宝宝说着话，让宝宝感觉与平时没什么不一样。因为牙齿的数量少，所以很快就能清洗完。或许有的妈妈认为这是没必要的。我们说只有对宝宝长出的每一颗乳牙都格外关注的话，才能让他以后拥有一口健美的恒牙。要把清洗牙齿作为一种习惯从小灌输给孩子。到了3～4岁出现虫牙时，再让宝宝使用牙刷就困难了。

本月婴儿喂养方法

断奶的方法

如果母乳还有或者比较充足的话，每天喂宝宝1～2次。让宝宝完全按照书上的断奶食谱用餐，是不现实的，实施起来也不是很容易。如食谱上要求宝宝每日3次粥（每次100～150克），牛奶（或奶粉）每日2次（每次180～200毫升）。中午和傍晚18～19点喂粥没什么问题，但若在早晨8～9点喂粥就不容易做到了。

因为一般的家庭，早晨的7～8点爸爸要上班，妈妈因而很忙碌，很难有空做蔬菜粥或其他辅食给宝宝吃。所以，有的妈妈给爸爸做完早餐，才有空给宝宝做代乳食品，10点才给宝宝吃第1顿饭，给粥、土豆和蔬菜泥。这样，第二顿喂代乳食品就要在下午的14点，给营养粥和碎的肉菜。第三顿则要在傍晚18点，喂粥和炖鱼。

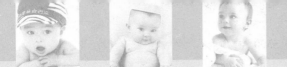

只有这样才能实现食谱上的做法，每天给小宝宝吃3顿粥。可是这样的话，妈妈每天就要长时间地在厨房中忙碌，根本没有时间和宝宝进行语言交流，更没有时间对宝宝进行感官发展和潜能开发。那妈妈应该怎样做呢？其实，9个月的宝宝，多数家庭是每天喂2次代乳食品。对不喜欢牛奶、每天喂3次代代乳食品的宝宝，妈妈可以变换着花样喂宝宝一些米饭、馒头，每日只给一二次粥。还有不少的宝宝，每天3顿都与大人一起吃米饭。这是因为父亲喂宝宝米饭时，宝宝记住了米饭的味道。

女宝宝F

早餐，米饭（儿童用碗的1／3）、鸡蛋1个、牛奶100毫升

午餐，米饭（儿童用碗的1／3）和鱼，或主食面包和奶酪，不论吃哪种，其后都要加牛奶100毫升

晚餐，米饭（儿童用碗的1／2）、鱼肉、蔬菜、水果

另外，下午15点和傍晚18点半再分别给牛奶200毫升。

女宝宝F自从能吃米饭以后，在室外玩的时间就增加了1个小时。并且吃饭的时候能和大人围着桌子一起吃，女宝宝F每日体重增加10克。但是并不是所有的婴儿到了9个月就都能达到这个程度，食量小的婴儿，在刚开始把粥换成米饭的时候就不能期待他吃很多。

再来看男宝宝T

早餐，牛奶180毫升、饼干适量

午餐，主食面包半片、牛奶180毫升

晚餐，米饭（儿童用碗的1／3）、鸡蛋1个（不喜欢鱼和肉）、牛奶100毫升

下午15点后给牛奶100毫升、水果适量，睡前给牛奶180毫升。

男宝宝T每日吃的量不多，但是很精神很活跃。自己扶着墙壁或者其他东西也能自由的行走了。体重每天增加5克左右，因人而异，这也是一种生活方式。

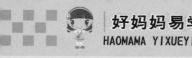
早晨7点，牛奶200毫升

9点，蒸鸡蛋 1个　饼干1～2块

12点，粥1碗（儿童碗约30克）加碎菜　鱼末

下午15点，牛奶150毫升

下午17点，苹果1个或半个

傍晚18点，烂面1碗（约50克）加肉末碎菜

晚上21点，牛奶180毫升

母乳很充足的妈妈，最好只在早晨和临睡前喂宝宝母乳，因为如果让宝宝吃完代乳食品后就吃母乳，宝宝就会撒娇，不好好的吃辅食，就缠着妈妈要吃奶。这样的宝宝就摄取不到充足的营养。晚上临睡前，为了把婴儿能快些哄睡，可以让他吃母乳。9个多月的宝宝，体重增加的速度就没有像前几个月那样快了，一般每天平均增加5～10克。这个月龄的宝宝，如果平均每天体重增加15～20克的话，发展下去就会成为肥胖儿。所以，妈妈要对宝宝的饮食进行调整，每天牛奶的总量不能超过1000毫升，营养粥也不要超过一儿童碗。宝宝饥饿时，要想办法用酸奶、水果等食物来代替。

9个月的宝宝和之前的辅食要求差不多，不必非得吃与上个月不同的食物。而仍然可以像上个月一样给婴儿做些鸡蛋、豆腐、熟土豆、白萝卜、菠菜、肝泥、肉末、芋头、卷心菜等东西吃，量也可以增加一些。此外，豆浆、甜薯、鸡蛋饼都是宝宝不错的营养食品。

贝类食物锌铜含量高，可以煮熟切碎给宝宝吃。比如牡蛎就比较好，虾、蟹等也可以少给宝宝喂一些。还有各种肉末妈妈都可以直接喂给宝宝吃。可多数都是胡乱的嚼一嚼后，就用舌头推出来了。有极少数的宝宝是对牛奶过敏的。出生后的第1个月喂母乳，过1个月后，由于母乳不足就给一点牛奶，可是随即就出现呕吐、腹泻、全身乏力、出现荨麻疹甚至哮喘的症状。妈妈看到这种情况，自然就停止再喂牛奶了。等过一段时间，再给点牛奶试一试，可是仍然出现上次那样的症状。此后，因为害怕，就不喂宝宝牛奶了。请医生看，会被说成是"牛奶过敏"，也许就用豆奶代替牛奶来喂婴儿了。对于牛奶过敏的婴儿，可以从这个月开始再试着喂少量的牛奶。先喂一小勺冰激凌，如果没

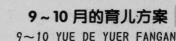
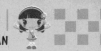
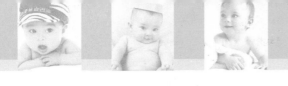
什么不良反应，第2天先喂10毫升，如未出现过敏显现，每隔几天增加5毫升。逐渐一点一点地增加牛奶量。这样到1个月左右，婴儿就可以吃200毫升的牛奶了。使用这种方法宝宝成功喝牛奶的例子很多，没有持续一生的牛奶过敏婴儿。打破医生的禁忌，妈妈耐心的一点一点地喂宝宝牛奶，只要不发生呕吐、腹泻，就可以逐渐增加牛奶的量。因为妈妈整天在婴儿的身边，所以这件事是可以做到的。

断奶后的主要饮食

　　婴幼儿的肠胃消化功能较差，刚刚断奶以后还不能和正常儿童一样进食。要在宝宝已适应的各种辅食的基础上，逐渐增加新品种，使宝宝有一个适应的过程，逐渐把流质、半流质改为固体食品。这一时期的饮食调理非常重要，密切关系着以后的营养状况，因此必须高度重视这件事，妥善安排。

　　断奶后食品的选择与烹调

　　断奶后必须注意为宝宝选择质地软、易消化且富于营养的食品，最好为他们单独制作。在烹调方法上要以切碎烧烂为原则。通常采用煮、煨、炖、烧、蒸的方法，不宜用油炸。有些家长为了方便，只给宝宝吃菜汤泡饭，这是很不合理的。因为汤只能增加些滋味，里面所含的营养素极少，经常食用会导致营养不良。有的家长认为鸡蛋营养好，烹调方法又简便，每天用蒸鸡蛋作下饭菜。这也不太妥当。鸡蛋固然营养价值较高，宝宝也很需要吃。然而每天都用同样方法制作，时间久了，会使宝宝感到厌烦，影响食欲而产生拒食的现象。

进餐次数的安排

　　进餐次数以每天4～5餐最好，即早、中、晚三餐，午睡后加一次点心。

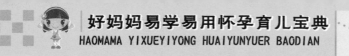
如宝宝较弱，食量少，也可在上午9点左右加一次点心。至于每餐的量，应特别强调早餐"吃得饱"。因为宝宝早晨醒来，食欲最好，应给以质量较好的早饭，以保证宝宝上半天的活动需要。午饭量应是一天最多的一餐，晚餐宜清淡些，以利睡眠。

各种食品的食量

那么，每天各种食品应吃多少呢？下面的量可作参考：

蔬菜应以绿叶菜为主，每天至少占50%，一日总量为50～75克。以后日渐长大，量应增到100克。

豆制品每天25克左右，以豆腐和豆腐干为主。

鸡蛋每天1个，煮、蒸、炖、炒嫩蛋均可。

肉、鱼、脏腑类每天50～75克，不同品种，轮换使用。

豆浆或牛奶每天500毫升。

每天的主食大米、面粉，共需100克，随着年龄的增长渐增。

水果可根据家庭情况灵活掌握，如条件许可，作为部分蔬菜量的补充。但并非吃了水果就不必吃蔬菜，因为它们的营养价值是不同的。

油、糖一般每种每天10～20克即足。

如果宝宝的食欲特别旺盛，每天吃两餐辅助食物和3次奶还觉得不够的话，可以在喂奶和喂饭之间，适当地给宝宝添加间食。常喂的间食有饼干、薄脆饼、水果、乳制品（酸乳酪等）等点心。但不是非吃不可，要根据宝宝的具体情况再做决定，尤其是喂了甜食后就不愿吃正餐的宝宝不要喂，没有食欲的也不要喂，以免影响正常的饮食。

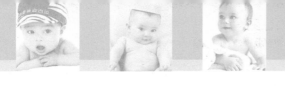
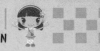

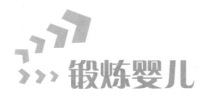

锻炼婴儿

让9个月的宝宝体会到锻炼的乐趣很重要。

到了这个月，宝宝就会想站起来走路，为了让宝宝能够学会走，父母应该帮助他。这也是这个时期婴儿锻炼的主要任务。首先是选择活动范围大，地面平，没有障碍物的地方学步。部分家庭会让宝宝在学步车里学习行走，但当宝宝步子迈的比较稳时，父母还是要拉住宝宝的双手或单手让他学迈步，也可在宝宝的后方扶住腋下或用毛巾拉着，让宝宝向前走。把房间整理干净利落，尤其是危险物品都移开（热水瓶），可以让孩子推着箱子来回的玩。

倘若上个月宝宝就已经能推着箱子走了，那么母亲就可以在箱子中装些孩子的布娃娃或坐垫等东西，以增添些箱子的重量。若箱子过轻，孩子自然就不能倾力去推。不把一些厚点的衣服放在扶车里，孩子从外面推也过轻；前段时间给孩子买的一推就响的玩具也过轻。书房里的带轱辘的椅子虽然可以让孩子用，但稍不注意就会有危险。住楼房的家庭，不要将废弃的纸箱子放在阳台上，因为小家伙会在你不注意的瞬间爬到箱子上，越过栏杆摔下去。

宝宝已经能很灵活的抓住绳子，所以喜欢抓住绳子玩荡秋千的游戏，但这也需要妈妈陪在身边。滑梯也是这个月龄婴儿喜欢玩的一种游乐玩具。对站立还不是很稳的孩子，要多让他进行站立练习。这个运动每天至少做两次，每次做5~6分钟。但体重过重而站不起来的宝宝，硬是勉强他做这项运动也是不合适的。值得强调的是，宝宝运动应根据其自身的特点进行，运动发展循序渐

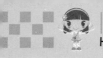
进，不可着急，不可超前。

天气不错的话，每天最好能带孩子到室外玩3个小时左右。这主要是以宝宝的自主活动为主，而不是将孩子放在婴儿车上溜达一圈就算完成任务。必须要把宝宝抱下车，让他在地上玩耍，晒太阳。只有这样才能使宝宝骨头长得更硬实。

这样宝宝行走起来才能够承受身体足够的重量，不致因宝宝的双腿不硬实，而形成不美观的罗圈腿。住3楼以上的家庭，带宝宝到户外活动的时候，最好不要牵着宝宝的手上下楼梯。这时因为，当宝宝到了室外的时候，就累的走不动了，回来时也会爬到楼梯一半就不愿意继续上了。时间久了，宝宝会因讨厌爬楼梯而不愿到室外玩耍了。炎炎夏日，可以让宝宝只裹尿布，或者最多穿个可爱的婴儿肚兜，让宝宝裸着的肌肤暴露在空气中。倘若在沿海城市，可以在海水干净的地方，让宝宝海水浴。但是要选择日光不强烈的时段，以免晒伤宝宝幼嫩的皮肤。

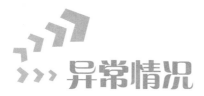

高热

这个月，如果宝宝突然发高烧，首先要看看家里有没有人感冒了，想想昨天和他一起玩的宝宝是否咳嗽了，两天内是否带宝宝去人多的地方接触人群了等等。因为引起发热最多的病是感冒，而感冒的原因一般是病毒，多是从周围的人那里传染来的。

大多数情况下，感冒了的宝宝只是发热，如果发热在38℃以上，但没有流鼻涕、打喷嚏等感冒症状，而且到现在为止，从没发过高热的话，就要考虑是不是幼儿急疹。特别是高热两天都不退，夜里情绪不好总醒时，就更可能是幼儿急疹了。

在出生后6～7个月得过幼儿急疹的这个月龄的宝宝，发热38℃左右，时间在初夏时，也许是口腔炎。可以在哭泣的时候，将宝宝抱到明亮的地方看他的嗓子，如果在悬雍垂附近看到有水疱，或者出现水疱破了发红的痕迹时，就可以确诊是口腔炎了。

如果住处附近正在流行麻疹，而宝宝又在此时发热的话，就要考虑麻疹了。因为即使是9个月的婴儿，与周围的孩子接触，也有患麻疹的可能性。

除以上的疾病外，引起高热的还有无菌性脑膜炎，但这种病很少见，一般可以不考虑。其他的还有"睡觉着凉"、"咽峡炎"、"扁桃腺炎"等由病毒引起的疾病。

如果高热的同时并发抽搐，虽然看上去有些吓人，但这是因高热而引起的，不必担心。但如果不仅发高热，还伴有呼吸急促、张口、抬肩等症状时，就需要立即去医院了。

耳后淋巴结肿大

如果发现宝宝的耳朵后面到脖颈的部位（双侧或单侧），有小豆粒大小的筋疙瘩，按之好像也不痛，不要大惊小怪。这是淋巴结肿大。

这种病在夏天特别多见，这是因为夏天天热宝宝头上长痱子，痱子发痒宝宝就会用手搔抓。可在宝宝的指甲内潜藏着的细菌，从被抓破的皮肤侵入到婴儿体内，停留到淋巴结处，淋巴结为了不让细菌侵入，于是就发生反应而肿大。

这种筋疙瘩一般不化脓、破溃，会在不知不觉中自然被吸收。不过，也

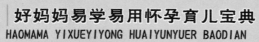
有很长时间不消失的，可以不管它。当发生化脓时，开始是周围发红，一按就痛。万幸的是，这种情况极少见。预防方法是夏天让易长痱子的宝宝枕水枕头，常换枕套，常给宝宝剪指甲。

不过，当发现这些筋疙瘩逐渐变大、数量也不断增多时，就必须带宝宝去医院了。

倔强

随着宝宝一天天的长大，开始有了自己的主见了。不过，既有自我主见强的孩子，也有不那么强的孩子。人们常说的肝火旺的孩子，就是自我主见强的孩子。从某种角度来说，这是孩子天生的性格，是改变不了的。而并不是像有人认为的那样，是因为父母教育的不好，才使孩子变得这样任性的。不过对这种倔强的孩子，做父母的，还是要采取相应的对策，尽量不要同孩子发生冲突，以免更加激起他的叛逆。

说实在的，对这些自我主见强（倔强）的孩子，确实有些不好抚养，因为很多时候对你想要做的事情他持坚决反对态度，如果你违背了他的意愿，或者没有满足他的愿望，他就会发出奇怪的声音，或者有意识的大声哭喊，以让父母让步。特别是早晨起床后不久，或玩困了想睡觉的时候，更易发生这种事情。

例如，当他拿着父亲忘在那里的打火机正玩的时候，如果你走过去郑重其事地要拿走，就会遭到他的反抗。怎么办呢？总不能就放手不管吧，那不是太危险了吗？于是，有些母亲就极力掰开宝宝的手，这时宝宝就"哇"的一声大哭起来。

显然这样做并不能解决问题，遇到这种情况，应该表现出不在意的样子，给他一样别的东西（如点心），使他自然地把打火机放下来。或者带他到室外去，在他的注意力集中到别的地方时，再不动声色地将打火机拿走。总而言之，尽量不要违背他的意愿。

如果在日常生活中，反复和他发生冲突的话，他就会熟悉使父母屈服的手段。这样一直到大人让步，他才会停止发出怪声或者有意识的哭喊。可只要你一旦依从了他，以后他就会遇到什么事都例行公事般的发出怪声或大声哭喊，以此来支配你。

因此，对这样的孩子，通过改变场景，使他转移注意力是最重要的。怎么样也不能避免冲突时，即使他在那里哭闹，也不要理他，要装出不在意的样子。但不能真的不理他，只要他发出和解的意愿，就必须随时对他有相应的反应。千万不要为了让自己省心，给这种倔强的孩子吃镇静剂或者安定药。

一般来说，同母亲的冲突，多发生在从早到晚整天都在家中，只与母亲守着的时间里。因此，要尽量把宝宝抱到室外，把他的注意力引向广阔的世界，这是十分必要的。

误吞了异物

这个月龄的婴儿，因为对什么都感到好奇，拾到小东西就会往嘴里送，有时会把它咽到肚子里。也有把东西含在嘴里，仰脸哭笑时，东西进到气管里去的情况发生。

异物进入体内有两条途径，一条是通往胃的通道，另一条是通往肺的通道。进到胃里的话一般问题不大，如果进到胃里，宝宝就会因哪儿也不痛，而毫不在乎地与平时一样玩。这种情况在吞食异物中是最多见的。这时就不必过于惊慌，可以根据吞食异物的情况，采取相应的处置措施。

如果不是尖状物，进入胃里后，因通道宽，就不会在中途堵塞了。硬币、围棋、戒指、按扣、纽扣、果核、玩具汽车的轱辘等都能原样随大便排出来，但时间各不相同，快的第2天就可以排出来，慢的可能需要二三周。即使是尖状的东西，也会出人意料地自然排出来。刮脸刀片、缝衣服的针等也不能会不损伤人体的任何地方而排出来，令人惊叹。但是，还是要把别针、刀片、针、玻璃碎片等作为危险品放好。吞食了纽扣、电池时，要立即通过X光透

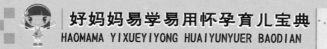
视，如果没挂在食道上的话，就会自然地从大便中排出来。即使是停留在食道里了，如果是下1/3以下部分多可以自然通过，要等5个小时后再透视看一看。如果是在上2/3，就要麻醉后立即取出。总之，无论哪种情况，最好在24小时内取出。

异物一旦随大便排出来，问题就算解决了，所以宝宝每次排便后，都要仔细检查。需要注意的是，不要为了让宝宝多排便而给宝宝服泻药。

可如果异物在中途堵塞食道就麻烦了。另外，在进入肺的通道上，如果堵塞了喉头和气管也非常棘手。而且想搞清楚异物进到哪里去了，也是很困难的。

如果吞进了大的东西堵塞了食道，可从宝宝翻白眼的痛苦表情中判断出来。另外，异物堵塞了喉头和气管时，宝宝会痛苦地不停地咳嗽、哭泣，当哭声嘶哑的时候，说明是异物接触了声带。

如果发现宝宝吞进什么东西，突然出现痛苦的表情时，应果断地用双手分别紧紧地抓住婴儿的两个脚脖子，头朝下不停地摇晃他，如果东西堵在喉头的话，这样做多数可以出来。如果没出来，就要立即带孩子去有耳鼻喉科的急救医院。不过，这种救急的方法只适用于异物吞下去的瞬间，过了这一时间则不可用这种办法了。尽量不要用手去取，因为有时会因为异物形状的关系，反而把它推到里面去。也不要为了让宝宝把异物吞出来，把手指伸进宝宝的嗓子里按压舌根部，因为这可能会导致出来的东西再进到气管中。

当异物堵塞鼻孔时，最好不要试图在家里取出，因为能一下子进入鼻孔的东西多是光滑的物品（药片、小豆粒、玻璃球），家里现有的工具不能顺利地夹住。即使看起来很容易取出来的，最好也不要在家里取。因为如果夹不住滑进去，就会更难取出来了。

有时，也会出现这种情况，宝宝本来没有吞进什么东西，可是因为确实看见宝宝拿着什么玩了，现在却怎么也找不到了，于是就认为肯定是宝宝吃进去了。其实这种情况应认真仔细地在宝宝呆过的地方好好找一找，当怎么也找不到时，就要暂时当做是宝宝吞进去了来处理，即使过后被医生取笑也没有关系。毕竟还是宝宝的安全最重要。

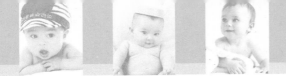
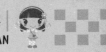
当然，也有在父母不知道的时候，异物进到了宝宝的鼻子里的情况。因为不知道，没有及时处理，过几天，从宝宝的口鼻中就会发出异常的臭味，当父亲或其他人抱孩子的时候，就会发觉。而母亲因为一直和宝宝在一起一般注意不到。发现宝宝口鼻有臭味时，就应带宝宝到医院的耳鼻喉科去看一下，如果一侧的鼻孔中流出的鼻涕带血，那就基本上可以确定是进入异物了。

>>> 防止事故

与上个月相比，宝宝这个月就更加活跃，更加爱动了，因而事故的发生率也就更高了。看着小家伙从开着的门爬出去，差点从楼梯上摔下去，爸爸妈妈就会警觉到，该给孩子做个婴儿圈围栏。这样把宝宝放到里边一个人玩，妈妈就可以在外边做些家务，但实际上很难做到。虽然也有听话的乖宝宝会在里面老实的玩，可淘气的好动宝宝就不买你的帐了，他才不会乖乖地被放在里面。一放里面就抓着围栏哭闹，要求妈妈把他放出来。这样的宝宝让他哭一二天，也有可能让他放弃抱出来的想法，但大多数是妈妈先投降了。我们都知道，小家伙别看他小，但聪明着呢。他们知道只要哭，妈妈就拿他没办法。但有时候孩子的哭闹也不是没有道理的。因为9个多月的宝宝是需要伙伴，忍受不了孤独的。当妈妈抱着宝宝到外面玩时，遇到其他的宝宝，这时宝宝就会表现出与见到大人时不同的反应。

小家伙是不愿意呆在为他特意做的围栏中，对此，妈妈也不必感到沮丧。况且，家里房子平米小的，放个围栏就会影响整个家庭的活动空间，这样就没有必要做婴儿圈围栏了。大人把门安上插销，别忘了插好，再把房间收拾干净就行了。

另外，买小孩物品时有送气球的，就有因玩这种气球而导致窒息的婴儿。还有买东西送小儿玩具的，这种玩具也不要让宝宝玩，因为这种小工厂的制品在安全管理方面还不完备。常有宝宝掉到洗衣机的桶中，而导致宝宝溺水的事故发生，因而要选择适当的地方放洗衣机，不要让宝宝接触到。宝宝的力气比以前大了，这让妈妈们高兴的同时，又增添了几份惆怅。因为小家伙会乱动家里的任何东西，不管是否危险。

尤其是使用煤气炉子的家庭，小家伙趁你不注意的时候会接触到煤气管子，拽掉煤气管，引起火灾或煤气中毒。另外，家里的其他热器具也要随时放好，不能让小家伙够得到，比如说，电熨斗，暖水瓶等。由于宝宝能在房间中来回移动了，所以会捡到东西就往嘴里放，因此像玻璃球、螺丝、香烟、硬币、安眠药等一定要放好。

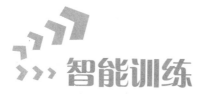

智能训练

加强对宝宝的体能训练

1. 帮助宝宝站立

给宝宝准备能扶着站的东西，比如婴儿床、椅子、小木箱、沙发墩等，让宝宝扶着这些物体练习站立，刚刚开始的时候可能是摇摇晃晃的像个不倒

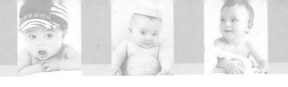

翁，以后慢慢就能站稳了。站立后，宝宝脊椎的三个生理弯曲就都形成了。当宝宝能扶着东西站稳后，就让宝宝靠在物体上，两手不再扶物，爸爸妈妈在旁边保护着，锻炼宝宝独站片刻。

不要怕宝宝摔倒，因为宝宝已经有了自我保护能力。不过，一定要给宝宝腾出足够的运动空间，保证宝宝即使摔倒，也不至于被周围的坚硬物体磕碰着。

2. 从站立到坐下

从站立到坐下的动作，需要宝宝手和身体的稳定协调配合。一开始，宝宝一旦站起来可能会立马啪嗒坐在地上，这没关系，只要注意安全就可以了，爸爸妈妈可以稍稍扶一下宝宝的腋下，把持一下身体的稳定。这样，宝宝就能顺利地从站立位到坐位了。这时候，把玩具放在宝宝脚下，宝宝就会主动做这个动作的练习。

3. 向前迈步走

虽然这个月龄的婴儿可能会扶着沙发墩、床沿、木箱等横着走几步，或推着能滑动的物体向前迈步，但不敢离开物体向前走。爸爸妈妈就要不失时机进行这方面的训练，训练宝宝向前迈步走的能力。可以让宝宝靠着物体站在那里，自己蹲在宝宝前面（注意不要太远），然后把手伸向宝宝，做出要抱的动作，并对宝宝说："宝宝走过来，让爸爸（妈妈）抱一抱。"这时，宝宝可能会试着让身体离开倚靠的物体，两只小手伸向爸爸妈妈，向前迈步，如果宝宝还没有向前迈出自己的脚，身体就已经向前倾斜，爸爸（妈妈）就要及时向前抱住宝宝，以防宝宝摔倒，同时鼓励宝宝说："我们的小宝贝真勇敢。"

这样不断训练，宝宝就会向前走了。在训练的过程中，宝宝学会了和父母相互配合，培养了宝宝与人交往的能力。

因势利导的开发宝宝的潜能

做宝宝不喜欢做的事，不但不利于宝宝的个性发展，还会使其失去学习的兴趣，结果往往是事倍功半。比如训练宝宝大小便，这个月龄的宝宝还不具备控制大小便的能力，千方百计地训练，会使宝宝产生反感，为以后的训练增加障碍。尤其是在冬天，便盆比较凉，宝宝可能不会听从妈妈的安排，老实地坐在便盆上。以前因为自己还小，宝宝可能并不知道反抗妈妈，随着月龄的增长，她就开始不那么"听话了"，开始做喜欢做的事情了，所以爸爸妈妈如果能因势利导地开发宝宝的智能无疑是最好的。

不要扼杀婴儿的好奇心

在好奇心的驱使下，小家伙们总是什么都想看看，什么都想摸摸，什么都想拿到手里摆弄摆弄。如果爸爸妈妈总是告诉宝宝，"这不能动"，"那不要动"，不但不能满足宝宝的好奇心，还会扼杀宝宝求知的欲望。

所以，爸爸妈妈只需阻止宝宝不要动有危险的物品，如热水瓶、打火机、电门、煤气开关、火柴等对宝宝能造成危害的物品。如果宝宝执意要拿暖水瓶，妈妈可以让宝宝摸一摸比较热的水，并告诉宝宝："这里盛的是热水，会烫着宝宝。"让宝宝有感性的认识，知道是因为热而不能碰，从而让宝宝认识到碰暖水瓶有危险。

需要注意的是，这个月龄的婴儿对事情的记忆时间是很短的，有的可持续十几天，或几天，有的甚至持续不到一天。所以今天告诉他了明天他可能就忘了，这时就要不断地告诉宝宝，不断让宝宝摸一摸比较热的水，慢慢的他就记住了。

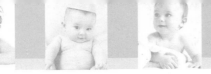

宝宝手的精细动作练习

9～10个月婴儿，手的精细动作能力已经比较强了，可以用拇指、食指准确地将小的物品捏起。"捏"，这种精细动作的出现是此阶段婴儿智能发展成熟的重要标志。因此，在此阶段可以训练宝宝自己使用小勺吃饭。这可能让许多爸爸妈妈一时无法接受，因为让宝宝自己拿勺吃饭，就意味着会把饭菜撒得到处都是，会弄脏宝宝的衣服，弄脏妈妈的裤子，弄脏桌椅和地面，会浪费饭菜。但是，如果爸爸妈妈为此而拒绝训练宝宝拿勺吃饭的能力，就会扼杀宝宝自己动手的积极性，这样不但会降低宝宝的食欲，还会阻碍宝宝运动能力的发展。因为用勺吃饭，是这个月的宝宝喜欢做的事情。一般来说，只要从这个月开始训练的宝宝，1岁以后就能自己拿勺吃饭了。

除了训练宝宝使用小勺，还可利用一些小型玩具，如小方木、小纸屑、乒乓球等，让宝宝做拾物练习，以练习手的精细动作、促进智能发展。

多进行发音训练

这个阶段的宝宝，是最喜欢模仿大人说话的时期，爸爸妈妈应抓住这一时期多进行语言教育。要多作示范，鼓励宝宝把音发准、发足，在宝宝发音不准的情况下不要轻易满足他们的要求，要耐心示范，多鼓励宝宝，帮助他们校正发音，千万不要急躁，也不要训斥或嘲笑宝宝，更不要去模仿宝宝的不正确发音，使得他们不知所措。

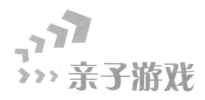

亲子游戏

让宝宝在快乐中开发智能，学习运动能力，加深父子、母子之间的感情，激励宝宝的进取精神，简单的亲子游戏就可以达到这一目的。而且亲子游戏随时可做，不需要特意安排，越是自然地玩耍，越能使宝宝感到亲切，学习起来也越有兴趣，学得也快。所以，爸爸妈妈在和宝宝的交往中，不要刻意去做什么，父子间、母子间流露的自然感情，就是最好的游戏活动和训练方式，也是任何潜能开发机构都不能代替的。不要寄希望于高级的婴儿潜能开发机构，因为在那里，爸爸妈妈学到的只是方法，宝宝学到的只是技能，那样往往忽略了最重要的舐犊之情。

一、玩水

一般的宝宝都喜欢玩水，可以先准备好一盆温水，再把一些塑料小瓶、小碗、大盒盖或一块海绵、塑料小动物等放在盆里。然后教宝宝把漂在水上的玩具推来推去。如果是在春天和秋天，可在洗澡前卷起宝宝的袖子玩，如果是在夏天，可在户外阴凉处尽情地让宝宝玩水盆中的水。

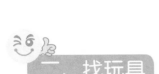

二、找玩具

把积木、画册、布娃娃、球等很多玩具放在桌子上，让宝宝坐在中间。当宝宝伸手要拿某个玩具时，就用手挡住他的眼睛，偷偷地把玩具换个地方，之后松开手，再让宝宝去拿这个玩具，如此重复五六次，如果宝宝能拿对这些东西的一半以上就算很好了。这样可以使宝宝在寻找玩具的基础上训练初步的记忆力。

注意：玩过几次后，可以换其他的玩具再接着玩，玩具的卫生是不能忽视的。

三、区别1、2、3

在宝宝的注视下，用一张16开的白纸包上1块糖果，然后打开，再包上，让宝宝看见你是如何做的。之后，再鼓励他打开白纸把糖果找出来，当他打开后，你就说"1块"，并把糖果给他作为奖励。接着，当着宝宝的面另取3块同样的糖果，边说"这是1块，这是2块"，边用2张白纸分别将它们包上，然后再打开让他注视两边的糖果各5秒钟后重新包上（注意，两包的位置不要变），最后要求他把两包糖果都打开。看他要哪一包。反复玩几遍后，如果他总是要2块的那包，说明他能区别"1"或"2"。然后，你再包上2块和3块的那包，看他是否会要3块，即能看出他是否能区别"2"与"3"。这可以发展宝宝的注意力、记忆力和手的技巧，形成简单数字概念的萌芽。

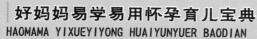

四、开盒子，拧瓶盖

　　给宝宝准备一些小盒子、小瓶子，锻炼宝宝两手配合能力。拿带盖的小盒子，妈妈先给宝宝做示范，用两手把盒子打开，再把盒子盖上，在盒子里放一个能发出哗啦哗啦响声的小球，增加宝宝打开盒子的兴趣。

　　学会了打开盒盖，再教宝宝拧瓶盖，这个动作更复杂，但是越复杂难学的动作，对宝宝越有益。爸爸妈妈要不厌其烦地教宝宝，因为这个时期的宝宝非常爱学习这些本领，总是乐此不疲地重复自己学到的本领。

　　父母不要小瞧这些简简单单的一举手，一投足的亲子游戏。这对培养宝宝健康的心理素质是极其重要的。

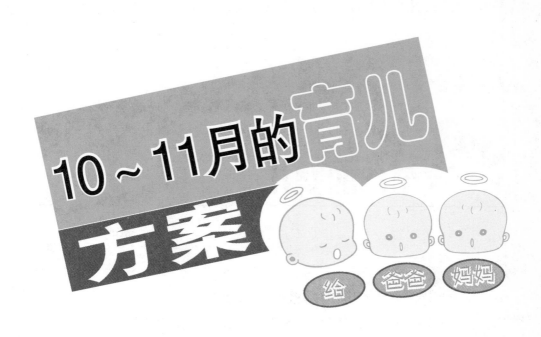

10~11月的育儿方案

给 爸爸 妈妈

10~11 YUE DE YU ER FANG AN

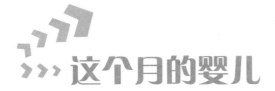

这个月的婴儿

　　宝宝到这个月时终于能够站起来了，这是真正意义上自己能做的事情。这也是宝宝生长里的一个里程碑。到了这个月龄，宝宝的自我意识更强了，并且明显地表现出自己的好恶。看到他非常喜欢的母亲走过来就乐呵呵的，而见到他不喜欢的穿白大衣的医生就哇哇哭，非常地"认生"。自己喜欢的东西，从很远就伸手要拿，相反不喜欢的东西给他也用手推开。拿着的他喜欢的东西，大人觉得危险想取走，他会气得哭起来。不过婴儿的好恶也进一步受其情绪的支配，如早晨起床情绪不好的婴儿，即使给他喜欢的东西也不想要，还是抽抽搭搭地哭。中午、晚上婴儿困了要睡觉时，对着他最喜欢的母亲也不见笑脸。对于婴儿的情绪波动，母亲是最了解的。因此，在平时应该情绪好的时候，婴儿撒娇不听话，母亲就可"诊断"出这是婴儿什么地方不舒服了。对自己孩子身体状况的了解，母亲应该自信比任何人都清楚。

　　宝宝的运动能力比上个月有很大的进步，自己能稳坐较长的时间，能自由的爬到想去的地方，还能扶着东西站得很稳。在上个月扶着东西站起来的宝宝，这时候能扶着东西走了。有发育快的宝宝能松开扶东西的手，自己站一会儿了。移动的方式也是各种各样，有爬行的，有扶着东西走的，有坐着挪的，还有摇摇晃晃走的。大人抓住婴儿的双手，有很多婴儿站着可以两脚交换着迈步。这时候让婴儿练习走步是可以的，但如果父母过于高兴而让婴儿走多了就不好了。

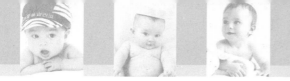

手的功能也更加灵活了。拇指和食指能协调的拿起小的东西，会招手、摆手等动作。会模仿大人擦鼻涕，用梳子往自己头上梳等动作，会打开杯盖，也能把水倒出来了。还能双手拿玩具敲打，用手指着东西提要求。他不想要的东西，他会一边摇头一边说"不"。在有人教的家庭中的宝宝，会表演"摇一下头"、"出一个怪样"、"再见"、"笑一个"等"节目"了。

语言方面，宝宝能模仿大人的声音说话，说一些简单的词，如"妈妈"、"爸爸"。另外，10个月的宝宝虽然不能说，但是已经能够理解常用词语的意思。并会一些表示词义的动作，如妈妈说"眼睛"、"鼻子"、"嘴"时，有的宝宝就指着自己的眼睛、鼻子、嘴。而且10个月大的宝宝喜欢和成人交往，并模仿成人的举动。当宝宝不高兴时也会表现出很不满意的表情。

爸爸妈妈在给小家伙做什么的时候，一定要用普通话和宝宝交流。

另外，要经常带宝宝到户外玩。宝宝在外面玩，会接触到各种各样的声音，宝宝都喜欢模仿动作的叫声，当看见小猫时，就跟着"喵喵"，看见小狗，就"旺旺"的喊几声。10个月的宝宝大约每天需睡眠12~16个小时。老实的宝宝白天睡两次，夜间睡12~16个小时，活动家类型的宝宝就不会那么听话了，有的只需12个小时就足够了，而且睡醒后，表现非常愉快，精神很足。妈妈应该了解，睡眠是有个体差异的，宝宝需要的睡眠比较多，那就让宝宝安静舒适的睡；宝宝好动爱玩，一白天不眨眼，也不必勉强他多睡。

早晨宝宝睡醒的时间也各有不同。有6点醒了1次，吃了母乳或牛奶后就又睡到8点的，也有从晚上22点一直睡到早晨8点的。

夜里有因要小便而醒来的孩子，多数婴儿吃点牛奶或母乳就又睡了。其中也有睡得很沉，换尿布也不醒的熟睡型婴儿。总之，不论哪种情况，婴儿在夜里醒来的时候，要使他能快速入睡的方针不变。

在这个月龄中，宝宝除喝牛奶外，代乳食品每天2次和每天3次的各占一半。每天让宝宝吃3次代乳食品，在饮食方面花费了大量的时间，就会减少到户外大气中锻炼的时间，这样做就会给宝宝的健康方面带来负面的影响。很多妈妈都是要一边带孩子，一边做家务的，所以，总是忽略了带宝宝到外面玩。即使一点也不到室外去锻炼，宝宝的体重也会日益增加，在定期体检中，常被

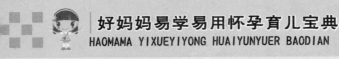
夸奖说发育良好。可这只是表象而已，身体的功能不锻炼就不会增强。扶着东西可以在室内走，但是皮肤和上呼吸道的黏膜不接触大气，就不能增强其抗病能力，所以应该让宝宝每天在室外玩上3个小时。让婴儿吃1次粥，就要花费30～40分钟的时间，倒不如简单地让婴儿喝点牛奶，用剩下的时间锻炼身体。1儿童碗的粥和1瓶牛奶比较的话，其营养价值还是牛奶的高。倘若宝宝不愿意喝牛奶，而吃粥、面包、米饭等却吃的很香，20分钟左右就吃能吃完的话，那每天喂3次代乳食品也可以，因为这样就有充裕的时间到室外活动了。采用每天喂粥、面包、米饭等3次代乳食品，再加上2次牛奶的饮食方法时，辅食不给予充足的鸡蛋、鱼和肉末，就会导致动物蛋白质不足。对于10～11个月的宝宝，还应该每天给3次、每次180毫升的牛奶。

宝宝的好恶，还明显地表现在饮食方面。一般食量小的宝宝味觉要比什么东西都能吃很多的宝宝敏感很多。吃的越少的宝宝，对饮食的要求也会越高，所以，对这样的宝宝，妈妈还是要从喂养方法和饭菜制作上去找原因。在宝宝有饥饿表现时，先喂煮的食物给他吃，喂食时妈妈态度也要和蔼可亲，并有抚摸头脸小手等身体接触，让宝宝感到亲切。当宝宝把他不喜欢的食物用舌头顶出来时，妈妈千万不要用强迫和威胁的语气和态度，即使宝宝不吃也不要紧，可以让他饿一餐，过会再喂。

对这种挑食的宝宝，即使在食谱上有浇调味汁的南瓜，可宝宝喜欢吃烤地瓜，那最好还是给他地瓜吃，因为宝宝快乐是十分重要的。想要对婴儿进行排便训练的母亲，也因这个月龄的婴儿明显地表现出较强的自我意识，而不知如何是好。即便是老实的、以前用便盆小便的婴儿，一到这个月龄，也会有很多厌烦蹲便盆而不往便盆中便的。10个多月的宝宝还不能告诉大人要小便。在便器上把他的时候，也会偶尔恰巧碰上婴儿的时间，婴儿就便到便盆里了。如果婴儿是老实孩子的话，母亲一诱导性地说"嘘—嘘"，过一会儿，就会便出来了。

但是，好动的宝宝，如果是早晨醒来或午睡醒来时把尿，也有成功的时候，但如果是在正玩着时，不但不识把，还不让把，一把尿就打挺、弓腰，把尿盆也踢翻了，让坐便盆就更难了，就是不坐。可以说好动、小便次数多的婴

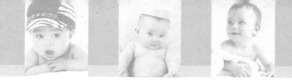

儿，在这个月龄中训练让他使用便器是不可能的。宝宝长大了，有了自己的选择。从现在开始学习排大小便，虽然路还很长，但在妈妈的帮助下，会最终学会控制大小便的，妈妈不必着急，2岁以后大小便都会控制的很好。所以，妈妈要几个月的宝宝就会控制大小便，会嚷嚷着要尿尿，便便，这是不现实的。

宝宝能告诉小便的时间也因婴儿个性的不同而各不一样，但一般是在满2岁后的春季到夏季之间，这不必着急。并不是婴儿早蹲便盆，早接受训练了，就能早些告诉大人小便。小便的次数少，尿的间隔时间相当长的婴儿，比较容易让他使用便器，因为婴儿没有在便器上长时间哭闹的记忆，所以不讨厌便器。另外，母亲决心不给婴儿用尿布时，便器应用的时间也会快一些。大便也是一样，还不能告诉大人。便较硬、不使劲就便不出来的婴儿，母亲发现婴儿"使劲"时，再让他蹲便盆完全来得及。母亲会把自己发现的婴儿"使劲"，认为是婴儿在告诉她要大便而高兴。大便稀软，而不需要什么"努力"就能便出来的婴儿，就会在母亲不知道的情况下排便。所以，这样的婴儿只能在早晨刚一起床或午睡后蹲便盆最易成功，偶尔会便到便器内，而"大便训练"是不可能进行的。

这个月龄的婴儿易患的疾病，寒冷的季节是"秋季腹泻"。对于这种病，如果不了解病程经过的话，就会使婴儿受很多的苦。如果到目前为止，从没发过热的婴儿，突然高热，仍然应考虑是幼儿急疹。以前已患过幼儿急疹的婴儿，出现高热的话，一般是由各种病毒引起的感冒，这种感冒最多两天就能痊愈。从5月末到7月初，发热一两天后，在口中和舌尖部位可见到有小水疱，或水疱破了而发红的溃疡，这多是"口腔炎"。得这种病，婴儿会由于疼痛而不吃东西。由于积痰而胸中常发出呼噜呼噜的痰鸣声的婴儿，大多在这个月龄被诊断为"哮喘"，每天不停地跑医院。有哥哥姐姐上幼儿园的家庭，即便是这个月龄的婴儿也可能传染上麻疹、水痘等。

上下各长出2颗门牙的婴儿，到了这个月龄，会在上面2颗门牙的两侧又长出牙来，这样上面就变成了4颗。在上面的牙暂时还没有出来的婴儿中，有的会跳过上面正中间的2颗门牙，而先从两侧长出2颗牙来。但不久，正中间的2颗牙就会长出来，这样就是上下都4颗牙了。乳牙共有20颗。从一侧的齿列数

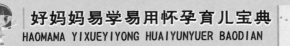
的话，是乳切齿1颗、乳犬齿2颗、乳臼齿2颗。出牙的时间因人不同而有些差异，并不是一成不变的；但一般是乳中切牙6～8个月，乳侧切牙8～12个月，第一乳磨牙12～14个月，乳尖牙15～20个月，第2乳磨牙20～40个月。

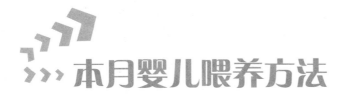

本月婴儿喂养方法

宝宝的饮食

宝宝10个月时，食物的营养密度应该进一步加强了。因为此时宝宝的消化器官发育速度加快了，所以宝宝的食物应从稠粥转为软饭。从烂面条转为包子、饺子、馒头；从菜末、肉末转为碎菜、碎肉。这些都是对宝宝的成长非常有必要的转变。而且，妈妈不做粥，给宝宝吃米饭，母亲就可以腾出时间。但如果不把腾出的时间用于宝宝身体锻炼的话，就不能有效地提高宝宝成长的速度。现在的宝宝由于牛奶和奶粉吃的更多了，所以米饭相对就减少了。

例如，男宝宝O的饮食情况如下：

8：00，面包1片半、牛奶180毫升

12：00，米饭半碗（儿童碗）、鸡蛋1个、蔬菜适量

15：00，饼干、牛奶180毫升、水果

18：00，米饭半碗（儿童碗）、鱼肉末、蔬菜

20：30，牛奶180毫升

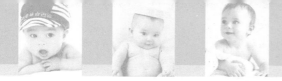

中午的蔬菜有菠菜、卷心菜、洋葱等，切碎，用鸡蛋做成像软煎蛋卷似的给宝宝吃。午后3点的水果，有橙子、香蕉、西红柿、草莓等，可以给宝宝掰一部分或者用勺弄碎喂宝宝吃。苹果和梨要弄碎喂宝宝。晚上的辅食，基本上与爸爸妈妈吃的一样。但是，并不是所有的宝宝都像男宝宝O那样能吃米饭，也有的宝宝只吃粥，不怎么理会别的食物。

例如男宝宝M的饮食情况如下：

7：00，牛奶200毫升

9：00，面包1片、红茶

12：00，面条半碗（儿童碗）、肉或鸡蛋、牛奶150毫升

16：00，牛奶200毫升

18：30，粥2／3碗（儿童碗）、鱼或肉、水果

21：00，牛奶200毫升

由于妈妈做粥很讲究，也很用心，经常变换着各种粥给宝宝吃，红枣粥，牛肉粥等等，所以，男宝宝M好像十分热衷吃粥，已满1岁了，依然对粥百吃不厌，而妈妈给的米饭，经常是用舌头推出来，所以只有喂粥了。在午后4点只喝牛奶，不吃点心。因为不喜欢吃干，面包也泡在红茶中吃。至于中午吃面条，是因为家里每天中午总是吃面条的缘故。

即使过了10个月，母亲的奶水仍然还很充足的女宝宝L的饮食情况如下：

6：00，母乳

8：30，主食面包1片、红茶

12：00，面条或米饭半碗（儿童碗）、鸡蛋、蔬菜、母乳

15：00，饼干、水果

18：00，米饭2／3碗（儿童碗）、鱼或肉、蔬菜、汤

21：00，母乳

夜里，母乳2次

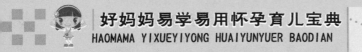

对女宝宝K，为了把母乳换成牛奶，用咖啡杯喂过，但她仍然不吃牛奶。妈妈其实不用强求宝宝，中午饭后可以让宝宝吃母乳。女宝宝K是个不睡长觉的孩子，即便是在暖和的季节里，夜里也要醒1次，寒冷的季节夜里要醒二三次，并哭闹。每次醒来时，换下湿的尿布就喂母乳，一给宝宝喂上奶，四五分钟后，宝宝就又入睡了。这样一来，由于喂母乳方便，所以就没有强制性地断奶。体重平均每天增加7~8克，这种情况，母乳仍然是宝宝的重要营养来源。这样做能使家庭安静、和睦，所以持续使用了这种营养方法。其后，等天气逐渐转暖，婴儿出汗量增多，嗓子发干，自然就能喝牛奶了。

从上述实例可以知道，10个月大的宝宝的饮食情况，是随着每个宝宝的个性和母乳的多少而各有不同，所以，断奶要因宝宝而异。所谓的断乳食谱，只不过是为开始施行断乳的妈妈提供某些依据而已。5个月大的时候，也许能依据统一的断奶食谱喂养自家的宝宝，但到10个月，妈妈要按照自己宝宝的方式来，用1个食谱来统一各种婴儿的个性是不可能的。断奶其实是一个自然的过程，自己宝宝的断奶进行得顺利与否，并不是用断乳食谱来衡量的，而是要看所选择的饮食，能否让宝宝和父母快乐、和平地生活着，是否表现出了与10个月的宝宝相符的运动功能。对于这一点，谁也没有做妈妈的清楚。

有的家庭在宝宝还不到10个月的时候，就1天喂宝宝吃2次米饭，过了10个月后，虽宝宝依旧偏爱米饭，也并不是一定要每天吃3顿米饭。即使是过了周岁的宝宝，也很少每天都这样喂养的。

很多宝宝在10个月前主要就是吃粥，如果1次能吃粥100克以上的话，应该每日给1次米饭试一试。开始时，在给粥前喂二三勺，如果婴宝宝喜欢吃，可以逐渐一点一点地增加量。总之，在宝宝饮食这个问题上不可强制。只要能确定宝宝喜欢吃什么就可以了。鱼和肉末的量也并不是因宝宝过了10个月了，就一定要增加。如果宝宝能高兴的多吃一些的话，可以逐渐地增加量。还有，在喂宝宝鱼的时候要千万小心，宝宝还小，不能主动地吐出刺。如果宝宝不肯好好地吃饭，一边吃一边玩，或者根本都不吃妈妈递过来的饭，妈妈可以把宝宝抱在自己的膝盖上，从后面握住宝宝的小手，用勺子把饭递到宝宝的口中，这样宝宝就可以更好地进餐。或者妈妈干脆让宝宝彻底饿一下，一段时间不给

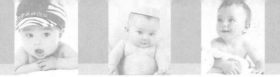

他食物，肚子饿了自然就有食欲，再吃什么都香了。

宝宝不喜欢吃蔬菜

　　这个月龄的宝宝多数已经能进食米饭了，于是母亲便不再为孩子做什么特殊而复杂的代乳食品，而是让孩子跟着家人一起吃饭了。妈妈想让孩子多吃些富含维生素的蔬菜，可有的宝宝却怎么也不愿吃。不论给他芹菜、白菜、还是豆角、萝卜，他都会用舌头顶出来。于是母亲就不得不变着花样做青菜。把青菜剁碎与鸡蛋做成蔬菜蛋卷，或加入肉馅中做成小水饺、小包子、小馅饼、混沌，或放入碎肉中搅拌，制成汉堡给宝宝吃。不但宝宝爱吃，从心理上也乐于接受，不过也有一放入青菜，就连其他的鸡蛋和肉一并都拒之口外的宝宝。这样一来，妈妈就会开始担心不吃青菜会影响正常的生长发育。事实上，不必担心孩子不吃蔬菜就会有营养不良的问题发生。人们吃蔬菜，就是为了补充维生素和钾、铁等人体所需的营养物质，但这些营养成分在其他的食物中也含有，所以，孩子即使一点蔬菜也不吃，在奶粉、鸡蛋、牛奶、鱼肉、豆腐等食物中都能摄取到大量的维生素A和矿物质。在各类水果中，含有丰富的维生素C和维生素B，这样宝宝只要充足地喝牛奶、吃水果，即便不吃什么蔬菜也不会生病或产生营养不良的状况。况且，大多数孩子在婴儿时期不喜欢吃蔬菜，可长大后上了学却逐渐爱吃蔬菜了。

　　有的宝宝经过一些小"花招"的引诱，会在不知不觉中就把蔬菜快乐的吃了进去，可也有的宝宝，用过各种各样的办法就是不吃的话，可用水果补充。在这里也要提及一点，就是有的宝宝不喜欢吃炒菜、炖菜等做熟的蔬菜，却喜欢吃一些生蔬菜，如西红柿、水萝卜、黄瓜等，对于这些能够生吃的蔬菜，妈妈可以将它们做成凉拌菜，当宝宝不喜欢吃熟菜时，可以让他像吃水果那样吃一些这样的生菜。

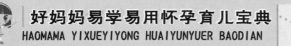
制止宝宝做不该做的事情

随着孩子的手脚能自由的活动，就会做出许多大人想都想不到的"淘气"事儿。在孩子看来，"什么都想做"，是为了验证自己的能力。他们的淘气有时令大人哭笑不得，有时他们的淘气不得不让大人捏一把汗，可对宝宝来说，哪一种事情都是相同的，都是"尝试"，大人喜欢与否，他并不知道。

孩子做了大人不喜欢的事情时，是厉声呵斥还是放任不管？若在吃饭的时候，因笨拙而把咖啡杯弄翻了，这不是婴儿故意做的，所以不能嗔怪孩子，而要怪母亲不应该把咖啡放在宝宝能弄翻的地方。但是，在孩子把手中拿着的奶瓶故意扔到地上时，就应该让孩子意识到这是大人不喜欢的行为。最初做的时候，母亲要稍微绷着脸，瞪着眼睛很严肃的问他："干什么呢？"过一会儿，他还不听话继续扔的话，就要预防性的说："不可以！"这样孩子就会意识到这样的事情是妈妈不喜欢的事情。

这样做的目的是要让婴儿学会约束自己，不做大人不许的事。当宝宝停止扔面包的时候，就应马上说："好宝宝，真听话。"对于小家伙来说，好坏的区别在于妈妈的脸色是高兴还是生气。认为刚过10个月的孩子还不知道什么是好、什么是坏，因此不管孩子做什么都不制止而放任不管，这是对孩子的不负责任。

现在的家庭大多都只有一个孩子，有的年轻父母们对自己的宝宝真是疼爱有加，无论小家伙做什么都不批评，而说"说他也没有用"，这是因为在应该批评孩子的时候而没批评的缘故。最好能让孩子早些知道，在行为方面，哪些是妈妈喜欢的，哪些是妈妈不喜欢的。对于母亲的感情变化，小家伙可是很敏感的。虽然现在还不能判断什么是好，什么是坏，但妈妈是高兴还是生气，10个月的小家伙已经能感觉到了。倘若孩子认为妈妈对自己绝对不会发脾气，就会自信地利用母爱，这样一来，觉得这次的批评只不过是一种表演罢了，从

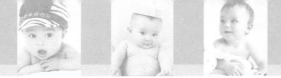
而使母亲说的话没有效了。

小家伙常在吃饭的时候故意把勺子扔到地上让妈妈捡，妈妈捡起来给他，他还扔。小家伙一边用"母亲生气了吧"的表情看母亲的脸，一边往地上扔。这是孩子在做"母亲没有真生气，什么样的行为让母亲生气呢"的试探。不能给孩子试探的机会。从开始的时候就应该让小家伙看到母的脸是严厉的。为了不给婴儿测试的机会，捡起勺子后，就不再递给婴儿。让宝宝学会约束自己的行为是一件很重要的事情。大人要注意自己的表情，不应在宝宝做了不该做的事时仍嬉皮笑脸，否则宝宝就专门去做不该做的事，以为能让大人开心。但生气的样子也只有偶尔表现出来才能有效。倘若总是一副生气的样子，宝宝就会以为妈妈就是这样的人。也有总是很淘气的宝宝，经常做出一些不该做的事，对这样的宝宝，就只能对某种特定的危险的行为，做重点的批评，其他最重要的是要把他能用来"淘气"的东西收拾好。允许孩子淘气，但不能无限制的放任孩子。对于孩子的某些淘气行为，严厉的制止是可以的，但动粗打骂孩子就不好了。动粗会导致孩子和妈妈疏远感情，这是得不偿失的。孩子是最亲母亲的，母亲高兴，婴儿就高兴，因为母亲与婴儿间有这种共鸣，所以婴儿能体会到母亲的喜悦。

排便训练

同样，在这个月龄让孩子蹲便盆或是领着孩子上卫生间，也只不过是为了节省尿布而已。在6～9月份的炎热季节，孩子由于出汗导致尿的间隔时间变长，这样一来，即使忘性再大的母亲，只要想起来就要把婴儿尿，经验表明，把3次至少有1次能成功。

但由于天气变冷，孩子尿的间隔时间就变短了，这时就得每隔一小时把一次尿，否则就尿湿了尿布。当然，尿的间隔时间也因宝宝而异，有的孩子即使是间隔一小时就把一次，可还是会尿湿了尿布。

在寒冷的冬季即使不怎么把也不尿湿尿布的婴儿，是非常能憋尿的婴

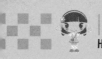
儿，这是极少见的。婴儿一到10个月左右，一直都能很好地使用便盆的婴儿，会突然出现完全用不好便盆了的情况。母亲会觉得以前还使得好好的，现在却用不好了，便会为此而发脾气，但靠发脾气是没用的，应该重新的开始训练宝宝使用便盆，并为此立下规矩。

另外，婴儿一过了10个月，自我意识也强了，不但不识把，还不让把，一把尿就打挺，弓腰，把尿盆也踢翻了，让坐便盆就更难了。妈妈抱怨的说，从4个月起，宝宝就很识把，一把就尿，一天用不上几块尿布，从6个月就能坐便盆排便了。可现在10个多月了，却倒退了。这是因为几个月前，宝宝没有这么大的"能耐"，也就不会出现这样的"倒退"，宝宝长大了，有了自己的选择。

从现在开始学习排大小便，虽然路还很长，但在父母的帮助下，会最终学会控制大小便的，母亲不必着急，儿童2岁以后大小便都会控制的很好。母亲要求几个月的宝宝就会控制大小便，会嚷嚷着要尿尿，拉屎，这是不现实的。有的宝宝皮肤十分的敏感，晚上尿布一尿湿，他就会感到不舒服而大声啼哭。这时，妈妈应及时替宝宝更换尿布，使宝宝感到舒服而停止哭声。夜里，因尿布一尿湿，就感到不舒服而啼哭的婴儿，必须及时的给他换尿布。而对于那些即使尿布湿了也不在乎，还一直能睡到早晨的宝宝，只要小屁股不糜烂，就可以不动他。特别是一换尿布就醒，而且又不易入睡的婴儿，就更不要动他。也有夜里把1次尿，然后就能安静地入睡，直到早晨也不尿湿尿布的宝宝。如果母亲不觉得夜里起来辛苦的话，这种办法也可以。还有的婴儿，母亲在睡前把1次尿，就能一晚上不尿而坚持到第2天早晨，但一般来说，这是食量小的婴儿才表现出的特性。

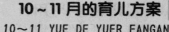
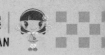
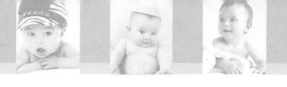

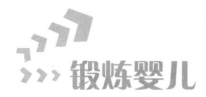

锻炼婴儿

　　婴儿长到10个月以后，一般都不再满足于翻身和爬行，会有尝试走路的强烈愿望，但刚开始积极的扶着东西走路时，会多次摔屁股蹲儿。所以，爸爸妈妈在欣喜之余，别忘了给宝宝创造一个不怕磕着碰着、能进行走路练习的环境，以保证宝宝的健康成长。

　　最好不使用学步车，可以让宝宝推着纸盒子（里面要放一些东西）走。虽然学步车有很多的优点，但它并不具备"能有效培养宝宝的走路能力"这一优点。四平八稳的学步车剥夺了宝宝体验体验平衡的机会，影响宝宝平衡能力的提高。况且，婴儿的骨骼很嫩，可塑性很大，长时间坐在学步车里也容易导致"罗圈腿"，妈妈不要图省事而把宝宝长时间放在学步车内。更何况，使用学步车的宝宝中，三个当中就有一个发生过翻到的事故。

　　宝宝虽然还不能够站着自己走，但你可以在户外平坦的没有危险的地方，给他穿上厚袜子或者方便运动的鞋，拉着宝宝的手，他会高兴的迈步。把宝宝放在秋千上，他会紧紧的抓着吊绳，当秋千慢慢的荡动起来，宝宝会很高兴很兴奋，父母也可以让宝宝在倾斜度小的滑梯上玩，还可以在草坪上让宝宝投掷大一点的球玩。让宝宝坐在婴儿车上，到室外转一圈，还能锻炼宝宝的皮肤和呼吸器官。但是对确实想要自己走路的宝宝，必须要通过锻炼，让宝宝学会走路。只有让宝宝多锻炼，才会在跌跌撞撞中逐步成长起来，在学习过程中

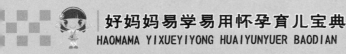
取得经验，总结经验。不重视锻炼宝宝，而一味的注重代乳食品的添加，只会培养出笨拙的肥胖儿。

让宝宝在室外玩，穿着要轻便，宝宝穿得过多，就会出汗，不利于宝宝的活动。这里应注意的是由于在室外玩，会落上灰尘，因此要勤给宝宝洗澡。

夏季注意不能让宝宝皮肤在日光下暴晒，这样会损伤皮肤，可以利用一些树荫使宝宝间接的接受日晒，也可以在晒台上晒太阳，但不能隔着玻璃晒太阳，因为紫外线不能穿透普通玻璃，所以隔离玻璃晒太阳对婴儿是无效的。当然，带宝宝到室外去时，大人也要涂上防晒霜，但我们只要在夏季里避开从上午11点到下午15点的直射阳光也就问题不大了。

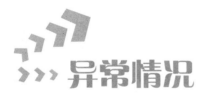

异常情况

意外受伤

这个月龄的婴儿，对于已经会走的宝宝来说，可能每天都会摔倒、跌倒、滑倒，所以常常会受伤。如果是头部被磕出了血，要用消毒的纱布按住，然后立即带宝宝去看医生。如果被磕碰的地方只是起了1个包，没有出血，就不用管它，也不用涂药。如果是从高1.5米以上的地方掉下，头部先落到地上时，最好去医院看一下。如果碰撞处有擦伤或者出现渗血时，用酒精棉把伤口的周围擦一擦，注意，不要在伤口处涂消毒药，最好也不要用纱布包，这样会好得快些。

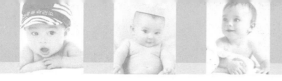
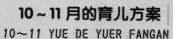
如果是鼻子被撞出了血，抱着宝宝比让他躺着好，因为头的位置高于心脏，血容易止住。之后，在宝宝出血侧的鼻孔里塞上脱脂棉，在头上敷上凉毛巾。

有时，刚学会走路的宝宝会磕着鼻子下面，前牙伤了嘴唇内侧，这时不用特殊处理，让宝宝喝凉开水即可。因为嘴里的伤容易愈合，所以不要硬让宝宝张开嘴涂什么消毒药。

除此之外，也常有宝宝弄翻了椅子撞到了后头部的情况发生，如果宝宝哭着立即就爬起来了的话，就不用担心。如果一旦出现意识不清时，要立即送去医院急救。即使宝宝马上醒来要爬起来，最好也要想办法让他躺一会儿。另外，当天晚上也不要给宝宝洗澡。

咽喉过敏

常常有咽喉过敏的宝宝，一般是在给宝宝吃代乳食品的过程中注意到的。如一喂宝宝稍稍硬一点的食物、没有水分的食物、或没有吃惯的食物吃时，宝宝就哇地一声吐出来了。如果喂的是一直食用的软的糊状的食物，宝宝就会吃进去而不吐出来。若去医院看，医生会说没有异常，只是咽喉的神经过敏。这种过敏体质是天生的，这一点从宝宝很小的时候，牛奶、果汁一喝急就呛着就可以看出来。

这样的宝宝一直不能吃米饭，而以煮得很软的粥以及煮软的面条为主要食物，增添不了其他的代乳食品。其营养大部分来源于牛奶，如果宝宝身体的其他部位没有异常，而只是咽喉过敏就不用担心，一点一点地让宝宝适应，他一定会像正常的宝宝那样饮食的。要有这样的信心，只要宝宝看上去精神状态很好，就说明无营养不良。

有的宝宝从牛奶、鸡蛋、鱼中能充分地摄取到动物蛋白，但蔬菜类的摄取量却不足。这种情况可把蔬菜切碎放入粥中，或者将蔬菜切得碎碎的做成蔬菜汤喂宝宝，以补充蔬菜的不足。如果宝宝能吃婴儿食品中的粉末蔬菜，也可以持续喂。如果宝宝连果汁也不喜欢喝时，就要注意不要使宝宝缺乏复合维生素成分。

过胖

原本就胖的宝宝，如果不从饮食上加以控制的话，从10个月左右开始就更胖了，这多半是因为营养过剩造成的。有很多家庭，开始喂完代乳食品后，因担心只喂代乳食品会营养不足，或者出于体重越增加越好的错误想法，于是，又接着给宝宝喂牛奶。即使宝宝还喝了2碗粥、1个鸡蛋、一块鱼后，仍然给他喝与以前同样量的牛奶。这样一来，尽管宝宝已经能吃很多的辅食，牛奶的量却仍然没有减少，这样喂养，宝宝不胖才怪呢。

当然，有时也是因为宝宝自己，如果你给他喂70～80毫升的牛奶就不给了，他就会还要。做父母的心情是，孩子要的东西什么都想给，于是就让他喝到满足为止。一直这样喂下去，宝宝就会成为肥胖儿。

这样的宝宝站立、行走相对都比较晚，而且都不愿意锻炼，成年以后，容易患高血压、心脏病和各种血管异常的疾病。一般的宝宝，即使不测体重也没有关系，但明显肥胖的宝宝就一定要测体重。最好每隔10天左右测1次，如果每次增加量在200克以上，就是过胖了，此时，必须控制饮食。平时给的代乳食品如粥、米饭、面包可以照常给，牛奶量则必须减少，也可以把牛奶换成乳酸饮料。如可能的话，可用150毫升的果汁、乳酸饮料等来代替牛奶。

如果宝宝的体重每天增加超过30克时，不仅要用果汁代替牛奶，还要考虑是不是粥和米饭给的多了，如果粥和米饭吃两碗（儿童碗）以上，就应减量。如果孩子喊饿，可增加豆腐，或者在饭前给他刮些苹果吃。

在这里，需要注意的是，虽然说应减少牛奶的量，但也不能一下子把过去每天吃的4次、每次200毫升的奶全部减掉。但不管怎样减少牛奶的量，也最好要保证每天让宝宝喝2次牛奶。

如果牛奶减少到2次，宝宝体重的增加仍然超出正常范围的话，副食可照

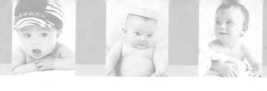 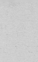

常喂，但是粥、米饭、面包的量要减少。与鱼、鸡蛋和肉类相比，粥、米饭、面包更容易使宝宝脂肪过多而发胖。

尽管对各类食物的量进行了调剂，但减少饭量大的宝宝的食量是非常困难的，只要平均每天增加的体重控制在10～15克的范围内，就算成功了。

当然，不同的孩子，情况也不同。有的宝宝尽管不让他吃多，体重却依然不断地增加，也许这是由于水分储存在体内了吧。如果宝宝平时吃的本身就不多，而体重还是不断地在增加，那也最好不要再进一步减量了，但是要尽量让他少吃糖，吃鱼和肉的时候也要选择脂肪少的地方给他吃。

左撇子

这个月龄，严格细心的母亲一般都开始注意宝宝的一举一动了，如果看到宝宝在玩积木或伸手接递给他的饼干或抓勺子时，总是先用左手，不免就会产生"这孩子是左撇子吧"的怀疑。于是，就强行孩子把这个"毛病"矫正过来。

其实，对于左撇子的说法只是一种偏见，人是左撇子还是右撇子都是天生的，并不是因为左手使用的多就成了左撇子。说习惯用左手的人是左撇子，在他们看来，你还是右撇子呢。使用左手还是用右手，这是其所有者的自由，不需要有意识地去矫正他。即便长大以后是左撇子，也不会对他的生活构成什么影响的，棒球选手、雕刻家、画家都可以很好地用左手工作。在西方国家左撇子就用左手写字。也许，以前的父母是担心用惯了左手长大以后就不会写字（好像写字非要用右手似的），在这个电脑普及的时代，对左撇子来说更没有什么影响了。

之所以不赞成去矫正他，是因为这个时期，是手在生活中发挥重要作用的时期。孩子都是用手开始触摸这个世界的，也是在这个时候开始创造性地使用手的。发挥孩子的这种创见是很重要的。如果总是限制他使用对他来说更方便更灵巧的手，就会束缚他用手去进行创造。宝宝想用哪只手，就让他用，这是鼓励宝宝"什么都想试一试"的意愿，最好不要考虑进行干扰矫正。

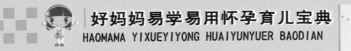
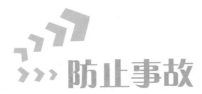

防止事故

　　这个月龄的宝宝发生的事故，几乎都是由于大人粗心，或者主观地认为不会出这样的事而造成的。大人认为小宝宝还不能站立走路，可偏偏却上到了楼梯上并摔了下来。宝宝10个多月的时候，大人要在楼梯口处安上栏杆，或者把门插好，不要让宝宝能上到楼梯上。

　　此外，妈妈还须把家里的每个细节都注意的到，否则，就会发生小儿喝瓶中的药水或化妆水之类的事情。大人从医生那里取来药水后，不要直接用药水瓶给婴儿喂药，现在的婴幼儿口服药口感都比较好，喝了好喝的药水的宝宝，会记住从瓶口直接喝东西，这样会容易导致误喝药物的情况发生。装有药片的药瓶盖儿要随手拧牢，不能让宝宝抓到手里。家里的各个柜子或抽屉里放的东西，很多对宝宝都是不安全的。而大人看护小家伙有时候是防不胜防啊，有一样没注意到，小家伙就受伤了，因此要把它们放到壁橱中，或者在台面上和抽屉中什么也不放。

　　从儿童车上摔下来的事也时有发生。把婴儿放在车上了，母亲转身去锁家里的门，就这么一会儿的工夫，婴儿就爬起来了，随着就摔倒了。

　　宝宝睡觉的时候，妈妈也容易大意。以为宝宝睡得很实，就把宝宝放到大人的床上了；在厨房里正忙碌着时，小家伙醒了就会摔到地上。午睡的时间总是1个半小时，所以妈妈会以为稍离开一会儿没有什么关系，可宝宝提前醒了，就会发生事故。不论婴儿睡得怎样实，如果不是把婴儿放在有栏杆的地方睡的话，是不可以把宝宝独自放在那里的。

　　如果爸爸或爷爷吸烟的话，要尽量克制，或者到远离宝宝的地方吸。还

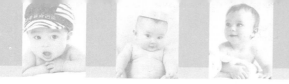
需把香烟盒和烟灰缸放在宝宝看不见够不着的地方，因为烟盒中的烟很容易取出来，宝宝就会轻而易举地拿出来放到嘴里。爸爸吸完烟之后，记得把烟灰缸收拾干净或搁到宝宝够不到的地方，这样就不会发生宝宝吃烟头的事情了。

还有宝宝在家中溺死的事件都有发生过，真的是很让人痛心。宝宝从忘记关门的缝隙处，爬了出去，即使摔倒，一般不会有危及生命，可是宝宝去了浴室，掉到了装满水的浴盆中：就会溺水而死。因此，有用浴盆中的热水洗衣服习惯的家人一定要注意，即使放掉余水。

在洗衣机中装满水的时候，母亲不能离开这个地方。如果因办事情用的时间一长，忘记了洗衣机中已装满了水，婴儿扶着东西爬过来，就会掉进去。曾经有过这样一个案例，宝宝一个人来到厨房，掉进了装垃圾的水桶里，溺死了。在婴儿房间中，应把作为取暖设备的煤气炉、煤油炉都安上围栏。此外，在炉子上绝对不能放水壶。宝宝想扶着东西走路时，就会抓住围着炉子的栏杆，栏杆不结实的话，撞到水壶上把开水弄洒，就会引起烫伤，这样的事例也是很多的。更有甚者，烧着的水壶里水装得过多，烧开后溢出来会浇灭煤气的火，会发生煤气中毒。

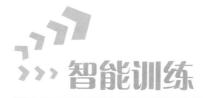

智能训练

训练宝宝的思维能力

这个月的宝宝开始有了最初的思维能力。所以在和宝宝做游戏时，不能再是直观的游戏了，要适当增加能促进宝宝思维的游戏项目。

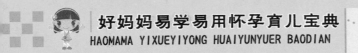

譬如，在桌子上蒙上台布，在台布上面放置一个小玩具，注意，这个玩具要放在宝宝够不到的地方。这样做是因为宝宝为了能拿到玩具，就会使劲向前，在这个过程中，台布被拽动了，结果玩具跟着台布一起移动，慢慢移到宝宝身边，这一现象对于宝宝来说是奇迹般的。渐渐地，宝宝可能开始意识到，台布可以帮助他够到玩具。结果，宝宝就会开始使劲拽台布。果然，台布带着玩具向前移动，宝宝终于拿到了玩具，这个游戏是对宝宝进行的一项大脑开发训练。通过拽台布使玩具移动的现象，使宝宝"分析"出了台布可以帮助他够到玩具这样的事实。这就是宝宝最初的思维。爸爸妈妈可以自己发明一些类似的游戏，训练宝宝的思维能力。

鼓励宝宝的好奇心

这个月的婴儿，好奇心进一步增强了，总是对新奇的事情和物品非常感兴趣，具体表现如下：越是不让摸的，越想摸；越是不让放到嘴里的，越是想啃一啃。越是没有看过、不知道的东西越是感兴趣；只要是没见过的，什么都好。相反，对熟悉的东西，很快就会失去兴趣；玩过的，看也不想再看一眼；再好玩的玩具，也不会玩很长时间。

婴儿的探索精神，是认识世界的动力。当妈妈觉得宝宝开始淘气了，不好看护了的时候，就是宝宝具有了好奇心的时候。爸爸妈妈要不失时机的利用这段时期激发宝宝的好奇心和探索精神，教宝宝认识更多的事物。一定不要压抑、扼杀宝宝的好奇心。只要不是危险的事情，都要允许宝宝主动去做、主动去摸。有的尽管不是食物，放到嘴里感受一下是什么味道，也是对事物的一种认识。

培养宝宝的个性

10～11个月的婴儿已经出现个性的雏形，爸爸妈妈对婴儿的行为要区别

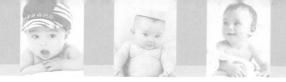

对待。如果这时爸爸妈妈毫无原则地妥协，久而久之，宝宝就会因为有求必应而变得骄横任性。因此，对待宝宝表现出来的好的行为要加以强化，如拍手叫好、点头微笑；不好的行为要板起面孔表示不满意，要严肃制止。让宝宝学会自制、忍耐。对于不能做的事情，就是哭闹，也不能答应他，他哭闹后如见无人理睬，自然就会平息的。

要从小培养宝宝的独立性，如培养宝宝自己拿东西吃，学会自己拿杯喝水，抱奶瓶吃奶，并开始培养宝宝独立坐盆大小便，培养宝宝独立爬行、去捡扔掉的玩具。培养宝宝的独立性，克服依赖性，这对发展宝宝智力、形成良好的个性有很大作用。

为宝宝做好榜样

10~11个月的婴儿喜欢模仿，为了使婴儿形成良好的个性，爸爸妈妈要做好良好的榜样，为宝宝的成长创造一个和睦的家庭气氛，也要多让宝宝与外界接触，克服"怕生"的情绪。要从小培养孩子得礼貌行为，如有食物让宝宝分给别人吃，并学会表示感谢等。

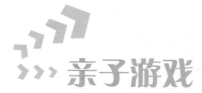

亲子游戏

以下所介绍的虽然都是很简单的家庭游戏，但它对宝宝的智能的开发作用却是巨大的，爸爸妈妈千万不能小瞧或者忽视这些简单而古老的游戏。并非只有到婴儿游戏中心、婴儿训练场、婴儿潜能开发中心去训练婴儿，才能训练出聪明健康的宝宝。爸爸妈妈只要利用在家的点滴时间和宝宝一起玩，一起做游戏，让宝宝体味到家庭的温暖和舐犊之情，就能起到很好的作用。

一、给布娃娃穿衣服

妈妈和宝宝各自抱着一个布娃娃，妈妈说："我的娃娃冷了，我要给娃娃穿衣服啦。"边说边给娃娃穿衣服。宝宝就会学着妈妈的样，也给他的布娃娃穿衣服。通过这个简单的游戏，训练宝宝的动手能力，不仅为以后学习给自己穿衣服打下了基础，还培养了宝宝从小关心他人的优良品德。

二、藏猫猫

这个月和宝宝一起藏猫猫是很有意思的，爸爸妈妈和宝宝三个人可以一起参与，让爸爸藏起来，宝宝和妈妈一起找。这个月龄的宝宝不会因为看不到爸爸了，就认为爸爸不存在，爸爸要不时发出声音"爸爸在这里，快来找吧"，以便让宝宝寻声去找，而不是盲目的去找。这个简单的小游戏，主要是为了训练宝宝的方位感、寻声找东西的能力以及运动的目的。就是说，让宝宝的每一个动作都是有目的性，就是要找到爸爸，无论是爬、走、转身等都是有目的和目标的，增加宝宝运动的积极性，从小锻炼宝宝做事的目的性和独立性。

三、小棍够玩具

在和宝宝玩滚皮球的游戏时，你可以故意将小球滚到宝宝能看到但用手够不着的地方，然后给他一支细长的纸棍，看他会不会用棍子去够玩具。如果

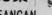

不会，你就给他示范，如果你给他示范，他就会模仿。不要苛求他能准确地把玩具取出来，他只要能用棍子碰到玩具就很不错了。这样可帮助宝宝理解物体与物体之间的关系，初步尝试使用"工具"。

四、练手指，认数字

到了这个月，如果让宝宝把手伸过米，张开手，宝宝往往是把五指同时伸开，只伸开一个手指还是比较困难的。妈妈可以和宝宝一起进行手指锻炼。从食指开始，让宝宝伸开食指，并告诉宝宝这是"1"，"宝宝快1岁了"。这个练习是很有用的。不但训练了宝宝手的活动，还告诉了宝宝数的概念和宝宝自己年龄的概念，促进宝宝的思维能力。同时可以让宝宝把看、说、做、思维有机结合起来，训练宝宝的综合能力。

五、翻画册

妈妈一页一页地翻画册，同时用手指着画册上的小动物，分别告诉宝宝这些动物的名称，并学这个动物的叫声。慢慢地，宝宝就会开始模仿妈妈，学着像妈妈一样翻画册。

当宝宝翻过一页后，看到画册上的小动物，就让宝宝自己指认小动物，达到练习宝宝伸手指的目的。然后问宝宝这个小动物叫什么名字，再想想它是怎么叫的。翻到下一页时，妈妈就在一旁先问一问："宝宝猜一猜，下一个是什么动物呢？""是啊，该是什么动物了？"宝宝开始想了。这是练习手指灵活性的简单有趣的游戏，既锻炼了手的灵活运用能力，又训练了宝宝观察事物的能力以及思维能力和记忆能力。

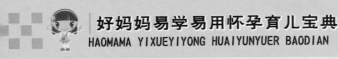

六、敲打物体

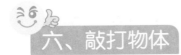

爸爸妈妈教宝宝敲打物体，这也是个既简单又有趣的游戏。如用筷子敲击盆底和敲击盆体、盆沿。敲打的力量可以从小到大。让宝宝知道用一种物体，敲在另一种物体上，能发出声音。而且，即使用同样的物体敲击物体不同的部位，也会发出不同的声音。用力大，声音就大；用力小，声音就小，这能训练宝宝的体能和对声音的辨别能力。

这个月宝宝的活动能力增强了，小的玩具已经不能满足宝宝的需要了，宝宝开始把兴趣转移到大的儿童玩具上。比如滑滑梯、骑木马、荡秋千等，爸爸妈妈要满足宝宝的这一需求，因为这可以训练宝宝动作的协调性。夏季带宝宝学游泳也是一个不错的选择。

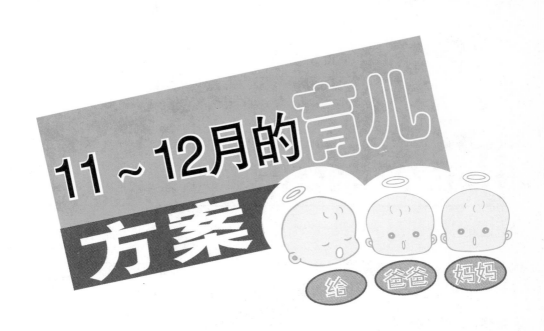

11～12月的育儿方案

给 爸爸 妈妈

11～12 YUE DE YU ER FANG AN

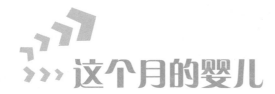

这个月的婴儿

进入11～12个月，宝宝逐渐懂得了自己周围的人与人的关系，动作更加熟练，控制食物的能力增强。爸爸妈妈欣慰的感觉宝宝长"大"了。宝宝能清楚地分辨出外人中的熟人和陌生人了。这个时候，宝宝也想积极地参加自己周围人的社会活动，不仅爱和人交流，而且还很活跃，每天进行着持续不断的探索、尝试。宝宝的手眼协调能力有了进步，喜欢积极地"模仿大人"。看到妈妈用抹布擦餐桌，宝宝就会凑到妈妈身旁用手抚桌子。看到爸爸在修改文件，宝宝也会握住水彩笔在纸上乱涂。之前看见过大人读书的宝宝，就会自主的将书打开、合上，甚至翻页。

这个时期的宝宝最高兴的就是与比自己稍大一些的孩子玩，自己期望也能成为他们的玩伴。当然，真正玩到一起还做不到，但让自己拿拿他们的玩具、坐一坐他们的木箱汽车、把球传给自己等，这都是婴儿喜欢的事。乘公共汽车和电车时也是一样，对窗外的风景等没有兴趣，只注意身旁的小朋友，伸手去摸或与对方搭话，想与其一起玩。

受到大人的表扬就得意，这种表现越来越强。大人让他"做个笑脸给大家看看"、"出个怪相"时，宝宝高兴的时候当场就做，大人一夸奖他，会现出高兴的样子。一直拿着玩具不放手的婴儿，你把手伸到他的面前说"把那个玩具给我吧"，婴儿也会把玩具递给你，当你微笑着回应他"谢谢，好孩子，乖宝宝"之类的话时，他也会表现出高兴和得意。

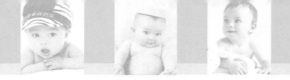

　　小家伙也逐渐懂得人与人之间的联系靠的是语言。叫他的名字时，会随着喊声转过头，听到"再见"会摆手或点头。这个月龄的宝宝听得懂的话很多，但能说的话到满1岁时也就一两句，一般多为诸如"饭饭"（吃的东西）、"笛笛"（汽车）、"汪汪"（狗）、"扔"（扔东西）、"不"（禁止）、"包"（面包）等婴儿语言。在兄弟姐妹多的家庭中，婴儿最早会说的话是"不"、"痛"，由此可见生存竞争是激烈的。不过，也有不少的婴儿能听得懂很多话，已满1岁了却还是一句话也不说。当然，说话早的孩子也不一定智商就高，所以，当婴儿满1岁了还不会说话时，大人也不用着急。这原因很多，比如母亲很能干，干活时不说话，给婴儿穿衣服、喂饭、洗澡都是默默地做时，宝宝就没有机会学说话。不经常用准确的语言与孩子说话是不行的，一般的母亲都会出于对孩子的爱，而不知不觉与孩子说话。

　　宝宝身体方面的运动，也随着时间的推移而逐渐增强。大多数的宝宝在这个时期都能扶墙或是床沿、沙发迈步了。妈妈拉着他的小手，就能慢慢地行走了。走得早的宝宝能撒手摇摇晃晃地自己走。开始的时候常可见到右边的腿呈罗圈腿，或左边的腿有点拖拽着似的，两条腿的运动有些不同，这不必担心。也有的宝宝下个月就满1周岁了，还是既不会爬也不会扶东西站着，这种情况只要宝宝能自己坐着，其他方面的发育也正常的话，到1岁半就能走了。

　　这时的宝宝小手也逐渐灵巧有劲了，能打开瓶盖、拔电线插头、拧煤气开关等，所以一时也不能疏忽了。

　　宝宝生性就好动，对身边所有的事物都充满了好奇心。哪怕是一堆沙子、一块石头，或是一盆水都可以玩半天。有箱子就会钻进去，拿到塑料袋就往头上套。倘若妈妈如果你忘了收墨水瓶，他就会弄得到处都是墨水。看到热水瓶，就会把水弄洒。看到宝宝做这些危险的事情，妈妈必须斥责孩子。斥责宝宝好吗?不用说答案是肯定的，危险的事情是必须禁止的。但是，这时的批评并不是道德教育，在这个时期记住被批评的事，是件好事情——防止宝宝发生烫伤、坠落等事故，是爸爸妈妈的责任。在宝宝开始做危险的事情时，妈妈说一声"不行"，造成一种能中止宝宝行动的条件反射，是这个时期斥责孩子的意义所在。必须用简单、明了、总是同样的口气来制止宝宝说"不行"。说

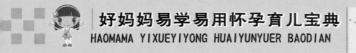
了"不行"，宝宝就停止危险动作了的话，就要及时地夸奖他，这一点更有必要。听从了大人的警告就会被表扬，这件事本身就是对宝宝的教育。1岁前，宝宝们的睡眠时间长短似乎拉开了较大的距离。这与宝宝与生俱来的气质和后天的生活习惯的培养有密切的关系。活动家类型的宝宝，这时白天就只睡1次了，睡觉的时间也各有不同。

早晨起得早的宝宝能在午后睡二三个小时，当然也有午前就睡的。性情比较温和的宝宝则分别在午前和午后各睡2个小时。有的宝宝睁开眼睛就高高兴兴地起床，也有的孩子起床后要闹二三十分钟，这种情况在这个月龄中还继续着。也有的孩子困了，不嘟嘟囔囔地说一会就不睡。晚上睡眠一般是在21点到早晨7点，但现在晚上过22点还不睡的夜猫子型的婴儿增多了，这样的孩子早晨起床晚是理所当然的了。

多数孩子都是母亲临睡的时候给换1次尿布，如果尿布还没湿，就把1次尿，夜里再换1次尿布。但是，半夜零点尿1次，一直到第2天早晨的孩子逐渐增多了。当然，原本小便的次数就多，母亲又很在意尿布，夜里换3次尿布的宝宝也是有的。

还有的母亲认为夜里换尿布会把孩子弄醒，不如让孩子安静地睡，所以12点后就不给婴儿换尿布了，这样婴儿夜里尿几次就不知道了，只要屁股不糜烂，第2天早晨再换也是可以的。当然，宝宝也各有不同，有的宝宝，尿布一湿就感觉不舒服而哭闹。这些都是宝宝的天性，与后天训练没有关系。

饮食方面的个人差异也比以前大了。宝宝到了这个月龄，一般都是上下共长4颗牙，不再喜欢吃粥而吃米饭了，当然也有不喜欢吃米饭的婴儿。一般来说4个月以后1次喝200毫升以上牛奶的宝宝，到了这个月龄很喜欢吃米饭。一直都不怎么爱吃饭的孩子，多数1次能吃儿童碗的1／2或1／3，这样的孩子也不怎么吃副食，而给他茶泡饭他吃。

有的断乳食谱写着，1岁的婴儿米饭每天3次，每次150克，但1次能吃那么多的宝宝，可不是一般的大肚汉。并不是说宝宝满1岁了，就必须要施行以米饭为主，牛奶、奶粉等为辅的饮食结构，不喂粥而喂米饭，是因为不用特意做婴儿吃的食物，能与爸爸妈妈一起吃，这样一来做饭就简单了。饮食方面只

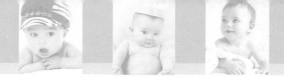

要能保证营养，就尽量简单些，人类这种将时间用在生活乐趣上的生活方式，宝宝也必须做到。

在人的生长过程中，并不是不吃米就不行，对不喜欢吃米饭的宝宝，要在副食方面给予充分的动物性蛋白（鱼、鸡蛋、牛肉、猪肉、鸡肉）。米的营养成分是糖和植物性蛋白，而在鱼、鸡蛋、肉中，还有比植物性蛋白质量更好的动物性蛋白，所以，即使宝宝不吃米饭，或米饭吃得少，父母也不必过于苦恼。如果这些东西还是不吃，也可以继续像以前一样喂牛奶。实际上，宝宝精神状态良好，每天都高高兴兴地玩耍，就不必太在意吃的米饭多与少。不喜欢吃米饭的宝宝，如果喜欢吃小食品，妈妈也可以给宝宝吃。吃饭每天用不上3个小时，但每日户外活动就要多花一些时间，应达2～3个小时。

在户外活动，温差的变化可以锻炼宝宝的呼吸道黏膜和皮肤对温度变化的适应性。阳光照射下皮肤发红了，那是浅表的毛细血管充血的表现，可以间接的印证宝宝血液循环在增长功能。既然是活动，那宝宝的换气量必然增加，这对提高宝宝的心肺功能是十分有益的。加餐也因婴儿的个性不同，喜好也不同。总的来说，食量小的婴儿，喜欢吃带咸味的食物，食量大的婴儿则饼干、蛋糕等什么都喜欢吃。

这个时期婴儿的大便次数也因人而异，有隔天1次的，有每天1次的，还有每天2次的，各种各样。要大便时发出的"嗯嗯"声，母亲认为使劲是婴儿在告诉她要大便，其实这并不准确。

这时的宝宝，小便也不会告诉大人。勤快、喜欢干净的母亲，隔1小时、有时隔40分钟就把1次尿，这样每天也就洗1～2组尿布。但是能做到这一点，不仅仅要母亲勤快，还需要婴儿的配合，哭闹着不肯用便盆的婴儿就做不到。大部分的母亲，是让孩子在午睡后、饭后、洗澡前、晚上临睡前等情绪好的时间蹲便盆。但当孩子无论如何也不蹲便盆，或者即使蹲也强烈地抵抗时，就不要勉强婴儿用便盆小便了。

出生后1次也没有发过热的孩子，在这个月中偶见突然高热，大人也许会害怕，这时首先应该考虑是幼儿急疹。婴儿满1周岁后，并不是就不得幼儿急疹了，而是明显减少了。如果从11月末到次年的1月末，正好是11个月的婴

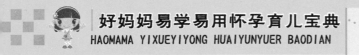
儿，突然发生腹泻和呕吐，也许是得了"秋季腹泻"了，应及时就诊，以便妥善处理。

生日快乐

哦，在这一年围着宝宝转的辛勤忙碌中，终于迎来了宝宝人生中的第一个生日。宝宝，你一岁了，祝你生日快乐。

母亲在这1年的育儿过程中，学到了很多东西。宝宝成长了，爸爸妈妈的人生阅历也丰富了。回顾过去的1年，宝宝在母亲的心目中留下印象最深刻的，一定是宝宝做出的有个性的表情和动作。为此，母亲坚信，在这个世界上最了解这孩子个性的人就是自己，而不是别人。希望母亲能把这个自信作为她人生中最重要的东西来珍惜。

人不仅要活得有意义，还要活得有生气、活得愉快。不要勉强宝宝吃他不喜欢吃的米饭，也不要压制宝宝想玩耍的意志。构成生命的各种"特征"，如食量小、易积痰等等，如不妨碍孩子生气勃勃地、愉快地活下去，就不必担心。不要为改变他的食量小而活，也不要为除去他的积痰而活。试想一下，食量小能对宝宝日常生活中的乐趣有多大程度的影响呢？稍稍有点咳嗽，宝宝就不能精精神神地玩了吗？如果宝宝稍微有点咳嗽，就带宝宝到医院去打止咳针，在坐满病人的候诊室里，不仅会压抑婴儿的活力，而且容易感染上其他疾病，所以最好不要这样做。

要知道，宝宝也是人，不可能因为你对他的爱他就能变成超人，即使你对他赋予再大的期望，即使你把生命奉献给他，也不能让他十全十美，永远健健康康，一点毛病都没有。要求他十全十美，那对孩子来说不是爱，而是苛刻。

孩子的活力和意志，应该花费在更有意义的生命的全部活动中去。婴儿的乐趣常常是蕴藏在生命的全部活动之中，因此，必须鼓励他的意志要向着更大的目标。"走自己的路，让别人去说吧！"。

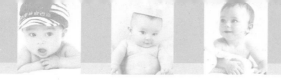
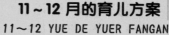
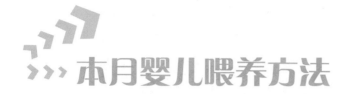

本月婴儿喂养方法

怎么喂养不喜欢吃米饭的宝宝

有的宝宝天生就不喜欢吃米饭，因此家长就担心，不吃米饭会影响宝宝的正常发育。如果宝宝米饭吃的少，但只要宝宝能吃鱼，鸡蛋和肉类等，就不会影响其正常的生长发育。盛夏时节，宝宝一点米饭都不吃时，体重可能会停止增加，但只要宝宝精神状态良好，就不必担心。如今的婴儿，没有以前婴儿吃的米饭多了，所以不能像过去那样要求孩子吃够米饭的量。有的宝宝早上喜欢喝粥，中午吃细面条，只有晚上才吃米饭。还有完全拒绝吃米饭的孩子。

其实，在人的成长过程中，并不是不吃米就不行，米的营养成分是糖和植物性蛋白，如果吃粥和面条或其他的主食，同样可以充分地摄取到糖和蛋白。在鱼、鸡蛋、肉中，含有比植物性蛋白质量更好的动物性蛋白，所以宝宝即使不吃米饭也不必为之苦恼。更何况孩子在以后的成长过程中未必一直不吃米饭。妈妈注意到自己的孩子米饭吃的少，一般都是在与其他的妈妈谈论育儿的有关事情之后才知晓的。当听到别人家的宝宝与自己的宝宝月龄相仿，可每次却能吃掉1碗甚至1碗半，妈妈就有点心情不好了。当奶奶从外地赶来看孙子，注意到孩子不怎么吃米饭，于是很急切的问，"为什么这孩子只吃这么一点米饭啊，是不是肚里有什么毛病啦？"母亲本来就意识到自己的孩子比别人家的孩子吃的少，再被有过育儿经验的人这么一说，就更加心神不定了。

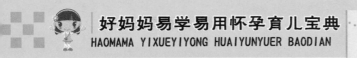

实际上，孩子精神状态良好，其他的鱼、鸡蛋等也都能高高兴兴的吃，就不必太在意他吃米饭的多少。孩子不喜欢吃米饭，若喜欢吃小食品的话，也可以适当的给一些。另外，对于不爱吃米饭的宝宝，妈妈也要尽量想一些办法，让宝宝变得爱吃米饭，毕竟饭食种类吃得越全面、营养越均衡，对宝宝的生长发育越有利。比如，平时家里适当地增加吃米饭的次数；或者爸爸妈妈有意识地在宝宝面前表现出吃米饭的香甜；也可以做可口的菜肴增加米饭的味道等等，饮食习惯也是受人影响的，只要加以正确引导，宝宝就会改变不爱吃米饭的偏好。即使认为吃了零食孩子就不吃米饭，而不给他吃，但他也照样不吃米饭。不可强迫宝宝，大人也有时几天之内不爱吃米饭，有想吃面食的时候呢。一直就是饭量小的婴儿，不会在近满周岁时突然就能多吃饭了。吃的少也不会对生活有什么影响，再怎么强迫也不能使他成为大食量的宝宝，反而强迫宝宝会使他更厌烦。

妈妈可以变换着花样，比如把米蒸透放点肉馅，虾仁、青菜之类拌匀后给他用面包起来再给他吃，这样既吃了面食又吃了米饭还有菜类，同时又很有营养。总之，妈妈多想一些拌饭，宝宝不爱吃米饭的情况多少是会改变一些的。

哄宝宝睡觉

每个孩子晚上入睡的情况是不尽相同的。有的宝宝精精神神地玩着，不一会儿就困了，爬到谁的膝盖上一抱着他，马上就睡了。也有的小家伙一困了，就得哭闹一阵，缠妈妈一会，喝完奶还要一边吮吸着空瓶子，才好不容易入睡。容易入睡的孩子，不用怎么哄他就能入睡，所以在妈妈方便的情况下轻轻拍着他就行。还有的孩子8点左右哄他，然后父母一边看着电视，一边说说话，他也照样能睡得香甜。问题是难以入睡的宝宝，把他放到被子里，可就是闹腾着不肯睡觉，妈妈还必须得在旁边哼唱着歌、轻轻地拍着他，这样半个小时左右才能入睡。而且嘴里还要一直吮吸着奶瓶子的橡胶奶嘴。妈妈一离开，

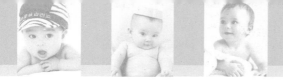

立刻睁开眼睛哭闹，没办法妈妈只好与宝宝一起睡，小家伙这才终于放心地把手放在妈妈的怀里，或者摸着妈妈的头发入睡了，不用说，如果妈妈还有奶的话，就得还吃着奶睡了。

为了能够让不易入睡的宝宝尽快睡着，最好的办法就是在宝宝困的不行的时候再哄他入睡。因此，不要让宝宝白天睡的太多，带他到室外多玩会儿，增加活动量，这样既锻炼了身体，也为晚上早早的睡上一个好觉准备了生理需求。

洗澡也要尽量在宝宝临睡前进行。睡觉之前给宝宝洗个热水澡，腾腾的水蒸气具有催眠作用，也有利于宝宝的健康发育。过早地把宝宝放进被窝，只是增加了他入睡前的磨人时间。所以，在小家伙没有达到一定困的程度之前，还是不让他躺下，直到他困的要睡着了时，再把他放进被子里。妈妈会认为，不让宝宝躺下，宝宝就会一直玩下去，但是，小家伙再怎么能玩也就是玩到10点或10点半钟。父亲下班回来了，孩子见到父亲就不愿去睡觉，要一直玩到10点才能入睡。但这也比8点孩子就睡着了，几乎一天都见不到父亲要好。当然，要是把宝宝刺激的太兴奋，睡的晚的话，那么，第2天早晨如果睡到9点，就可以消除疲劳。宝宝晚上20点睡觉，还是在夜生活没有得到开发的时代的老习惯。现在多数家庭都睡得比较晚，因此，婴儿入睡的时间也自然逐渐的推迟了。大多数的宝宝是晚上21点钟左右睡觉。

无论怎样宝宝就是闹腾着不肯睡觉，妈妈可以采用缩短午睡时间的办法。不过，一直都是从下午15点睡到17点的宝宝，若16点左右被叫醒，他会有二三个小时不高兴。能很好地使宝宝的天性和家庭和睦氛围协调起来，是很不容易的。一旦把宝宝放到被子里想让他睡觉，就要尽量让他快一些入睡。倘若吮吸着奶嘴5分钟就能睡着，就比拿掉奶嘴嘟嘟囔囔地半天才入睡要好。有些婴儿，采用吮手指吃母亲乳头的办法使自己身心愉快，或是要求吮水或吮乳才能入睡，让他们这样做不会有什么大问题，反正婴儿长大后就会自然的改掉这种习惯。

对于半夜醒来哭闹的宝宝，如果吃奶能睡着，可以吃些母乳，或吃些牛奶，使其尽快入睡。只要宝宝没有肥胖倾向，夜里吃些奶对健康是没有坏处

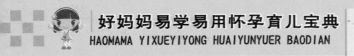
的。如果妈妈陪他一起睡就能立刻睡着，一起睡也无妨。这样宝宝就会在甜美的催眠曲下，安安稳稳的睡着，但不要养成抱着入睡的习惯，有的妈妈认为，母婴同睡不好，就抱着孩子，在房间里来回走，这样做是最不好的。总之，不能让小家伙养成夜里起来玩耍的习惯。

虽然妈妈做了很多工作，但宝宝还是难以入睡或不能整夜熟睡，这种情况着实让人头疼，但如果发现宝宝并不是身体不舒服引起，就不必把他们抱起来。妈妈应做的是要对宝宝轻轻地讲话，抚摩一下背及拍拍小屁屁，宝宝可能就会逐渐安静，并最终睡着。

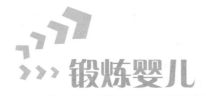

锻炼婴儿

这个月龄的宝宝，自己能积极地学习走路。急于让宝宝学会走路或害怕宝宝摔跤，母亲就抓着孩子的手让孩子练习步行，或者用围巾牵着宝宝练习走路。这样做是不对的。宝宝学走路，需要在跌倒中不断尝试，当然恰当的防护及母亲适时的搀扶鼓励对宝宝也意义非凡。

大人牵着宝宝走路和宝宝靠自己的力量走路，保持身体的平衡的方法不同。被大人牵着能走得很好，但自己一走就走不好了。宝宝的平衡能力是要通过自己走路实践来提高的，所以，尽量让宝宝自己走。婴儿刚开始学走路，跌倒是常有的事，妈妈用不着紧张，更何况，小宝宝也是很聪明的，他们天生就会保护自己。当他们感到自己将要摔倒时会一屁股坐在地上，即使是合扑倒地，他们也会高昂起小脑袋避免头部受到重创。

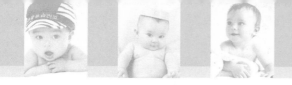

作为父母，必须给宝宝的周围布置一下，创造一个安全学步的空间。首先把家具的棱角用海绵或其他软性材料包裹起来，把热水瓶藏起来，把刀具、锐器等都收拾好。这样，宝宝即使摔倒了也不会出危险。到了冬天，室内弄暖和些，让宝宝光着脚丫也能学习走路。穿着袜子，会打滑而不好行走。夏天，宝宝穿的衣服少，也不用穿袜子，步行练习方便，自然在夏季过周岁生日的宝宝会走的早。在冬天过周岁生日的宝宝，室内尽量暖和些，使宝宝少穿衣服，对步行练习是有好处的。有的妈妈在婴儿小便后，把尿布拿下来，在减轻下半身负担的情况下，每天学步半个小时左右，这不失为一种不错的方法。

倘若气候转暖，宝宝还不能走得很稳时，也可以给他穿上厚袜子，带他到室外学走步。现在市面上出售的大多运动鞋，底硬而厚，鞋面也比较硬，不适合初学走路的宝宝，因为宝宝的骨骼还没有长定型，硬底鞋和皮鞋不利于宝宝小脚的正常发育，所以，还是以穿软底鞋为好。当然，要选择摔倒了也不会受伤的场所，妈妈必须要随时保护宝宝的安全。

攀登架、秋千、摇马、滑梯、小山等是这个月龄婴儿最喜欢的地方。但在玩耍时要坚持安全第一的原则，家长要注意检查器械是否存在破损、螺丝松动等现象，同时做好保护工作，婴儿在家里也喜欢在沙发上爬上爬下的。

宝宝从这个月龄左右开始，对投掷东西很感兴趣。父亲可以在一定的距离内摆放几个又高又轻的饮料空瓶儿，先给孩子示范，看怎样扔沙包能把它们击倒。刚开始距离宝宝要近一些，渐渐再拉开距离。宝宝很快就会发现，目标远一些时，需要用更大的力气。每当投中后，父亲都要大大鼓励孩子一番，让孩子感到投掷是一件很娱乐的事情。

在箱子里爬进爬出也是这个月龄的宝宝喜欢做的事。有1个纸箱子，宝宝就可以自己玩的很尽兴。宝宝还特别还喜欢找来长绳子玩，但是绳子一旦缠绕到脖子上就会有危险，所以还是把绳子收起来不要让孩子当玩具玩。

天气好的时候，每天要让宝宝在室外玩上3个小时，夏季里，在阴凉处、或树荫下玩耍两小时以上同样可以满足维生素D的摄取，没有必要在炎炎夏季让孩子冒着皮肤被晒伤的风险故意晒太阳。另外，需要注意的是，夏季上午10点至下午14点阳光中的紫外线辐射最强，即使防护充分也不能避免晒伤，因此

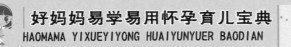
应尽量避免户外活动。房间里虽然开着冷气，但把孩子一整天都放在房间中也不好，早晨和傍晚还是要带着宝宝出去透透气的。冬天也是，不要把孩子一直关在有暖气的房间中，不要忘了让孩子接触点冷空气。

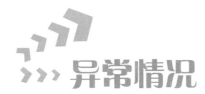

异常情况

还没出牙

　　不知道婴儿出牙有早也有晚的母亲，看到宝宝就快过周岁生日了，可还没出牙，就开始着急了。一看书，见书上写着出牙晚是因为有佝偻病，于是，就更加忧虑了。其实，大可不必这么担心，经常在室外玩耍接触阳光的婴儿没有因为患佝偻病（维生素D缺乏）而出牙晚的。如果真的是因为佝偻病的话，其他的佝偻病症状，如骨骼弯曲、头部形状异常等，也会同时伴有。相反，如果宝宝非常健康，身体其他部分的发育正常，运动功能也良好，即使还没出牙，是可以放心地等待的。认为是佝偻病而胡乱地给宝宝吃维生素D，一旦给过量，造成维生素过剩，反而会导致中毒。

　　即使给宝宝服用钙剂，宝宝也不会早出牙，因为牙已经在颌骨中长出来了，只不过是出的慢而已。长好的牙，怎样出来目前尚不清楚，最好不要胡乱地给宝宝注射外用药物等。即使牙还没出来，只要宝宝喜欢吃饭，就可以给他吃。

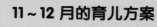
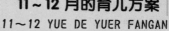

一直都很健康的宝宝，突然呕吐起来，刚开始的时候父母都会很吃惊。但是，因为母亲了解婴儿以往的情况，所以观察一下宝宝呕吐后的反应大概就可以知道宝宝呕吐是什么原因引起的，不必担心是患了什么疾病。

如果宝宝平时就易积痰，常发出咝咝的痰鸣声，晚饭后刚要睡下时，咳嗽了一阵并呕吐，这呕吐是因咳嗽引起的，只要不咳嗽，就不会发生呕吐。在呕吐完后，宝宝没有什么别的不适，只是时而发出几声咳嗽就睡了，这不必过分担心。

过去，咳嗽时伴有呕吐发生的多是百日咳，但现在预防接种已经很普及了，所以患百日咳的宝宝显著减少了。

还有，晚饭时吃火锅，宝宝也一起跟着吃，吃了不少蔬菜，还吃了不少肥肉，夜里宝宝呕吐起来，这是吃多了的缘故。过食引起呕吐的特征是吐出来后宝宝就舒服了，既能睡安稳、也不发热。

不过，有一种可怕的呕吐，一点也不发热，那就是肠套叠。肠套叠不仅有呕吐的症状，还有剧烈的腹痛。宝宝会因此而突然大声哭泣，表情非常痛苦，一般持续几分钟就停止了，正当你以为是好了，他忽然又大声哭起来，表现出很痛苦的样子。有在反复的疼痛过程中伴呕吐的，也有先呕吐，进而因疼痛而哭泣的。

另外，疝气的"嵌顿"也与肠套叠一样有不发热、腹痛、呕吐的症状，但宝宝会不间断地哭泣这一点则与肠套叠不同。不论是哪一种，只要宝宝表现与平时不一样，都应立即带宝宝去医院。

如果宝宝在近11月末，快满周岁时反复呕吐，而且在这中间多次发生水样便，应考虑"秋季腹泻"。这种呕吐，一般都伴有发热，但热度不高。

初夏季节宝宝呕吐，并伴有39℃高热，而且不爱吃饭，多是患了"口腔炎"。

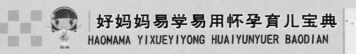

此外，感冒引起的高热也常伴有呕吐。一般认为是由于热而导致的呕吐，但实际上是引起发热的病毒性疾病，使胃的功能受到影响，而导致了呕吐的发生，这种情况可以当作感冒来处理。这种呕吐持续的时间不长，呕吐时，可以一点一点地给宝宝喂些冰块、凉果汁等。

不想吃东西

以米饭、副食为主，同时也喝一些牛奶的宝宝，到了这个月龄，突然出现了不吃固体的食物，而只勉强喝点牛奶的情况。这多是因为患了口腔炎，嗓子痛而导致的。此时，可以让宝宝张开口检查一下，如果发现在悬雍垂附近，有二三个小米粒大小的水疱，而且量体温在37.5℃以上，基本就可以诊断是口腔炎了。

这种病常可见到在出现不吃东西症状的前1天，宝宝发热38℃～39℃，继而热又很快退下去。宝宝因嘴里长出水疱而疼痛，多数是在发热之后。从季节方面来看，这种病初夏最常见。平时不流涎水的宝宝，患了"口腔炎"后，也会流涎水，而且有口臭。因这种病是由病毒引起的，所以没有特效药。不过，也不会留下什么后遗症，一般4～5天就可痊愈。在患病期间，宝宝不能吃硬的食物，吃酸、咸的食物时会有一种刺痛感。只有牛奶和奶粉还可以对付着喝进去，因此可以喂宝宝这些东西等待着痊愈。如果宝宝连牛奶和奶粉也一点都不喝，可以给他冰激凌吃。能吃布丁的宝宝，也可以给他布丁吃。当然，如果宝宝能吃软一点的鸡蛋糕，也不妨给他吃。

一向都能吃饭的宝宝，一不吃饭马上就会瘦下来，两腿也会发软没劲。母亲可能会因此而担心宝宝是不是得了什么重病，其实这病症过几天就能好。这种病的痊愈重点是不能缺水，所以要多给宝宝水或果汁喝。也可以让宝宝起来玩。注意，在不能吃东西的这段时间内要控制洗澡。

另外，在夏季突然气温升高的时候，也有的宝宝既不发热，情绪也好，就是不爱吃饭的，妈妈们就不用过多担心了，因为宝宝是健康的，只是由于高

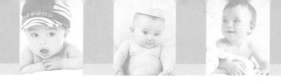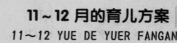

温天气而造成的不爱吃饭是不要紧的。

疝气

从2~3个月时起，腹股沟部（腹部与大腿相连处）出现鼓起的包块，如果是男孩，就是牵累到阴囊的疝气，常有快满周岁时还没好的。有的说带上疝气带就能好，于是就让宝宝带了很长时间的疝气带，但还是不见好。有的说最好是马上做手术，但因宝宝太小了，父母不忍心看着宝宝忍受手术的痛苦，想往后推一推，等大一点再说，于是，就推到了现在。还有的从一过6个月就得了疝气，但一直拖到现在的。

一般婴儿满1周岁以后，疝气也不能自然痊愈。因此最好还是及早做手术，因为疝气不仅会妨碍宝宝自由活动，而且有发生"嵌顿"的危险。

所谓"嵌顿"，就是肠管从腹腔中掉到疝气的通道里，在通道里乱做一团，致使肠的蠕动功能受阻，血液循环不良，从而造成肠梗阻。如若置之不理的话，几个小时后，肠管就会坏死。

因为肠梗阻，宝宝会感到非常疼痛而哭闹。以前患过疝气的宝宝，突然剧烈地哭闹时，母亲无论有多忙，都必须放下手中的活计，解开宝宝的尿布，看一看他的疝气部位。如果此时按也不能复位，一摸还痛，就是疝气的"嵌顿"了。虽然"嵌顿"也不是没有自然缓解和痊愈的，但最好还是到医院去看一下。当无论如何也不能使脱出来的肠管恢复原位时，就应当场进行手术，使肠管恢复原位，对疝气进行根治。

对妨碍宝宝走路、脱出严重，已经达到阴囊部位的疝气，最好要及早手术。手术因医生的年龄和手法的不同，因而会产生一系列的不同。最好选择擅长于婴儿麻醉，在术前和术后管理都周到的医院，一般只住院两天就可以顺利完成手术。入院的当天就手术，第2天如果没有异常，医生就会让宝宝出院，然后会告诉你手术后第4天再到医院来，检查一下宝宝手术的部位。这样与把宝宝连续1周以上离开母亲放在医院里，实行"完全护理"相比，能给宝宝减

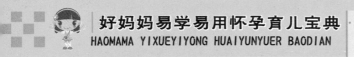

少一些心理上的伤害。在先进文明开化的国家，都在逐渐施行这种做法。一般来说，在手术前的2～3天，医生会详细地与你谈有关手术的问题，即使不谈，事先也必须了解手术的程序。

吃饭不专心

宝宝快满周岁时，吃饭常常会成为使父母头疼的一件事情。这时的宝宝对拿饭勺，把手伸进碗里，把杯子推倒，或把碗里的东西扔到地上等各类新奇的活动比对进食本身更感兴趣。有的宝宝是站在椅子上，靠着椅背吃完一顿饭的；有的宝宝则满屋乱走，"吃一口换一个地方"，害得父母四处追他们喂饭；还有的宝宝一边吃饭，一边玩着各种玩具。

吃饭时不老实，这是宝宝正在长大的一个象征。父母很在意宝宝的吃饭问题，而宝宝自己则满不在乎。父母们可能会有这样的体验：当宝宝吃得差不多的时候，就会开始乱爬或四处玩耍，而当他真饿的时候，就不会这样。因此，不管什么时候，只要宝宝不再好好吃饭了，就说明宝宝已不饿了。这时父母应把宝宝的饭碗端走，不必硬让他吃或跟他发脾气。

若宝宝在两顿饭之间有些饿，不要给他太多的点心或零食，可以少给一点，或干脆不给，而把下顿饭稍稍提前一些，这样宝宝在吃饭时就会因饥饿而有食欲了。坚持下去，宝宝就会养成专心吃饭的习惯。

1岁左右的宝宝，特别喜欢把手伸到菜里划来划去，或把一点儿饭菜抓在手里捏来捏去，并且试图往自己的嘴里塞。这并不是宝宝在"胡闹"，而是在探索，在进行"小实验"，要试一试自己的能力，父母不要硬性阻止宝宝的这种行为。但若宝宝要掀翻饭菜，那就要果断地把饭菜端走或停止给他喂饭。

伸手打人

1岁左右的幼儿处于"纯动作派"时期，走路、爬、跳、拿、捧、丢等动作都能做了，但这些动作还不够熟练，常常是东跌西撞，让人觉得宝宝好像特别顽皮捣蛋。另外，由于这个时期的幼儿对周围的一切充满好奇，但又无法用语言表达，就只好用特有的工具——动作了。

所以，出手打人是1岁左右的宝宝的特征之一，很少有这个年龄段的宝宝不打人、推人或摔东西的。为此感到困惑的父母，不妨看看下面的内容。

宝宝出手打人可能代表：

1. 对世界的探索

面对眼前的景色和人物，幼儿先仔细看，然而伸出手想"探索"一下。拍打妈妈的脸对幼儿来说同拍玩具和桌椅没有太大的区别。

2. 打招呼

客人来了，伸手摸摸宝宝的小脸，捏捏宝宝的小腿，逗得宝宝很开心。于是，宝宝举起小手往客人脸上一挥——宝宝也要和客人"打招呼"呀。

3. 生气

幼儿不能准确地用语言表达自己的需要和情感，当遇到挫折、误会、别人不了解他时，只好用哭闹或动手动脚的方式来表达了。

父母发现宝宝爱打人时，要用心观察宝宝一段时间，以便清楚地知道在什么情况下宝宝爱打人，发生的频率是多少。了解之后，父母要静心想一想宝宝做什么样的行为是适当的。如，怎样的探索行为是可以接收的？宝宝生气了，该如何表达？用什么方式与人打招呼？

以下是原则性建议，父母还应根据对宝宝的细致了解，更加巧妙地处理宝宝打人的行为。

1. 立即教导

打的动作若具有危险性时应立即禁止，一面说"不可以"，一面抓住宝宝的手，中断宝宝打人的动作。若宝宝打人是遇挫折后的情绪反映，则要耐心教导宝宝如何表达愤怒。

2. 身教重于言教

宝宝模仿能力很强，而认知能力有限，不明白事物之间的因果关系，常常会模仿周围人的各种举动。有些宝宝的攻击行为是从成年人那里学来的，因

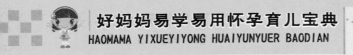
此父母一定要特别注意自己的举止。

3. 提供一个满足宝宝需求的环境

宝宝对一切充满好奇，又有充沛的精力，因此，要多出去活动，让他在草地上打滚、跑跑跳跳等；给宝宝安全的敲打工具，如纸箱、海绵填充玩具等，满足宝宝的击打愿望；引导宝宝通过多种方式接触世界，如看书、听音乐等。

>>> 防止事故

快满周岁的宝宝常发生的事故有3种，即坠落、烫伤和吞食异物。易发生坠落是因为这个月龄的婴儿能爬高了，他会在大人没注意时爬上楼梯，摔下来。稍一疏忽，他又会爬到靠墙边放着的椅子上面，身体探出窗框，掉下去。还可能钻过2楼的栏杆摔下去。

宝宝离开妈妈视野的时间，多为午睡早醒时。所以，把小家伙哄睡后必须注意，要把他放在即使醒了活动，也不会发生意外事故的地方。可以放到带高一点围栏的婴儿床上，也可以用被子把孩子的四周围起来。还要注意关好通往浴室、卫生间的门。枕头旁也要注意不能放不安全的物品。正和宝宝玩的时候，门外有人来，要抱着婴儿一起去招呼客人才安全。烫伤之后，有的可留下终生的瘢痕。每当看到这瘢痕时，妈妈都会有一种说不出的心痛。仅仅因为一点的疏忽，宝宝就要承受长期的痛苦折磨。假如宝宝与大人坐在同一张桌子旁吃饭，那妈妈放热汤时就千万要注意了。

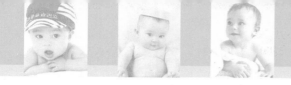

不管家里的事情有多忙，但必须要有人照看孩子。家里吃汤豆腐、水煮鱼等时，必须要放在小宝宝触摸不着的地方。现在家里边主要是用电热水壶烧水，等水烧开后，如果没有即时用掉或放起来的话，小宝宝一旦碰到，就很容易被烫伤。炉子没有设栏杆，是很危险的，因为在这样的炉子上放水壶，最易发生烫伤。即使设栏杆了，妈妈也最好不要在炉子上烧开水。

在农村，小宝宝患了感冒时，有的地方还有这样一种习俗，为了预防小儿肺炎，即在火盆上放一盆水使其产生水蒸汽。这种方法最好还是不用，预防肺炎用抗生素就行了。

晚饭时爸爸喂宝宝菜吃，见宝宝吃得香，便把不易消化的大片食物让小宝宝咽了下去，几个小时之后，宝宝常会腹部疼痛，哭的厉害。但与肠套叠不同。吞食异物，是因为妈妈东西收拾得不彻底所致。小家伙已经能行走了，所以妈妈收拾东西就不能仅局限于宝宝睡觉或玩耍的那一片空间。虽然麻烦，但妈妈也得耐心的"搬家"，把更高处的东西都要收拾好。

大人们在没有宝宝之前，有喜欢在电视机上放东西的习惯，这个时候就要改一改了，有的婴儿是能够得着的。有的宝宝这个时候手脚很是灵活，已能自己打开餐具柜的门了，所以刀、叉、筷等这些餐具就要放到宝宝够不着的地方。

妈妈准备出去时，必须把用于去污垢的油放置好。喜欢干净的妈妈，经常用酒精棉球给宝宝擦小手，这时不要忘了把装有酒精的瓶子放到宝宝够不着的地方。另外，家里爸爸或其他大人服用的药物，必须放到宝宝打不开的柜子或抽屉，以保证宝宝的生命安全，特别是有患失眠症服用安眠药的家庭，可不能在吃完药后随手将药放在枕边。大人时刻要提醒自己，因为一次疏忽就可能给孩子和家庭带来极大的灾难。

除了药之外，还有很多很多家用的化学物品，都要放到孩子够不到的地方，如老人用的染发剂，就不能随意地放在梳妆台的抽屉里。

不管在家里怎样注意预防事故发生，也还是会有意想不到的失误发生。如去没有孩子、或者孩子已经大了的家庭中去做客时，就非常可能发生意外。

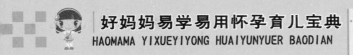
　　和朋友说话的一小会功夫，孩子从阳台上掉下去了，或者宝宝自己移动到在浴盆旁淹着了，或者与大孩子玩发生了事故。所以去别人家做客时，眼睛也必须一刻不停地盯着孩子。曾经就发生过这样的事情，一个妈妈带着宝宝去邻家串门，正好赶上其他人也在，于是四个人扎堆打起了麻将，孩子刚开始的时候是在妈妈的身边玩，后来，自己跑到了客厅，邻居便给宝宝拿糖吃，妈妈自以为孩子接下来会由邻居看护着，可不知什么时候孩子跑到了卫生间，掉进水桶里淹死了。事情发生后，孩子的妈妈伤心欲绝，并上法院起诉邻居，认为当时的监护责任是邻居，因为她当时是看到孩子和邻居在一起，所以才大意了。虽说这位邻居经法院审判需承担一定的法律责任，但是最主要的责任还是孩子的妈妈。可无论说什么，再怎么追究责任，孩子是永远地回不来了。

　　自孩子出生那天起，妈妈就是孩子始终的监护人，不得有半点的松懈和大意，因为孩子往往就是在那一刹那间出事的。

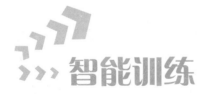

>>> 智能训练

培养宝宝的独立生活能力

　　1岁左右的宝宝在语言上、动作上进步很大，能够表情丰富地和爸爸妈妈交谈。喜欢牵着拖拉玩具到处走。喜欢参与家庭生活小事。如果冬天到室外玩，知道把帽子放在自己的头顶上。穿衣、脱衣时双臂可随大人做上下运动。

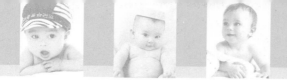

知道拿东西给爸爸、妈妈。喜欢自己洗脸、洗手、洗脚。爸爸妈妈要抓住这一阶段儿童的心理特点，不失时机地培养宝宝的独立生活能力。

为宝宝创造一个良好的学习语言的环境

此阶段的宝宝已经可以理解、听懂语言了，所以，要为宝宝创造一个良好的学习语言的环境。良好的语言环境可使宝宝更多地听到语言、熟悉语言和理解语言，也可促进宝宝更积极地说出语言，这些是语言发展的重要准备。

在日常生活以及和宝宝玩耍的过程中，爸爸妈妈要多用语言解说。抱宝宝在户外活动时，用语言伴随宝宝观察周围环境中的人或物。要为宝宝做发音示范，使他模仿大人的口型练习发音，并鼓励、强化宝宝学习语言。

可利用儿歌、看图讲故事来进行语言训练。可以经常给宝宝看图讲故事，边看图、边讲、边让宝宝指认。如"这是姐姐，她在跳舞"、"这是小兔，它在吃草"等。这是最初的阅读，对发展宝宝的语言、培养认知能力有重要的作用。

鼓励宝宝学走路和说话

在宝宝学走路的过程中，免不了要摔跤，有时还把衣服弄得很脏。爸爸妈妈不要责怪宝宝，要鼓励宝宝，让他自己站起来，不要怕，要勇敢地继续往前走。在教宝宝说话时，不要操之过急，慢慢来，更不要恐吓。如果过于着急，甚至恐吓，容易使宝宝形成"口吃"。因为学习说话并不是教得多学的就多，这要靠语言中枢神经的发育逐步成熟。当然，如果到了语言中枢发育成熟阶段，没有人教宝宝说话，他也不会说话的。

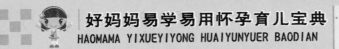

亲子游戏

一、自然课堂

带宝宝到户外散步或到公园郊游时，引导他观察自然界，如地上的家禽家畜、天上的飞鸟等。带他拾各种各样的树叶、石子、松果等。

二、插锁眼

每次进门开锁时，都要让宝宝看到，引起他的好奇心。再给他拿着钥匙，手把手地帮他把钥匙插进锁眼中，反复几次后，鼓励他自己做，也可用小一些的容易插钥匙的锁，让宝宝手拿着钥匙你拿锁配合插锁眼。一旦插入，你就把锁打开，让他因自己的成功而发出高兴的笑声，逐步理解钥匙与锁的关系。这个游戏可训练宝宝的手眼协调能力以及理解事物之间联系的能力。

三、给宝宝选购一些婴儿画册

可以给宝宝选购一些婴儿画册，要内容简单、色彩鲜艳、图形较大的，一边看一边讲给宝宝听，时间不能太长，一般5～10分钟即可。

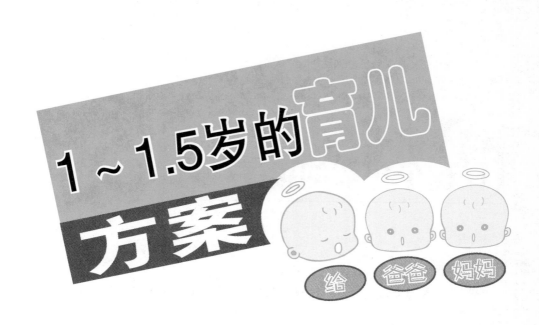

1～1.5岁的育儿方案

方案

给 爸爸 妈妈

1～1.5 SUI DE YU ER FANG AN

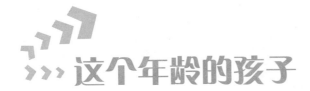

这个年龄的孩子

　　一岁，是宝宝从婴儿进入幼儿期的开始，也是走向人生自立的第一阶段。

　　过了周岁生日的宝宝，不但认识亲人，还能分辨生人和熟人。经常串门的客人，宝宝会一眼认出来，对着他们笑，如果是从来没有见过的生人，会拒绝被抱，如果勉强抱过去，便使劲的挣扎或大哭。宝宝不仅能分辨生人和熟人，而且对自己身边发生的事情也敏感起来，能分辨清楚爸爸妈妈的声音了，晚上听到爸爸回来时的叫门声，宝宝会转向门口要过去。

　　一觉醒来听到母亲在隔壁房间里与客人说话，孩子会大声哭叫，希望母亲回到自己的身边。也知道了音乐，特别是乐感好的孩子，到了1岁半就可以哼哼像歌似的曲调了。

　　宝宝1周岁以后看东西的能力也增强了，已经可以判断事物的远近，且视线跟得上快速移动的东西，并看得清楚。宝宝这时候眼手间的协调能力也因此快速成长，即便是掉在地上很小的东西也能把它捡起来。也能看晚霞、明月和目送空中的飞鸟，孩子们对周围的感觉日新月异。

　　另一方面，孩子身体的活动能力也与日剧增，在周岁生日时能走上二三步的孩子到了1岁半，走起路来就相当快了。周岁前就会走路的孩子和周岁过了二三个月才会走路的孩子，在1岁半时的走路方式没有大的区别。

　　虽然不管是哪一组孩子都还不会跑，但是可以向后退着走路，也可以上

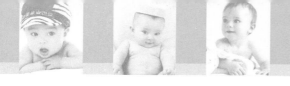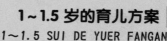

台阶了。虽说如此，还是有不少孩子周岁时不会走路，但自己会坐着的孩子，到了1岁半之前就都会走路了。孩子刚刚学会走路时，当母亲的最担心的事情之一就是O型腿。孩子两脚并拢站立时，两膝关节不能合拢而出现缝隙。其实这是生理性的，不同的孩子之间差异也很大，不过从出生到1岁半这个年龄的孩子都是O型腿，而到了1岁零7个月左右就开始逐渐变直，到了2岁左右又变成了X型腿。X型腿就是把两膝关节靠拢的话，两条小腿就分开合不上。这种情况完全消失，即让孩子站立后膝关节之间、小腿之间都能没有缝隙，要等孩子长到4~7岁年龄段。踮着脚尖走路的孩子很多，这也是正常的。

过了周岁以后，手也渐渐灵便起来了，给孩子蜡笔或万用笔的话，孩子会在纸上乱画起来。汤匙也渐渐用得像样起来，也能自己端着杯子喝水了。自己一个人坐到椅子上和从椅子上走下来的动作都利落起来。但是，还不会攻击自己所讨厌的对象，还不懂得敲击和投掷东西。

孩子尽管能够充分感觉自己周围的世界，却不能充分保护自己，孩子内心对所发生的不愉快事情产生恐惧也是自然的。1岁到1岁半的孩子，恐惧心理最强。都说孩子因记着打针时的情形而害怕医生，但过了1岁的孩子就是不给他打针，只要看到医生也会害怕得直哭，特别是那些生活在家长们感觉敏锐的家庭中的孩子，恐惧心更强。与其说是教养问题，倒不如说是孩子的性格问题。

此时宝宝的恐惧心理是很强的。恐惧可怕的陌生人，一个留着络腮胡子的男人、一个促销"小丑"乃至一个戴着古怪帽子的朋友，都有可能使宝宝进入恐怖的心态。

宝宝战胜不了恐惧就靠缠着妈妈来安慰自己。所以，妈妈要注意一些平时的场景，不要吓着宝宝。一旦被吓着了，宝宝便会总是缠着妈妈不能自立。要知道培养孩子独立的人格是非常重要的。

生活里充满了各种1岁宝贝闻所未闻、惊心动魄的巨大声响，小宝贝可不明白这些可怕的怪声是从何而来的。对轰隆隆的响雷，小宝贝会非常的惊惶，躲在妈妈的怀里拼命向大家"诉说"。

一岁左右的宝宝最为恐怖的事情，莫过于母亲从身边离开。

叫"妈妈"对于一个1岁的宝宝来说已经是熟练之功，有的宝宝睡醒后发现妈妈不在身边，就一直喊着"妈妈……"。这"事件"发生以后，宝宝就极度恐惧，只要见不到妈妈的身影，就怕的要命，总是缠在妈妈身边，寸步不离妈妈左右，所幸，这种在宝宝15～18个月时将达到极致的"分离焦虑"情况不会永远存在。

此前，妈妈要让宝宝学着适应你的暂时离开并与你平和的道别。临走的时候，不妨亲亲小宝宝，告诉他你要去哪儿、什么时候回来。不要因为觉得宝宝不懂就省略这些"仪式"，而是在与宝宝分手的时候，让宝宝拿着他最喜欢的玩具，并保证说你会想他。或者答应宝宝，你回来会和宝宝一起玩玩具。与保护好敏感的孩子使其免受惊吓一样，也要保护好好动的孩子，使之免受事故之灾。好动的孩子有着不同一般的好奇心，爱探险周围世界，他们看到高处就爬，有稀罕的东西就往嘴里放，看到奇形怪状的东西就摸。由于好奇心强，他们或从阳台上掉下来、或吞下硬币卡了嗓子、或摸了电熨斗烫了手。所有事故都一样，如果母亲事先考虑好防范措施就可能避免发生。

此阶段的宝宝与周岁前的宝宝相比，其区别就在于会说的话增多了，如"爸爸"、"妈妈"、"再见"、"是"等词。但宝宝常用同一个词代表许多不同意思。以词代句，具有高度的情境性，词义的精确性还较低。如宝宝说的"车车"，在不同语境中可以表达不同的意思，可能是"要买玩具"、"要出去玩"、"要你找玩具"或是"要妈妈看马路上的车"等等。大多数的宝宝在1岁半左右能数10个数了。宝宝语言丰富还体现在叫小朋友的名字上，他们最快、最容易记住的是常在一起玩的小伙伴的名字，如把亮亮叫成"亮"，把小雨叫成"雨"。

当然就是到了1岁半，也有很多孩子只会说"妈妈"、"爸爸"。我们知道，这时的孩子应该说出更多的话来。尽管如此，也不要以此就认定这样的孩子智力发育迟缓。这个时期是宝宝语言发展的一个明显的转折点，妈妈如果因为宝宝不好好吃东西而急得焦头烂额，而忽视了与宝宝的对话练习，宝宝的语言能力就得不到提高。电视是使孩子语言发展迟缓的另一个原因。语言是人类交流感情的工具，自己要传达给对方的情感，要靠语言表达。母亲在让孩子掌

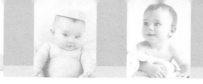
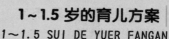

握语言之前，必须与孩子有感情的交流。孩子虽然能够叫出电视中演员的名字，但那不能说是心与心的交流。孩子每天只看电视的话，就会使孩子只是被动地接受电视中播放出来的画面和声音，孩子不会产生自己要说话的愿望。所以，如果孩子整天只是看电视，到任何时候也不能会说话。为了达到母子心与心交流的目的，不能把孩子关在家里，要领孩子出去散步，在散步中所看到的人和事，都可以拿来当话题与孩子会话。

宝宝在这个年龄段，感情的表达也丰富起来了，高兴的时候会放声大笑，生气的时候也闹得很凶。有的孩子生起气来不让大人抱，抱他的时候拼命向后仰，简直就要翻过去；若是在地板上，他会使劲跺脚来表示愤怒；特别是脾气大的孩子，有的竟哭得憋紫了嘴唇，甚至抽搐；有的孩子一旦哭起来就久久不能停息。不管是哪类孩子，都不是教育的问题，而是取决于孩子的个性。

这个月龄的孩子，晚上上床睡觉多数都在9点左右，而一般起床时间也多在早晨的八九点钟，若父母早早就被孩子吵醒也毫无怨言，孩子也能像从前那样晚上7点睡觉，早上6点起床。在这个月龄的孩子中，每天只睡1次午觉和每天要睡两次以上的孩子各占一半，睡眠时间也因人不同而长短各异，能睡觉的孩子可以睡2个小时以上。

这个月龄的孩子，如果说在睡眠方面有异常现象，就是孩子半夜起来玩。如果是周岁前的孩子，把他放到床上，关掉电灯，一般孩子就能入睡。而这个时期的孩子，往往睡到半夜里起来这儿走那儿走，还会把玩具拿出来1个人玩起来。发生这种事，是因为孩子白天没能到室外玩，活动量太少，孩子能量没释放出来的缘故。

孩子一过了周岁，与大人们一日三餐都一样吃饭的孩子增多起来，一般都是早餐吃面包或面条，午饭、晚饭吃米饭。如果母亲是个不太喜欢吃米饭的人，那么孩子也每天只吃一顿米饭。在代乳食品的食谱中写着孩子应该一顿吃1碗半饭，但毕竟那么能吃的孩子太少了。如果吃那么多的饭，鸡蛋、鱼、肉等这些辅食就吃不下去了。因此从营养学角度讲，我们并不希望这样。这个时期的孩子不是很喜欢吃饭的，大多数孩子只吃儿童碗的一半或1／3左右。强迫不想吃饭的孩子吃饭，把孩子放到饭桌前的椅子上，他会"逃离"饭桌。为了孩子吃饭不惜花上1个小时的母亲，大凡都是无论如何也要让孩子吃光碗里的饭的意识很强的人。没有必要认为孩子过了周岁就得断奶，甚至把牛奶改为每天1次。不太喜欢吃鸡、鱼、肉的孩子，如果不多喝牛奶（市场卖的牛奶就可以）来补充，就会导致动物性蛋白缺乏。正确的做法应该是：不去花1个小时之多的时间让孩子吃饭，而应该让孩子吃上二三口饭就喝牛奶或吃辅食，只花20分钟的时间吃饭，剩下的时间用于身体的锻炼。

在1岁到1岁半这个时期，发育早一些的孩子已经能对付着拿筷子吃饭了，多数孩子是使勺子，孩子往往夺下母亲伸过来的勺子自己往嘴里送。有的孩子因为使不太好，就用手去抓，结果弄得满手都是饭。喜欢清洁的母亲，特别不喜欢把饭弄得到处都是，讲究礼节的母亲说不能让孩子养成用手抓饭的习惯，结果她们不让孩子自己拿勺子吃，总是她们喂孩子。但是，为了让孩子能自己愿意吃饭，就必须尊重孩子的自主性。一般都是把饭捏成饭团让孩子拿着吃（注意要洗干净手），母亲只帮孩子夹副食、蔬菜。吃饭对孩子来说应该是快乐的，若像饲养家禽那样，只考虑它的营养价值就会失败。

晚上哄孩子睡觉，给孩子吃母乳的母亲往往会被保健人员提醒："还给孩子吃母乳呀，不断母乳可不行呀。"但是，如果只是白天午睡时喝1次，饭吃得也不少，孩子发育也健康的话，就没有必要放弃能增强母子感情的、午睡前孩子喝奶的快乐。不会因为睡前喝了奶，孩子的牙齿排列就会受到影响。

从现在开始可以训练宝宝大小便了，但不能指望宝宝能很快奏效。发育早一点的宝宝，不论大便、小便，都能告诉妈妈，晚上会醒来叫嚷着尿尿。但毕竟这样的宝宝比较少。妈妈应该在不太冷的季节里，大致预测一下宝宝的排便时间，在差不多的时候把宝宝放到便器上。可好多宝宝过了周岁以后就很反对妈妈这样做，把尿就挺，坐便就闹。这时，妈妈一定不要强求宝宝，过一段再说。

训练大小便不能着急，欲速则不达。倘若是恰逢夏季满一岁半的宝宝，就索性让宝宝脱掉长裤只穿短裤即可。大多数宝宝会在尿尿前喊妈妈要"嘘嘘"，有尿急的宝宝还没来得及喊就尿裤子了。随着宝宝长大，户外活动范围的增加，游戏项目也增多了，意外事故发生的机会也随之增加，所以，家长

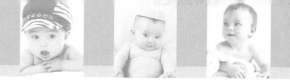

们仍要把预防意外事故当做重点。幼儿急疹锐减，1岁半以前的宝宝经常发生"秋季腹泻"。大部分突然发热性疾病是由病毒引起的。

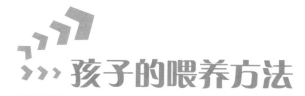

孩子的喂养方法

喂养的特点

到了这个年龄段，随着孩子乳牙的陆续萌出，咀嚼消化的功能较以前成熟了。在喂养上与前两个月相比略有变化，每日进食次数为5次，3餐中间上下各加一次点心。有条件的还可以继续每日加一个鸡蛋和250毫升牛奶。

一、膳食安排

孩子的膳食安排尽量做到花色品种多样化，荤素搭配，粗细粮交替，保证每日能摄入足量的蛋白质、脂肪、糖类以及维生素、矿物质等。

二、培养孩子的饮食习惯

培养孩子良好的饮食习惯能使孩子保持较好的食欲，避免孩子挑食、偏食和吃过多的零食。为了保证维生素C、胡萝卜素、钙、铁等营养素的摄入，孩子应多食用黄、绿色新鲜蔬菜。油菜、小菠菜、土豆、胡萝卜、蕃茄、甜柿椒、红心白薯、萝卜、白菜、芥菜头等蔬菜所含维生素、矿物质虽较黄、绿色蔬菜低，但也具有不可缺少的营养价值。每日还要吃一些水果。

含维生素C较多的水果有柑橘类、枣、山楂、猕猴桃等。除此之外，每日吃鱼肝油2次，每次仍为3滴，钙片每日2次，每次1克。

1岁半的小儿，饮食正处于从乳类为主转到以粮食、蔬菜、肉类为主的过程。随着小儿消化功能的不断完善，孩子食物的种类和烹调方法将逐步过渡到与成人相同。1岁半的孩子还应注意选择营养丰富容易消化的食品，以保证足够营养，满足生长发育的需要。1岁半的小儿已经断奶，每天吃主餐饭，再加1～2顿点心。若晚餐吃得早，睡前最好再给孩子吃些东西，如牛奶等。

孩子的零食

零食可以给孩子添加生活的乐趣。既然如此，就要满足孩子吃零食的喜好。可有的家长认为，吃零食会影响孩子的正常食欲，会使孩子到正餐时不好好吃饭，而且会损害牙齿，因此不让孩子吃零食，其实，这种认识是片面的，这些母亲只看到了孩子"乱吃"零食的不良后果，而没看到让孩子科学吃零食的好处。对于1岁半的孩子，给些什么样的零食好呢，给多少好呢？这不是问题，应该根据1岁零4个月孩子现在的饮食方式来决定。一日三餐都能高高兴兴地吃，体重也超过13千克的孩子，尽量不要给零食了，而应适当给一些应季水果。

虽然贪吃零食，是绝大部分孩子的天性，但家长也不能对孩子偏爱零食的行为，采取迁就、放任的态度。从而导致孩子用餐无规律、贪零食、厌正食。零食不是不可以吃，但要有度。一是数量不宜过多，以免影响正餐食欲；二是注意品种选择，以高营养、低糖分食品为宜，像大枣、酸奶之类的，而那些富含能量的面包、苏打饼干、土豆片、爆玉米花等最好还是敬而远之。那些富含热量的像牛奶糖、糖块、巧克力等，还会损坏牙齿，要少吃。为了缓解空腹感，可以在家里自制一些含有水果的果冻给孩子吃。对于"有害添加物的"的零食，是要坚决禁止孩子吃的。三是时间要合适，应在两餐之间，睡前不能吃零食。

对于那些饭量小的孩子，如果不吃米饭，却能吃苏打饼干，就给孩子吃苏打饼干来补充营养。不喜欢吃鱼、肉的孩子，就给他吃牛奶、奶油、鸡蛋等食品，烤饼、蛋糕等家里可以做的食品也可以。把别的小朋友找到家里一起吃，会比孩子一个人吃时吃得多。但零食毕竟只是孩子获得营养的一条次要渠

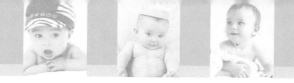

道，不能取代主食，应在时间和量上加以限制。有的妈妈领着孩子去超市，买了孩子自己选的小食品让孩子抱回家，孩子自己保管食品，结果想什么时候吃就什么时候吃，这就很不好。不仅影响孩子正常的饮食和生理过程，最主要的是，孩子一旦养成了爱吃零食这个毛病，就会发胖。 在给孩子选择零食的时候，要根据孩子的营养和身体状况合理搭配。

宝宝的零食应是"软""硬"搭配，要有质地较软的或流质的，也要有质地较硬的，可以给孩子水果，坚果、糖类和水产品类，这样既保证孩子获得的营养全面又让孩子学会了咀嚼。对于那些饭量小的孩子，不爱吃米饭，只凭一日三餐无论如何也不能满足需要。因此，妈妈应该有针对性的让孩子偏食富含某种营养素的零食或有调养功能的零食。宝宝喜欢吃苏打饼干，就给宝宝吃苏打饼干来补充营养；宝宝喜欢吃核桃，就给宝宝买来吃。松子仁品味香正，有着奇特的诱人气息，为儿童喜爱的零食，它营养丰富，可以预防小儿营养不良，百日咳等症状。垃圾食品是要始终拒绝的，给孩子科学的吃零食，不仅孩子从中获得了乐趣，而且对孩子的健康成长也是有益的。

异常情况

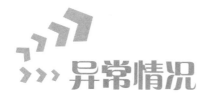

不爱吃饭

对于这个年龄段的孩子，常有很多母亲抱怨说"我们家的孩子不爱吃饭"。其实她们的孩子并不是真的不爱吃饭，而是与她们的参考标准比较起来不爱吃饭，因为育儿书中写着这个年龄的孩子必须吃一碗半呢；或者说，她们邻居家的孩子能吃两碗饭呢。其实孩子每天即便是吃半碗饭，而体重也能按5克的速度增长，那就是孩子的合适饭量（7月、8月里饭量小的孩子完全不吃饭，所以体重也减轻）。孩子从一开始就是小饭量，在喝牛奶的婴儿时期也总是喝不完1瓶奶，这样的孩子就是超过了1岁，饭量小也没有什么奇怪的。

母亲的强制是导致孩子不喜欢吃饭的重要原因之一。有很多母亲，孩子不吃完饭，就不让孩子离开饭桌。这样一来二去孩子就痛恨起饭桌来了，越发不爱吃饭了。

如果孩子长得小，就非要让孩子多吃一些，这种做法是错误的。因为孩子需要的是牛奶、鱼、肉，而不是饭。如果不给孩子动物性蛋白质他是长不大的。初夏时节，迄今为止能吃饭的孩子突然不能吃饭了，情绪也不好，可能是得了"口腔炎"。如果口有臭味、又流口水的话，就确定无疑了。这时就是给孩子喂饭的话，孩子也用舌头推出来，硬让他吃下去的话，反而会吐出来。也有嗓子过敏的孩子。有的孩子虽然过了1周岁，但是只吃牛奶、粥和婴儿食品。即便如此，也没有必要担心，随着年龄的增长，渐渐地固体食物也能吃了。

给不吃饭的孩子注射所谓能促进食欲的药物，与其说没有意义倒不如说对孩子是有害的。

不会说话

有的孩子虽然过了周岁已经三四个月了，还是连最基本的单词如"拜拜"、"再见"、"不"也不会说。看到别人同龄的孩子或更小一点的孩子都能说话了，而自己家的孩子还不会说，母亲就开始担心起来。首先就会想到自己的孩子是不是智力有问题。其实，不一定说话早的孩子智商就高。有的是因为家里人多，每个人都以自己不同的语言跟孩子说话，孩子不易记住话造成的。

不能说话的孩子，最重要的是他的耳朵是否能听到。如果孩子的耳朵听

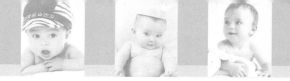

得见，与其他同龄孩子的动作也没什么两样的话，譬如叫他名字时，他知道回头看你，或问孩子父亲在哪儿呢，孩子会用手指指向父亲，或者让孩子把他的玩具拿来，孩子会拿过来玩具，就没必要担心智力问题。这说明孩子就是不会说话也是听到了。

如果直到2周岁还几乎不会说话，那多半就是遗传造成的，可以问问孩子的祖父母、外祖父母。

对于智力发育迟缓的孩子，比起不能说话，还有明显行动方面的迟钝问题。如果是舌下系带一直连到舌尖，嘴张不开，简单的手术就可以治好。

一生下来就得了败血症而注射了各种抗生素的孩子，如果到了1岁半左右，还不会说话，则必须带孩子去耳鼻喉科检查一下。万一有听力方面的障碍，要向聋哑学校的老师咨询一下，尽量早点开始语言的训练。

如果母亲是个不爱说话的人，就是给孩子做什么事情也不出声，这样孩子就缺少学习语言的机会。当然也可能因寡言少语的性格遗传使得孩子不爱说话。如果不但不说话，甚至不与母亲的视线对视，这种孩子非常少，但应该怀疑他是否有自闭症倾向。

不会走路

当母亲带孩子出去玩时，发现与自己孩子同龄的孩子刚过周岁就会走了，自己的孩子已经14个月了却还不会走，当母亲的心里是又嫉妒又担心。嫉妒是情有可原的，但是担心就没有必要了。有很多即便是18个月还不会走路的孩子，在其以后成长的过程中也是完全正常的，这样的例子很多。

当然，如果满周岁的孩子，还不会坐着，那就另当别论了。但只要发育正常，抓住点什么东西就可以走，就算是走起来较笨拙，只要能走，以后肯定会走得很像样的。对于冬天里穿好几层衣服，又垫着尿布的孩子，因为不能充分地进行走路的练习，就需要把房间搞得暖和一些，将尿布撤掉，袜子脱掉，给孩子练习走路创造条件。

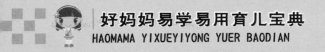
至于那些刚生下来时体重在2千克以下的孩子，走路晚一些是理所当然的。相反，太胖的孩子也往往走路较晚。因发生髋关节脱臼或因佝偻病（维生素D不足）等而不能走路的孩子，现在已经见不到了。

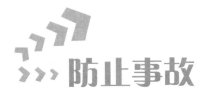

防止事故

宝宝一旦会走了，就会哪儿都去，从阳台上摔下去的事故往往都发生在这个年龄的孩子，所以家长生活环境的安排一定要注意安全。如果围栏或栏杆高在85厘米以下，栏杆间隔过大，超10厘米以上，阳台上摆小凳子，就很容易使宝宝误爬上而导致危险。所以，一定要清除这些危险因素的存在。走廊也不要放洗衣机，只要孩子掉到水里，即使水不是很多也会淹着。

这一时期的宝宝，喜欢在家里来来回回地乱串。家长要注意家具及其他家庭摆设，应将所有具有危险性的物品放置高处或移走，并且需留意家具中所有尖锐的角，以防宝宝碰着。门要使用防夹软垫，以避免宝宝在开关门中发生夹伤。此外，妈妈也要把窗帘绳放到宝宝够不着的地方，避免宝宝在玩的过程中被绳子缠绕造成窒息的危险。曾经发生过这样的事故，宝宝在二层床上玩时把头伸进栏杆中窒息而死。二层床是为大一点的孩子准备的，因此栏杆的间隔不像婴儿床那么窄，宝宝容易把头伸进去并卡住出不来。也有宝宝掉到床与墙之间，头被夹住而死的例子。因此，有二层床的家庭要格外注意。妈妈要注意，不让宝宝自己跑出去玩，就可以大大减少交通事故及其他意外的发生率。所以，家里有小孩，就要特别注意房门，希望家长们要特别注意戒备由家通往

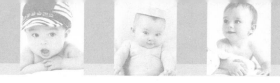

户外的出口处。

爸爸如果做生意，妈妈需要时常帮着打理的话，孩子就得雇保姆或者上幼儿园了。

总之，大人比较忙时，也不能把孩子交给家里稍大点的哥哥姐姐看管，尤其是领出家门更是非常危险的。刚1岁的小孩吞食异物的事情是经常发生的，妈妈没有及时收起药瓶，孩子就会当做吃的放到自己嘴里。妈妈整理衣柜也要等到小家伙睡着以后再进行。否则，妈妈在这边叠衣服，宝宝那边就可能把樟脑丸吃下去了。1岁左右是小宝宝最易发生烫伤烧伤的时间，特别是为宝宝洗澡和取暖时，大人应提高警惕。确实1岁多的宝宝，刚会走路没多久，看都看不住。这就更要求家长的耐心和细心。"杯子里就一点点水，结果让他打翻了，烫成这样。"一位妈妈无奈地对医生述说。小家伙可不管你什么危险什么不危险，只要够得到的他都一律要过过手瘾。此外，1岁多的宝宝，经常发生吃蚕豆、吃花生米卡住的事件，所以不要让宝宝自己拿着吃。即使是大人也最好不要喂这种颗粒比较大且不易消化的食物。

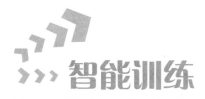

智能训练

培养孩子独自游戏的乐趣

独自游戏是婴幼儿游戏发展过程中的一个阶段，对其身心发展也具有特定意义。它可以培养孩子的注意力，学习专心做事，从而探索事物，有所发现，否则宝宝东张西望，无所事事，是不利于智力发展的。

独自游戏也有益于培养孩子按自己的意志去行动的习惯和树立自信心，使之认识到自己的能力、力量。独自游戏又是集体游戏的基础，宝宝只有学会自己玩，才能逐渐学会与别的伙伴一起玩。有经验的照料者会发现，有独自游戏经验和没有这种经验的宝宝在与许多孩子一起时，会表现出很大差别。具有独自游戏经验的孩子在集体中也有主动而积极的游戏能力，没有独自游戏能力的孩子在家里过分依赖父母陪伴，到幼儿园后也总是围着老师转，常表现得胆小好哭。

所以培养孩子独自游戏的乐趣是很有意义的。对此父母要为宝宝准备能独自游戏的各种玩具，象小鸭车、积木，小盒小瓶、小桶小铲等，让宝宝手里有东西、有玩具摆弄玩耍，甚至废旧杂志纸也可以，让宝宝能翻看、折揉、撕着玩。当你看到宝宝在愉快地独自玩时，千万不要觉得宝宝一人玩多可怜，也不要急于打扰宝宝，参加到他的游戏中去，这样会夺去宝宝独自游戏的乐趣。此时，最主要的是充分让宝宝去体会独自游戏的乐趣。

当然，父母也决不是放任不管，而是暗中照看和予以保护。如果宝宝一个人玩得很好，父母应予以表扬，使之得到积极强化。

独自游戏持续的时间，周岁以后的幼儿可从10分钟开始，随年龄增长而不断延长。如果宝宝玩腻了，乱扔玩具，可给他换一种玩具，或是由父母帮他开始玩另一种游戏，也可换一处游戏场地。

创造力会让孩子一生受益

在前面，我们一直在强调创造力，可究竟什么是创造力呢？

创造力和智力相关，但绝不等于智力。智力高的人，不一定有高的创造力；有创造力的人，却一定需要有中等以上的智力。

除了"智力"之外，创造力还包括了5种重要的能力：独创力、敏觉力、变通力、流畅力、精进力。

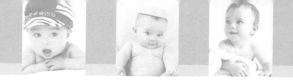

当父母变换了孩子的房间布置，孩子一眼就能看出改变的地方，丝毫不差，则证明孩子的"敏觉力"十分高。

独创力，是指能想出别人想不到的看法，而且有实际效果。一般所有的发明家都具有高度的独创力。

至于精进力，是指能从更精致、更细密的角度思考问题。

俗话说："什么样的父母，教出什么样的子女。"这道理仍适用于创造力。在努力启发孩子创造力的同时，应该培养自己的创造力，成为既能欣赏创造力，又能与孩子的创造力互动的主力。

很多学者常常将创造力比喻为"点石成金"的技术。如果没有能力给孩子金块，那么，就教给孩子"点石成金"的功夫吧！

那么，怎样做才能成为有创造力的父母呢？

很简单，只要父母保持积极用心的态度，以及宽厚仁慈的心就够了。

孩子的创造力之所以能培养，往往是因为父母心胸开放，观念通达，真正喜爱小孩子，能接纳孩子的奇想，以及孩子的失败。

民主、慈爱又开明的父母，他的一举一动都将是启发孩子创造力的最佳原动力。

不必在孩子与孩子间制造竞争压力，也不必为了培养孩子的创造力，将家庭生活弄得紧张、沉重，更不必一改常态，变成严肃又过分认真的父母。

真正成功的创造力培养者，是能与孩子一起学习、一起成长，像挚友一样倾听孩子的心声，了解孩子的举止。知道何时给他掌声，何时扶持他一把的父母。这样的父母，他们从来不会嘲笑孩子，命令孩子，压抑孩子的个性，对孩子也从来不气馁。

当然，培养孩子的创造力也不可操之过急，否则孩子会觉得父母把他当作了试验品。

尤其是对于未来生活来说，创造力显得更为重要了。随着电脑的发展，"记忆"不再重要，重要的是如何以创新的观念和态度解决问题。

所以说，启发孩子的创造力，是今后教育的重点，家庭教育自不例外。

要不断鼓励孩子的创造力

培养孩子的创造力有很多方法，除了依循学者专家的理论行事外，还可依照孩子的需要，由父母自己创新方法。

不论采用什么方法，应把握以下原则：

1. 父母要随时、随地、随机启发孩子创造力。

2. 应因环境及宝宝身心变化，教材教法要适时改变，不可固守一定模式，流于僵化。

3. 父母要倾听并接纳孩子的意见。

4. 父母要懂得技巧发问，激发孩子勤思考，并了解孩子内心想法。

5. 父母不要太早对孩子的意见下判断，不要常常制造紧张压迫的气氛。

6. 当孩子提出良好意见或能努力思考时，应该马上给予赞赞扬、鼓励。

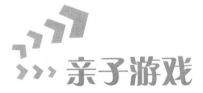

这个年龄段可以和孩子一起做的游戏，如给孩子戴上小猫或者其他小动物的头饰，让孩子学这些动物叫。然后家长戴上其他小动物的头饰去找。

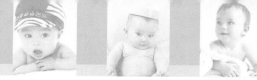

一、看谁捡的快

把各种彩色的纸片或小玩具散在地面上，每样东西相距1~2米远，让宝宝和其他小朋友比赛，看谁捡的最多。

二、滚球、投球

让宝宝滚皮球，或让他与别的小朋友比赛，把球投进一个较大的箱内，看谁投进的多。这样通过弯腰、蹲下、站起、举手等动作的训练，达到促进大脑和体能的锻炼。

在和孩子游戏时，要积极的参与进去，不要做被动的旁观者，还要取长补短。让孩子明白，共同的欢乐才是目的。必须想到互利，使别人也感到愉快，否则这种友谊就没有基础。你会慢慢发现，你所喜欢的，也是孩子所喜欢的活动。

当你和孩子建立了友谊，并慢慢向更深更广的方向发展，那么除了在心理上你们将获得愉快的情绪，孩子也将获得更多的财富。试试看吧，和你的孩子一起游戏！

孩子会玩得非常高兴和开心。这样也能锻炼孩子的思维、想像和寻找能力，同时也能发展孩子的空间知觉。

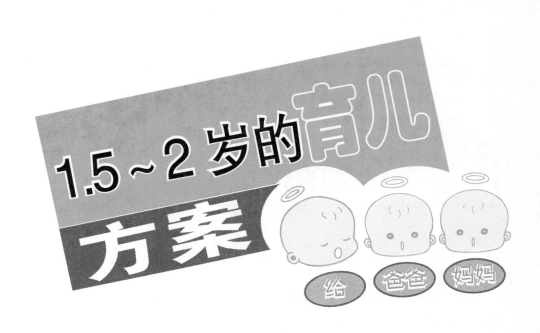

1.5~2 岁的育儿方案

给 爸爸 妈妈

1.5~2 SUI DE YU ER FANG AN

这个年龄的孩子

当宝宝刚刚2岁时，孩子好像突然能听懂你说的任何话语。妈妈说该吃饭了，他就会乖乖的坐在椅子上等待。爸爸告诉他："你的小汽车不见了"，他就会去找。孩子这个时期不仅正在按计划发展他的语言和理解能力，而且什么都想模仿着做，这是因为他们学会了创造的技巧。

站立走路的腿也硬实起来，可以用单腿站立1～2秒钟，也可以向后倒着走。虽然老是摔跟头，但也能慢慢地跑起来。能上、下台阶，还能爬上饭桌跳到床上等。若是给他积木玩，也能垒起五六块高。手指也灵活起来，可以翻开书本的纸。如果拧开水龙头，他会在下面搓洗小手。

同时你可能会感到更加喜爱与他交谈，因为他的反应非常积极。你可能还发现和小宝宝谈话时，不再需要用单调的、像唱歌一样的高调儿语方式，就能引起他的注意。你要尽可能说得缓慢而清晰、使用简单的词语和句子，教他物体和身体各部位的正确名称。

孩子的语言能力发育的很快，倘若是1岁半还只能数到10个数左右的孩子，到了2岁时，可以跟大人对话了。看到有卖冰激凌的，他会说"妈妈，我想吃冰激凌"。听到电视等广告中的歌曲，也可以模仿着唱了。但是，一旦惹着了他，他哭闹得也非常厉害。也有的孩子会气得躺在地上将手脚拍得巴嗒巴嗒地响。还学着把东西扔出去。同龄的孩子走近他时，他会非常高兴，看见稍大点的孩子在路边玩，他会看个没完。但是，把他与年龄相同的孩子

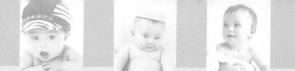

放在一起时，却玩不到一块去。这个东西是我的这种自我意识十分强烈，其他的小朋友如果摸了一下自己的娃娃、玩具什么的，就会非常生气，并使劲抱住不放。在医院里看到别的小孩被强按住打针的情形，会怕的抱紧妈妈。

宝宝在1岁后就已开始掌握广泛的基本技能，但在某些方面还是很依赖爸爸妈妈。所以，这个时期家长的义务就是一边要允许宝宝在一些事情上依赖爸爸妈妈，以尽可能地使宝宝幼小的心灵得以安慰，一边又要适时培养宝宝的自立能力。

养成孩子一方面在某些事情上依靠母亲，另一方面自己的事情自己做的习惯，是这一时期孩子母亲的主要目标。好奇心强的2岁宝宝，常常觉得自己是个小大人，凡事都想自己解决，所以，家长必须让孩子多次体验自己想、自己做和做事成功之后的喜悦。为此，妈妈必须在保证安全的前提下，给孩子创造一些冒险的机会。但毕竟孩子很小，什么都是第一次，所以大部分事情都会做不好，妈妈要给孩子失败的机会，鼓励他多尝试。

喜欢生活条理化的母亲，等不及孩子在卫生间自己做事。她认为等待是浪费时间。若不快点给孩子做完，想要看的电视节目就开始了，因此不等孩子自己脱内裤，就赶紧给他脱掉、领他去了洗手间。吃饭时也一样，母亲不等孩子拿起勺吃饭，就快速将饭送进孩子口中。还有，让孩子自己端杯子喝水，水可能会洒出来，母亲不喜欢这样，所以自己端着杯子让孩子喝。本来这些事情孩子都能自己做，可因为母亲什么都替自己做了，孩子认为这样非常自在，而变得万事不伸手，也就什么都不做了。这样，渐渐地把孩子从自立的一面引向依赖母亲的一面。

母亲在育儿方面不要吝惜时间。孩子自己要做的事情，应该在身边看着他做，鼓励他，成功后要表扬他。孩子想用勺舀汤喝，就是洒了出来弄脏了衣服也不要紧。只要能送到嘴里，就应该为他高兴。对能很好地端杯子喝水的孩子，要鼓励他说："好吧，就用杯子喝吧。"洗澡时，孩子要自己脱衣服的话，即使母亲看着着急，也不要帮他，而是鼓励他说："怎么样，能脱下来吧，还差一点了，再加把劲。"

到现在还只能说"不、不"的孩子，多数是因为没有小朋友，每天只能

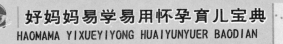
呆在房间里看动画片、看广告，没有说话、对话的机会。2岁以下的孩子看电视的时间越长，语言表达能力越弱，即使孩子不直接看电视，家庭成员特别是妈妈看电视也同样影响孩子的语言发育。当然，有的孩子生来说话就晚，没关系，哪怕会说一个词就不用担心，平时多和宝宝说话，一定能渐渐说的好起来的。宝宝自立能力的培养是终身的事情，2岁是一个关键时期。妈妈不仅仅要鼓励宝宝自立，还必须锻炼宝宝能够自立的实际能力。为了锻炼身体的运动能力，有必要尽量在宽敞的地方，使用适于孩子的道具进行锻炼。智力的锻炼也与体力的锻炼同等重要。

妈妈应该知道，1岁半的孩子多半是好奇的，他们想了解他们不知道的所有事物，总是希望妈妈能热心地对自己说些什么，因此，宝宝总是反复地问："这是什么?"对于这样的问题母亲必须给予回答。总是说："母亲正忙着呢"，"一会再说吧"来敷衍孩子，孩子就会对说话逐渐丧失兴趣。不仅如此，就是母亲主动想要说点什么的时候，孩子也会用"等一会再说"来应付母亲而走掉。就是大人的这种敷衍无意中抹煞了孩子的好奇心。

母亲虽不能像《百科全书》那样回答孩子，但必须像诗人那样如诗如画地回答孩子的问题。通过这种方法，可以生动而又活泼的答出孩子想要知道的事情。这样，将激起孩子提出更多问题的兴趣，孩子与生俱来的好奇心才不会消失殆尽。

人类的各种各样的个性，已经从这个时期明显地表现出来。喜欢音乐的宝宝，每次听到音乐声就会手舞足蹈的跟着跳舞；喜欢画画的宝宝，他总是要来纸和笔，随意涂鸦；喜欢书的宝宝，拿起书来会一边指着一边依依呀呀的笔画，好像看的很入神似的；喜欢运动的孩子，一刻也不闲着，不是蹦就是跳，总感觉有使不完的劲；喜欢摆弄道具的孩子，则会将电器拆成零件、将椅子的螺丝拧下来。

宝宝能做自己所喜欢的事是愉快的，因此，爸爸妈妈应该给予宝宝足够的支持和帮助，和喜欢音乐的孩子一起唱歌；给喜欢画画的孩子尽量大一点的纸；领喜欢书的孩子去书店让他自己选书。如果是喜欢运动的孩子，就给他买三轮车，而如果是喜欢道具的孩子，就给他多买点逻辑性比较强的玩具。现在

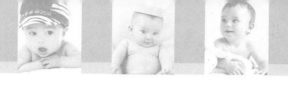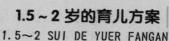
宝宝应该每天睡大概10～12小时，但也因孩子是否喜欢活动而不同。好动的孩子，晚上很晚也不睡，早上起床也不很晚。比如：晚上21点好不容易入睡，早上7点就起床。反之，不那么好动的孩子，则从晚上19点直睡到次日早晨7点。

当然，午睡也一样，往往是热衷于玩的孩子，或是午前或是午后只要睡1个小时就可以恢复精神头儿了，而能睡的孩子则可以睡2个小时以上。总之，宝宝已喜欢的睡眠习惯，就尽量不要强迫他改变。随着自我意识开始萌芽，宝宝开始"闹独立"，要自己穿衣服、脱衣服。所以在晚上睡觉前，尽量让宝宝自己脱衣服，只是扣子妈妈帮着解开，其他让他自己脱就行了。

牙齿方面，这个时期除中切齿、侧切齿（前齿）各4颗外，犬齿、臼齿上、下、左、右各1颗，共计长出16颗。为了保证宝宝牙齿的健康，妈妈还应该给宝宝多吃一些含有丰富钙、磷和维生素的食品，尤其要注意钙的补充，用奶瓶喂奶或喂水时，不宜将奶瓶倾斜或下压，以避免牙齿咬合畸形，及时纠正宝宝吮手指、咬嘴唇、吐舌头、含乳头睡觉等不良习惯，这些都有可能造成牙位不正。

随着宝宝一天天长大，他也越来越不满足了，开始要求和全家人一起吃。当然他是根本吃不到嘴里，往往是弄的满桌子都是菜，但也有一定的好处。不仅可以看到孩子饮食的好恶，还可以让孩子体会家庭聚餐时的快乐气氛。宝宝的胃容量有限，宜少吃多餐。1岁半以后的宝宝一般每日三次正餐和两次加餐，牛奶喝400～600毫升就可以。加餐时要注意不能距正餐太近，以免影响正餐食欲。不能随意给宝宝零食，否则时间长了会造成营养失衡。

有不少的宝宝一日三餐合计才能吃1碗米饭。尽管这样，吃些鸡蛋、鱼、肉等副食补充就可以了。也有的宝宝，饭和副食都吃的不多，但每天只要能喝上1000毫升的牛奶，对1岁半以后的宝宝的生长已经足够了，将来长大了，也不会留下什么问题。

随着宝宝能吃的副食范围的不断增宽，不管是哪个宝宝，都会表现出他喜欢吃与不喜欢吃的"偏食"现象。偏食，只是说孩子在味觉方面各有个性，而不能说偏食就是有害的。母亲们所说的偏食，只不过是孩子对母亲所做的饭菜不能样样都吃而已。

另外，家长不要因为第一次给宝宝不吃，以后就不再给了，而应反复尝试鼓励宝宝吃。这样，少量多次给予，使宝宝逐渐接受新食物，避免产生偏食问题。宝宝偏食，往往是因为首次吃这种食物时有不愉快的体验，如果在烹饪食物时注意其色香味，对同一食物采用不同的做法，激起宝宝的好奇心和食欲，使之改变原有的偏见，就会接受这种食物。

不必担心孩子饭量小，比这些更重要的是这个时期要培养孩子自己能吃饭。妈妈要尽早培养宝宝吃饭，多鼓励宝宝自己用勺舀着吃饭，自己拿着杯子喝水。害怕孩子烫着或摔着的妈妈，往往都是从一开始不等孩子拿餐具，就自己用勺或筷子将饭送到孩子嘴里。其实，对宝宝的一生来说，培养他能够独自拿着勺吃饭的这种独立性，比让孩子能吃下半碗饭更有意义。

不吃蔬菜的孩子很多，但只要吃水果，就不妨碍营养的摄取。宝宝一周岁以后，可以适当吃些酸奶。既能和平时喝的奶错开口味，也能起到调整肠胃菌群的作用。对大便干燥的宝宝更有益处。米饭吃得多，牛奶也能喝1000毫升的大饭量的孩子，以"美容饮食"为目的，可用酸奶取代牛奶。

很多家长都会选择在宝宝周岁生日之前，对宝宝进行所谓的排便训练。其实，只有到1岁半～2岁的时候，控制膀胱的神经系统基本成熟，宝宝才能在排尿前主动告诉妈妈。进行排便的训练，最好还是始于较暖和的季节。倘若恰好赶上寒冷的季节，可以延期一些时日。年轻的妈妈常会被家庭、朋友和专家对排便训练的意见弄得不知所措。其实，对于训练孩子的排便训练，大可不必伤脑筋。不论是哪种排便类型的宝宝，都会按照妈妈所教的方法，用不了多长时间宝宝就能自己排便了。排便是孩子自己做的事情，因此，对孩子来说建立自信心更重要。倘若妈妈过于热心让宝宝坐在便器上，宝宝自然就会将排便之事统统依赖于妈妈，或是向与自立意识相抵触的方面发展，说什么也不坐在便器上排便。宝宝毕竟还很小，即使在白天能告诉妈妈自己要小便，夜里也做不到这一点。因此，大部分宝宝只在夜间使用尿布就可以了。

宝宝能够到户外去和其他的孩子玩了，稍大点的孩子也常来自己家里玩，这就增加了孩子患传染病的机会。最好妈妈事先就大体了解一下像麻疹、风疹、水痘、腮腺炎等疾病的初起症状，以防患病时茫然不知所措。但是，从

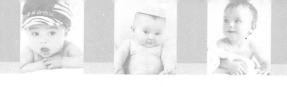
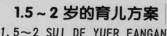

发病率来看，最多发的疾病是病毒引起的感冒。孩子渴望到外面的世界，妈妈稍不留神，就自己跑到户外去玩，因此发生在家庭以外的事故就多了起来，要特别加以注意。

婴儿时期接种了百白破三联疫苗的孩子，恰好经过1年半的时间，最好进行追加注射。在这之前应该是连续注射了3次，这次只注射1次就可以。

孩子的喂养方法

注意孩子的饮食

孩子能吃米饭后，饭量会因季节的不同而有所不同。饭量小的孩子到了夏季吃得就更少了，有不少孩子因此而体重减轻。也有不管任何季节都能吃的孩子，但这样的孩子最好不要让他多吃，以免发胖。如果这个年龄段的孩子体重超过13千克以上，从节制饮食的意义上来说，要用酸奶代替牛奶，给孩子多吃些水果。

这个年龄的孩子已经能自己对付着用勺子吃饭了。刚开始的一半左右，他会自己舀着吃，但再多他就不吃了。可大多数母亲就想让孩子多吃一些，于是就不管花费多少时间，也总是陪着孩子，一定要坚持让孩子把碗里的饭吃光。

其实，这种做法并不聪明。孩子吃饭用了1个小时左右。如果不在30分钟内将饭吃完，孩子就没有时间锻炼身体了。正因为既想让孩子自己吃饭，又不能让孩子吃饭时间过长，母亲才要陪孩子一起在饭桌上，帮助孩子让他吃掉剩在碗里的饭，不能无限期地等孩子自己把饭吃完。

有的孩子几乎不吃米饭和面包。但如果多吃副食，每天喝500毫升牛奶的话，也是可以的。不过，每顿能够吃1碗米饭的孩子，牛奶量可以减少到400毫升。但不要为了让孩子吃更多的米饭，就一点都不给孩子喝牛奶。夜间因尿湿了尿布而醒的孩子，可以在换完尿布后给他喝点牛奶。

如果为了纠正"偏食"，而强迫孩子吃他不喜欢吃的东西，孩子就会厌烦而逃离饭桌。若父母无论什么都吃得很香，就可防止孩子产生厌食毛病。

不管怎样，孩子高高兴兴地吃饭是最重要的事情。为了让孩子使好勺子，母亲手把手让孩子吃饭这是孩子最讨厌的。手灵巧的孩子超过1岁半就会拿筷子了，但不会拿筷子也不要紧。强迫左撇子的孩子改用右手吃饭，总是矫正矫正再矫正的话，孩子会变得完全不会独立吃饭了。就让孩子自由地用左手吃饭好了。习惯使用左手还是右手并不决定什么。渐渐地孩子会自己拿着杯子或瓶子喝奶的，当然刚开始的时候母亲可以把着孩子的手帮忙。

注意过量进食

人们总以为吃得多，身体才会健壮。实际上进食过量对孩子是不利的。主要有以下几方面的害处：

一、增加胃肠道负担

过量进食后，胃肠道要分泌更多的消化液和增加蠕动，如果超过小儿的消化能力，就会引起功能紊乱，发生呕吐、腹泻，严重的可发生水电解质紊乱和全身中毒症状。

二、造成肥胖症

长期过量进食，造成营养过剩，体内脂肪堆积，成为肥胖症。

三、影响智能发育导致"脂肪脑"

因摄入的热能过多，糖可转变为脂肪沉积在体内，也沉积在脑组织，形

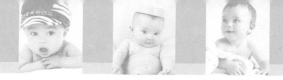

成"肥胖"，使脑沟变浅，脑回减少，神经网络发育欠佳，使智能下降。过食可引起脑血流量减少，因为饱餐后，血液相对地集中于消化器官的时间较长，使脑部血流量减少。经常过食，使脑经常处于相对缺血状态，势必影响小儿脑发育。过食可使大脑的语言、记忆、思维能力下降。由于过食后，使大脑负责消化吸收的中枢高度兴奋，而抑制了其他中枢，故影响智能的发育。

总之，小儿进食不是多多益善，而是必须养成适量进食的习惯。另外，睡前吃得过饱更不应提倡。其害处有：晚餐进食太多，睡觉易做恶梦，影响消化吸收，本来正常睡眠状态下，胃肠道消化功能就减弱，因过食增加胃肠道负担，易导致消化紊乱性疾病和夜间磨牙、遗尿等情况，造成小儿睡眠差、易惊醒、烦躁不安。

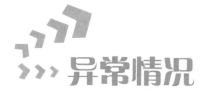

异常情况

自体中毒症

从这个年龄起到上小学的孩子，可见到一种特别的呕吐，不发热是其特征，而有呕吐及打呵欠，是此病的重点。此病大多是因为过度欢闹后的疲劳所致，特别是疲劳后也不进食就睡下，更容易发生这种情况，所幸的是近年来这种病正在逐渐减少。

这种病大多在星期一早晨发病，孩子星期天在家里或去郊外游玩1天，回来后的次日早晨，或是星期天里邻居家或亲戚家的同龄的孩子来玩，高兴得一

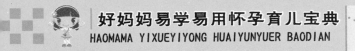
天不停地跑来跑去，次日清晨开始发作。症状是，孩子早晨起床时，说什么也打不起精神，吃早饭时也振作不起来，只吃一半就不吃了，过一会儿，把吃过的东西都呕吐出来了。孩子精疲力尽地躺在床上，脸色也不好，还呵欠连天。一把他放进被子里，他就立即迷迷糊糊地睡着了，测体温大约都在36℃~37℃之间。有的母亲还以为是昨天吃的东西不消化，而给孩子灌了肠，结果排出来的是普通的便，孩子还是呕吐。

最初医生看到的就是这种状态。如果询问了前1天里曾有孩子特别高兴、欢闹的经历，可以推测到是前1天的疲劳所致。这种病其实不用任何处置，只要让孩子静静地睡上二三个小时，孩子就会自然恢复精神。但医学上却将这种状态起了"自体中毒症"这么一个奇怪的名字。这主要是因为，孩子忽然出现瘫软无力、呕吐，母亲及医生以为是患了什么大病，于是按着孩子给他注射。对于孩子来说，这就等于是雪上加霜，给他正倦怠无力的身体又加上了疼痛的折磨，孩子会越来越虚弱下去，呕吐也控制不住，体内的代谢机制混乱起来。通常不出现在尿中的酮体等也在尿中出现了，意识也丧失了。到了这种状态，门诊医生就慌忙让孩子住院治疗。住院医师一看，孩子已经意识不清，而且非常衰弱，以为是中毒了，于是就给孩子做各种细菌检查，结果什么都没发现。由于这些症状与引起中毒症状的痢疾非常相似，但因没有外在的原因，所以医学上就起了"自体中毒"这个名子。

但这也不能怪住院医师，如果住院医师看到了一开始时的症状，稍微有点临床经验，也会明白是因疲劳所致的。但是因他看到的只是被折腾了好长时间变得十分衰弱的孩子，因此说他是中毒而做了处理也不足为怪。

孩子因为点儿什么高兴的事，尽情欢闹了的次日，瘫软呕吐等一旦出现，必须让孩子静静地休息睡觉。孩子一发病就住院，一个劲地注射给孩子增加疼痛，并禁食、连续静脉点滴三四天。这样一来，说它是不用点滴，只睡觉就能治好的病也就没有人相信了。主要是"自体中毒症"这个名字不好，有点危言耸听，德国医生给这个疾病起名叫"周期性呕吐"。这是因为一旦得了这个病，会反复多次发作。

这种病一般是从2~3岁开始，有的可能更早，一年内发作4~5次，直到

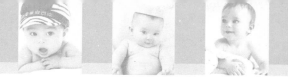

上幼儿园后才好。但也有到了上小学2年级还发病的。这多发生在对细小事情很在意的孩子。因为是敏感类型的孩子，因此对人格来说没有什么损害。

在"自体中毒"的孩子中，恐怕除疲劳外还有糖分不足的原因。现在的孩子总是吃甜食，所以低血糖也减少了，突然断食十几个小时，血糖就会降低。

与成人相比，孩子更不能承受空腹，即使是相当短暂的断食，血糖的降低幅度也相当大。给"自体中毒"的孩子喝糖水、果汁等就会精神起来，这也是升高了被降低了的血糖之故。

孩子发作了一两次"自体中毒"，母亲就能体会到这是疲劳原因造成的。因此早晨起来发现孩子有些不太正常时，应让孩子安静地睡觉，小睡之后孩子会恢复精神，这时给孩子吃些糖、巧克力、喝果汁等，然后让孩子再睡会儿。等到孩子再次醒来时，这时可以巧妙地控制一下孩子，给他果汁、茶水、饮料等补充水分。水分的问题解决了，孩子会一下子精神起来，什么牛奶、面包、饼干等就全都能吃了。不少孩子连晚饭也能吃了。

一般来说，遇到这种情况，冷静的母亲会说："没问题，安静地睡吧"。惊慌的母亲则把孩子带到急救医院，而医院就如同处理交通事故一样处理孩子的病情。这两种做法导致的孩子的心理变化是不同的。孩子一旦失去自信，自己就把自己当成病人，不爱锻炼，也不去冒险，整天关在家里，因此会越来越衰弱下去。

自己用头撞地板

有这样的孩子，如果不答应他的要求，他就趴在地上撞头以示反抗。如果这时母亲跑过去抱起他，他就哇哇地大哭起来，仿佛受了多大的委屈似的，直到母亲满足了他的要求。有时候，母亲可能会觉得他的要求太过分了，于是就把孩子放回地上，于是孩子又把头往地上撞。母亲想撞痛了就会停下来的，可他好像故意和你作对似的（其实他就是故意的），不但不停，还撞得越来越

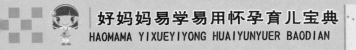
重。这时，心再硬的母亲也会害怕起来，没办法只得屈服于孩子的要求。

发明这种手段让父母屈服的大多是一些倔强的孩子，早一点的1岁半时就开始了。其中，仰卧躺倒地上用后脑勺撞地的也有。与癫痫不同的是，他不像棒子似的直直地躺下去，而是先屁股着地，横过来倒下后再转为仰脸朝天。

要纠正这种毛病，刚一开始的处置很重要。如果知道这是孩子常用的招数，就要在孩子第一次这样做时，迅速抱起孩子，将他带到户外或是到其他场所玩点别的，或是给他不是刚才要求的喜悦安慰他一下，将他的注意力从刚才的要求引开，让他忘记撞头这件事。

如果孩子用这种方法常常获得成功而成为他惯用手段的话，就不好办了。要在房间的地板上铺上东西，使孩子的撞头不起作用。还可以给孩子戴上毛织的睡帽。虽然撞头不会把大脑撞坏，但也不要让孩子持续时间太长。

与此非常相似，已经能够告诉母亲说要小便的孩子，当他的某种要求没被母亲采纳时，孩子就一边哭一边原地不动把尿尿在地板上。这件事的处理也是一样，第一次发生后，最重要的或是不打不骂默默地领孩子去卫生间，或是迅速把内裤给孩子脱掉，不要理睬他。

不能充分在户外玩的结果，就会让孩子想出这些"反抗"的招术，因此要尽量让孩子到户外去运动，让孩子的能量得以消耗。

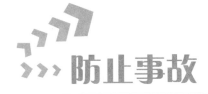

防止事故

伴随着孩子的成长，事故发生的频率也越来越高了。住平房的家庭，经常忘了随手关门，小孩子会自己跑出去玩，这中间就很有可能出现危险。有的

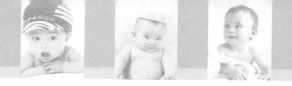

是出门后迷路了，有的跑到大路上被车撞了，还有的跑到水库掉进去淹死了。这些都是家长忘记把门关好的缘故。这个阶段的宝宝也可以将小凳子拿来垫在脚下登上去，因此，围栏也就失去了作用。在公寓住宅的3楼阳台上，妈妈不小心把电视的包装箱放在那儿，小家伙踩上箱子翻过栏杆，从阳台上掉下来的例子也是有的。所以，爸爸妈妈就还得想对策，一是想办法把围栏加高，二是不在阳台上放孩子能登上去的东西，如凳子和箱子。

宝宝快2周岁时，跑的比过去更欢实了，摔倒磕了头的情况时有发生，有时会摔得不轻。如果宝宝不小心磕的是后脑勺，就有可能引起脑的损伤或颅内出血。宝宝磕到坚硬的地方时，爸爸妈妈必须弄清磕伤的部位，以便上医院时医生准确做出诊断。再次提醒家长们，一些容易磕伤孩子的东西都应该统统收起来。持续神志不清时，要带孩子去急救医院。

带过小孩的人都知道，小孩子摔后立刻能哭出来就没问题。在过1岁半的孩子头部尤其是后脑勺受到磕碰时，就不能生搬硬套了。头部受到很强力量磕碰的时候，虽然小孩立刻哭了出来，停止哭泣后也恢复了精神，大人也还是要在被磕碰后两天内细致观察。大人不要认为小孩磕着碰着是常有的事而疏忽大意。在这两天里小孩如果有呕吐、抽搐、昏睡、不能站立走路、语言障碍等症状时，不能耽搁，立马带孩子到脑外科看医生。倘若孩子出现脸色苍白，左、右瞳孔大小不一致的情况时，很有可能是颅内血肿，孩子必须做手术住院治疗。从小家伙诞生的那天起，爸爸妈妈就需要自学一些小儿方面的医书，这样在孩子看大夫之前，可以在宝宝进医院之前采取相应的措施，将危险降低。

小家伙这个时候不仅跑的快，而且能登上东西爬到高处了。妈妈若没有及时发现，小宝宝是很容易摔下来受伤的，妈妈就得费些心思了。一旦从高处摔下来，妈妈不要想当然的认为孩子哭一会就没事了，而是要第一时间送孩子上医院检查。颅内是否有出血，通过CT来检查一下就知道了。

孩子脑部没有受伤，大人也要对孩子多加观察。首先给孩子洗澡要停两三天，尽量让孩子多呆在家里休息。如果过了一周，孩子活蹦乱跳的，不哭也不闹，就说明没有什么大碍了。从1.5米的高处掉下来时，最好领孩子做检查。洗澡也要停一二天，尽量让孩子在家中静养，过了1周就没有问题了。一

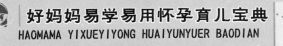

般来说，当小孩从椅子上、床上或柜子上等一米左右高的地方掉下来，是绝不可能出现颅内出血的。所以，孩子从不很高的地方摔下来，也不必过分紧张。仅次于跌落的事故是烫伤。在用杯子沏茶喝的家庭，常发生孩子弄翻了杯子，热茶烫伤了孩子的手、脸、胸的事。应该将沏红茶的杯子放在孩子够不着的地方，等到了能喝的温度时再放到餐桌上。给不到2岁的宝宝洗澡要格外注意。一位妈妈从外面开水房打了热开水倒进澡盆想给快2周岁的女儿洗澡，随后转身去打盆冷水并顺便拿宝宝的衣服过来，谁料一眨眼的功夫，女儿便撕心裂肺的大哭，原来刚开始蹒跚学步的2岁女孩，在她妈妈离开的空隙，跌进了滚烫的洗澡水里，娇嫩的皮肤被烫伤了一大块。

小家伙见妈妈经常在厨房忙乎，自己也过来凑热闹，所以，厨房也就成了宝宝事故的多发地带。把按着长胶皮管的煤气炉放在炉台上是危险的，通着胶皮管的煤气炉上，锅里正煮着饭，小家伙走到厨房找妈妈，绊了胶皮管，锅被弄翻了，把孩子从头到脸烫伤的例子也是有的。一定要将煤气炉或煤油取暖炉的胶皮管弄短，并且放在小家伙够不到的地方。

这个阶段的宝宝喜欢模仿大人做事，看到妈妈打毛衣，就拿着针自己乱比划，而把眼睛给戳伤了。还有的宝宝吃了奶奶的安眠药，等等。有的宝宝看到爸爸用剃须刀刮胡子，觉得很有意思，也拿着在自己脸上刮一通，而把脸刮破了。还有的宝宝学妈妈的样子剪指甲，却把手剪破了。这些小意外简直就是层出不穷。

妈妈稍有不注意，孩子就会闯祸。一个小孩只是在玩耍的时候，不经意的看了一眼电视，电视上正在演吞东西的魔术，小孩竟模仿了起来，把钉子衔在嘴里，吞进了肚子。这是多么的危险。幸好，妈妈发现的及时，被抢救了过来。这些事故的发生，终归还是家长的粗心造成的。家长首先应该有这样的意识，不能让孩子看吞东西的魔术表演，第二，像钉子这样的不安全物应藏起来，决不能让小孩子抓到。

此外，爸爸和妈妈还需掌握一些医学常识，比如，孩子喝了装在饮料瓶中的液体如汽油，该怎样急救处理。学习这些相关知识，是非常有必要的。

夏季带宝宝出去玩时，一定不要忘了给孩子戴帽子。开车外出时，家长

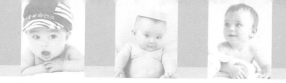

千万不可把宝宝一个人锁在车内而自己下车办事。现在的犯罪分子是非常狡猾的，他们通过电子干扰锁车，将孩子和车上的钱财盗走，而且根本没有撬痕。这样的案件已经在我国发生过很多起了。家长把孩子放在车上本来以为很安全，回来后却发现孩子不见了。如果孩子要让他人带着出去玩耍时，妈妈一定要再三叮嘱。过马路时，一定要牵着孩子的手，并让孩子在内侧以保护孩子的安全。

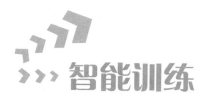

智能训练

背诵儿歌

这个年龄的孩子，注意力能集中10分钟左右。教孩子念儿歌，背诵诗歌，都是不错的选择。孩子今天可能把一首诗背得滚瓜烂熟了，但几天不重复，就会忘得一干二净。不断拿出孩子背出的诗歌重复念唱，可强化孩子的记忆能力。

但更需要明确的是，背诵不是目的，死记硬背不是开发智力的好方法。多让孩子见识，多让孩子听，多让孩子看，把诗歌与丰富多彩的生活结合起来，让孩子贯通感知，才是对宝宝智力最好的开发。

开发孩子的创造力

1岁半到两岁的孩子还不能融入集体游戏，应该在他们各自独立的玩耍中培养其自身的创造力。在这个阶段，必须给他们提供尽量多样的玩具，让孩子们体会到玩耍的乐趣。这时不需要对他们进行按部就班的指导，以让孩子们自由玩耍为主。

这个年龄的孩子，创造的喜悦也融入到了运动当中，要给他们准备好秋千、攀登架等游戏器械，离地20厘米搭起的木板，会让孩子感受到过桥的兴奋。投球和滚球也是男孩和女孩都喜欢的游戏。

还要注意开发孩子对音乐的感悟力。木琴和响板类的乐器可以增加带有节奏性的游戏的活力。给孩子们唱他们能够理解的歌曲，演奏风琴给他们听，都可以培养孩子对音乐的爱好。

小画册也是必不可少的发掘孩子天分的材料。通过画书认识了猫、狗、花灯等形象的孩子，不就能够很好地理解连环画中的剧情了。

培养宝宝健全的性格

性格是人的个性中最重要、最显著的特征，家庭环境和家庭教育对宝宝性格的形成起着举足轻重的作用。家庭和睦，父母勤俭，热爱劳动，宝宝就容易形成诚实、爱劳动、责任心强的性格；过分溺爱和放纵，会使宝宝胆小、幼稚、任性、娇气、自私，形成不好的性格。培养宝宝健全的性格，父母应该在教育宝宝时不训斥、打骂，即使宝宝有了错误，或学习成绩不理想时，也应寻找原因"对症下药"，减轻宝宝的心理压力。拳打脚踢会造成宝宝心理创伤，甚至造成难以弥补的伤害。但也不要对宝宝过分溺爱，不能事事替宝宝去做，使宝宝养成依赖性。

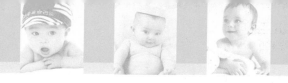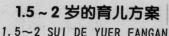

身教重于言教，父母应该为宝宝做出榜样，如果父母热情好客，豪爽要强，乐于助人，工作积极努力，从不与别人吵架，这些性格也会传给宝宝的。

家庭是宝宝的第一所学校，家长是宝宝的第一任老师，家庭教育的重要性决不可低估。为了培养宝宝健全的性格，作为父母，既要有身教，又要注意言教，二者相互配合，以取得良好的成果。

用娃娃腔不可取

为了训练宝宝的语言能力，大多数父母经常会和宝宝进行以下亲密对话：

"宝宝今天吃什么饭饭了？"

"饭饭吃饱了玛？"

"尿尿了吗？"

父母根本没意识到这样和宝宝说话有什么不好。甚至认为，宝宝小，就应该这样和他说话。其实，这是不对的。

在教孩子说话时，不要强化孩子的叠音，如教"狗"而不教"汪汪"，教"蛋糕"而不教"糕糕"。教会孩子说多音字和短句，如教"我要吃饭""这是皮球"……父母要用缓慢而清晰的语调重复这些词或短句，没多久，孩子就会清楚地发音和会讲这些短句了。

幼儿发音一般都不太准确，父母不要有意用宝宝不准确的发音逗宝宝，或故意学宝宝错误的发音，时间一长，错误的发音就会固定下来，很难改正。父母应及时纠正，耐心地教宝宝发比较困难的音，如舌根音、舌尖音等。

此时，宝宝说话还不清楚，即使能说一些，也是不完善的语句，而且有很多语病，父母不要当笑话或斥责宝宝。不然，会造成宝宝性格孤僻，影响智力发展。父母应鼓励宝宝多说话，给他们创造说话的机会。要及时纠正宝宝说话的语病，帮助宝宝慢慢地把话说完，不要急着代替宝宝说话，让宝宝有更多的语言交流机会。

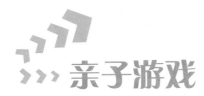

亲子游戏

一、认识镜中的我

　　许多孩子可能早在前几个月就认识镜中的"我"了，但也有的孩子或许到这个年龄段还做不到这一点，这都没有什么关系。

　　孩子认识镜中的自己，是从五官开始的，当母亲指着孩子的鼻子（孩子有感觉），告诉那是鼻子时（孩子在镜子中看到妈妈指着鼻子，孩子又感觉到母亲用手指着自己的鼻子），于是，宝宝就把自己的鼻子和镜子里的鼻子联系起来了，然后是嘴巴、耳朵、眼睛、脸蛋、额头等，慢慢地就认识了自己的全貌。所以，孩子能力的发展都是渐进的，是在不断实践中发展起来的，对孩子能力的开发和促进是日积月累的。

　　孩子知道了镜子中的那个人就是"我"，但这时还不能明白"我"的鼻子在哪里，"我"为什么比妈妈小。观察孩子对镜自认时的表情，是母亲育儿的一大乐趣。孩子认识自我，这几乎可以说是人生的一次大飞跃。

　　如果母亲还不能确定孩子是否认识了镜中的"我"，有个小实验可以帮助母亲迅速搞清。在自己和孩子在镜子面前游戏玩耍时，乘孩子不注意，在孩子的脸上抹一点口红，然后让孩子在镜子前照。当孩子流露出惊讶的神情，看着镜子中的"我"，发现脸上还有红点，并用手去摸自己的脸时，就证明孩子已经知道镜子中的"我"了，并观察到自己的脸上有红点。

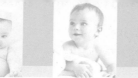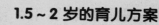

　　镜子游戏是孩子发展自我意识的有益尝试，也是孩子自我意识萌生必不可少的一个阶段。

二、培养孩子观察力的游戏

　　观察力作为一种有计划、比较持久的知觉，是在宝宝3岁以后才逐渐形成的。在此之前，父母如能在日常生活和游戏中帮助宝宝学会抓住事物的特征，发展其注意力，会对宝宝形成敏锐的观察力大有好处。以下是根据3岁前宝宝发育特点设计的具体训练方案。

　　1．有意识指导宝宝理解上下、里外、前后等方位词汇。如吩咐宝宝"把桌子上的玩具拿来"，询问孩子"玩具怎么到椅子下面了"。外出游玩时告诉宝宝"前面有汽车"，"你坐在妈妈后面"。游戏时可以说"积木在箱子里。"

　　2．辨别多少。分玩具给家人，看看谁的多谁的少。

　　3．比较高矮。让宝宝看到爸爸比妈妈高，宝宝比妈妈矮。

　　4．用语言指导宝宝观察事物特征。对着玩具堆，让宝宝按成人的描述从中挑选玩具。外出观察动物，如可以问宝宝："小狗在吃东西呀？"

三、让孩子喜欢上文字的游戏

　　如果强迫孩子学习，只会扼杀宝宝的学习兴趣，甚至拒绝学习。既然孩子的生活就是游戏，不如好好和他一块游戏，一边游戏一边学习。下列几种方法可让孩子在生活中一边游戏一边学习。

　　1．融入生活渐进学习，并运用机会教育，透过环境中的文字为孩子介绍文字。

　　2．生活游戏有教学。教孩子认识文字，使用文字之际，表现文字，让孩

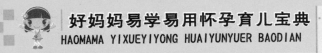

子在不知不觉中学习。

3．文字游戏。游戏的材料可以自己制作，可增加亲子间的乐趣，并可在无形中边做边学。

4．变化文字卡游戏。文字游戏并非一成不变，可动动脑筋改变玩法，如用文字、苹果代替找出文字等方式。

总之，游戏应以娱乐为主，父母借用游戏之名引导孩子学习，可达到游戏中学习及娱乐的目的，也应善用平常生活良机与孩子做亲子切磋，激发孩子对文字的兴趣。

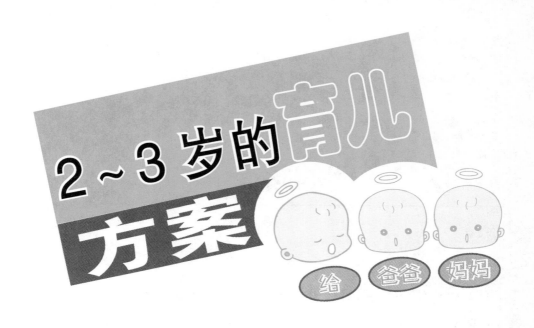

2~3 岁的育儿方案

给 爸爸 妈妈

2~3 SUI DE YU ER FANG AN

这个年龄的孩子

　　2～3岁的孩子，可以自己做许多事情了。尿布也撤掉了，饭也能自己吃了，话也学会说很多，而且不仅除了用语言表达需求外，宝宝也会用语言表达感觉，会意识到身体的擦伤和淤青，可以说，宝宝作为人的独立性大大增强。宝宝一旦有了自立性就变得喜欢和其他的小朋友玩耍。宝宝活泼外向，这让妈妈们很高兴，可真把他们放到一起玩，又不能很好的一块玩，不一会就打起架来。这是因为虽然有了自立性能力，但还没有协作能力的缘故。没有协作能力就不能适应社会生活。

　　2～3岁的孩子自我意识也逐渐增强了，不再像以前那样总是依赖着妈妈，却慢慢显现出越来越强烈的叛逆心理。即使是家庭生活中，孩子和爸爸妈妈也很难协作。让宝宝过来吃饭，他向你"咆哮"，"我不要吃！"倘若再强迫，就哭给你看。有人说这是"反抗期"开始了，但它并不同于"青春期"、"更年期"，因为"青春期"和"更年期"是谁都必须经历的生理现象。看看只在家里养育的孩子，就可以发现有"反抗期"的发生。但是，再看看从婴儿时期就开始在幼儿园生活的孩子则会发现，在集体生活中的孩子没有"反抗期"的表现。不仅如此，至今为止与朋友不能很好地玩在一起的孩子，到了2～3岁，在集体里都会变得能很好地与小朋友在一起玩了。保育工作者发现，2～3岁是协作精神形成的时期，必须在这个时期对孩子开展协作性教育。在幼儿成长过程中，3岁是人生的第一"反抗期"。被说成是"反抗期"的孩子，不再像以前那样听话，经常和大人"对着干"，总是力图摆脱大人的约束。孩子的这种独立性倾向常常被大人们认为是不听话，实际上这是孩子的"反抗"心理。

如果家长对孩子的这种"反抗"认识不当，对孩子横加干涉或责骂惩罚，孩子可能会更加反抗。可以这么说，是父母的教育方法有问题才把孩子推进反抗期的。有可能父母通过"教育"，孩子会暂时变得听话但同时其自尊心和自信心则受到伤害，独立性的发展便会停滞不前。可是现在，因为汽车川流不息，非常危险，不能把孩子放出去，母亲们因为担心而把门锁上，孩子被禁止到户外去玩。就算有时孩子跑到了外边，也没有孩子们玩耍的空地。即便有空地，到达空地的道路上车很多、很危险，孩子们不能像从前那样从容地从家跑到远处的空地与小朋友们相聚玩耍。现在的孩子失去了不被父母管制、与相要好的孩子们一起玩的空间。以前因有这个自由的空间，所以，就是家里严格管理的孩子也能溜出去。现在孩子没有机会和其他孩子在一起玩，不能与朋友会话，只能终日听电视中流畅的成人语言，所以自然地说话的机会减少了。

宝宝都3岁了，可还只会说一些简单的重叠词，如"妈妈、爸爸"，而别人家的孩子能说很多的话，妈妈便以为是智力有问题了，于是，做CT和其他的检查，情况一切都正常，医生的回答是孩子说话可能晚一些，平时应该多培养孩子说话的能力。

宝宝日常行动正常的话，妈妈多拿出些时间陪宝宝，多和宝宝对话，话肯定会慢慢说出来的，要尽量让宝宝多和小朋友一起玩游戏，表演节目，让宝宝多表现自己，增加他说话的机会。

现在，外面的环境越来越不利孩子玩耍，家长只好把孩子放在家里。可大部分家庭房间变小了，有庭院的人家也越来越少，孩子整天被关在狭窄的房间里，能量得不到发泄，为了玩些能更消耗能量的游戏，孩子只能是把椅子搬来搬去，把家里的东西搞的一团糟。

这样一来，妈妈就会责斥的说，别再闹了，看你把房间整的多乱，小心我打你。能量发散不出去的孩子，只好通过反抗妈妈的方法来发散，扔东西啦，喊叫啦，这倒不是说孩子有多么的淘气，不听话，而是不这样的话，孩子

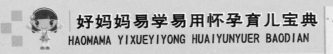

无法忍受能量的堆积。所以，带宝宝到宽敞的地方和其他的小孩子一起玩各种玩具，这无论如何都是很必要的。另外，2岁多的孩子和之前不一样了，他会渴望表达自己的意愿，但语言的表达还相当贫乏。爸爸妈妈这时候不要忙于自己的事而对孩子的表达置之不理，而是应富有耐心的倾听孩子的主张，这对孩子自主性的培养有相当的好处，还可以增进孩子的表达能力，对孩子的智力开发也大有裨益。

孩子从2岁向3岁迈进，这个时期最大的进步，就表现在思考和解决问题的提高上。比如说，玩具放在高处，妈妈不要不假思索就把玩具拿下来给宝宝玩，而是用启发的口气问孩子，能自己想办法拿下来吗？然后紧接着跟宝宝说，妈妈相信我的宝贝一定能想到办法把玩具拿下来。这时，孩子可能就会踩着小板凳，小心的把玩具拿下来。

倘若孩子这么做了，妈妈一定要亲亲宝宝，并表扬宝宝，让宝宝尝到完成任务的喜悦，产生自豪感。这样愉悦的经历，会激发宝更加强烈的探索精神。另外，也间接的教会了宝宝承受孤独的能力，不能总是在别人后边追逐，失去了自我意识。

2岁多的宝宝是否要送到幼儿园了，有些家长会犹豫。其实小宝宝上幼儿园，是有诸多好处的。

①幼儿园里宝宝的同龄人非常多，在家里感到孤独的宝宝有了与人交往的机会，因此在幼儿园可以增加与小朋友的接触，避免以自我为中心。②由于幼儿园是集体生活，在与其他小朋友的交往中，宝宝将学会谦让、容忍的精神。③集体生活对于培养宝宝独立生活能力和人际交往能力大有好处，还可以帮助宝宝形成良好的自立能力。④长期与家人接触，宝宝的言行会趋于成人化，在幼儿园可以避免盲目模仿家人，避免使语言、行为失去童真、童趣。⑤专业幼教对宝宝身心的帮助明显优于家庭。

现在的家庭基本都是独生子，教孩子学会协作很困难，所以，有的家长就把家庭的教育推向集体，希望幼儿园能够更好的实现，这样考虑问题也是错误的。虽然，在与其他小朋友的交往中，宝宝将学会谦让、容忍的精神，但孩子的教育包括家庭教育和集体教育两方面，这两个方面必须很好地结合起来。

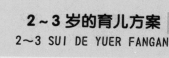

孩子如果是1个人会很寂寞，因此，有些符合生育政策的母亲就想再生1个。双职工家庭的父母多数认为孩子相隔3岁比较好。

过了2岁的孩子常常是反复做同一个游戏，大人可以利用这一点，培养孩子1个人自己玩的习惯，用这种好的习惯把孩子过剩能量的发散与孩子的成长结合起来。为了弥补集体教育，母亲要成为孩子的朋友，而不能代替阿姨，要让孩子按自己的兴趣独自玩。

这个时期的孩子，宝宝手眼配合越来越好了，会很耐心的把带小眼儿的珠子一个一个穿成串珠。水笔也不用4个手指而用手指尖就能拿起来了，积木也可摆的相当高。只要是宝宝想做的事情，几乎都要尝试着去做，尽管有时显得还比较笨拙，但宝宝不会气馁，坚持把事情做完。我们可以利用宝宝的这个能力，让宝宝一个人玩。给宝宝买来他喜欢的汽车和其他玩具，把宝宝放在妈妈眼睛能看到的地方，让宝宝一边自言自语一边玩。不久，随着宝宝想象力的提高，就是妈妈不在身边，宝宝进入了汽车的世界，就可以一个人独自玩了。

宝宝会凭借自己的想法，画一些可爱的图画，如月亮、星星、香蕉、土豆等。小家伙还会化解尴尬，小家伙画的香蕉黑乎乎的，妈妈问香蕉怎么是黑的？宝宝则诙谐的告诉妈妈，他画的是烂香蕉。

就是在狭窄的庭院里，最好也给孩子选个沙地儿，孩子可以把三轮车拿到那儿骑，还可以把缝制的大狗熊拿去玩。给喜欢书的孩子买来书，孩子会自己翻开书页，欣赏书中的画儿。对于喜欢画画的孩子，就给她提供水笔、蜡笔、多功能笔和大一点的纸。孩子会高兴地边自言自语，边笨拙地画起来。当然，这时的孩子还画不出来圆圈和方框，但孩子喜欢的是随着手的移动，能画出点什么的这种感觉。如果不给孩子大一点的纸，孩子要发散能量，就会在墙壁或门上乱画。这个时期能用剪子的孩子是手较灵巧的孩子。夏天或者是天气好的时候，一定要让孩子在室外尽情的玩水。妈妈把水盆拿到外面，给草坪和花浇水，宝宝在草坪里又是玩水又是玩土，孩子很兴奋，会独自玩很长时间。

在家里也可以玩水，比如说让宝宝按着乌鸦和水的故事做实验，或颜色在水中的变化等等，宝宝可以跟着一一效仿，在玩的过程中学了不少常识。还有的宝宝喜欢坐在浴缸里，一边让妈妈洗澡一边玩水。对于宝宝来说，这也是

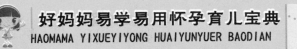

游戏吧。

不要因为孩子能老老实实地看电视，就让孩子整日守着电视看，独自玩有孩子的创意，而电视却全都是成人的思想。独自玩时，孩子是主人，而看电视时孩子是被动的。一旦让孩子看了电视，孩子就会每个节目都想看，没完没了。

音乐的妙用不容您小觑！音乐经验，不仅仅是单纯地听，还包含了跟着唱及身体的律动等，对宝宝的各项发展都有启蒙的作用。设计简单、节奏清楚的音乐，将有助于强化宝宝的集中力及记忆力，且对于亲子间的互信互赖也有加乘的作用。让喜欢听音乐的宝宝适当听听音乐节目，不要让孩子局限于古典音乐或爵士音乐。限制性的听音乐，反而会局限宝宝的发展。广泛而多元的音乐经验，将有助于激发孩子的创造力及想象力。尽管如此，还是不应该让孩子在室内度过一整天。

孩子的全身运动能力在这时期明显进步了。但是，必须知道这也有着相当的个体差异。跑得也快了，摔跤的次数也少了。虽然还不能跳跃，但到了3岁前就可以用脚尖行走，也可用单脚站立比较长的时间。发育早一点的孩子到了3岁，甚至可以走平衡木，荡秋千也不害怕。孩子的兴趣也发生了变化，倾向于玩大一点的玩具来充分发散自己的能量。每个家庭都给孩子买了三轮车（如果是3岁以下的孩子还蹬不到踏板），但不管怎么说户外的活动，最好还是要有小朋友。在这个时候虽然宝宝还不能很轻松地使用剪刀，但是会很喜欢用剪刀进行剪纸，很喜欢做这些有节奏的动作。

即使做不到送孩子上集体幼儿园，也要每天带孩子到户外比较安全的地方去1次（这在现在的城市中也变得较困难），和邻居的同龄孩子在一起玩。天气好时，如能每天把孩子放到室外玩上三四个小时，对孩子的身体是相当大的锻炼。

从2岁左右开始，孩子就有了中午午睡与不午睡之分。小活动家型的孩子们因忙于玩耍高兴得都不想睡午觉。这让不少家长费尽了心思，为午间不安分的孩子烦心，为不午睡会影响孩子的身体担心，可这样的孩子一定要睡午觉吗？尽管许多幼儿园每天都安排了午睡时间，但这并不表明孩子一定要午睡，

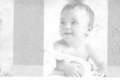
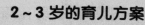
因为这种要求更多的是顺从了一种社会习惯，对于一部分孩子来讲，不睡午觉，对他们的生长发育根本不会有影响。夏季里午睡可以解除疲劳，不用说，恐怕就是孩子本人也会主动要求午睡的。

总之，家长不要强求孩子午睡，只要保持充足而有规律的睡眠就可以了。夜晚的睡眠因冬、夏季的不同是不一样的，但一般是晚上20点半至21点开始睡觉，到第2天清晨7点起床。其中，也有的孩子不超过22点不睡觉。这样的孩子能和晚上下班回来的父亲玩一会儿，因此，早上可以睡到9点。这种情况，如果不妨碍父母的话，熬夜本身对孩子没有什么害处，孩子入睡了，记得要把灯光调得暗一些。

此阶段的宝宝就是到了晚上也渐渐不爱喝牛奶了。体重在1年里大概也只增加2千克左右。因为个子也在长高，因此看上去就像是瘦了似的，不要忙着给孩子吃很多的东西。关于吃饭，与营养相比更重要的是能让孩子独立地与父母在饭桌上享受家庭聚餐的快乐。

夏季天气炎热，有不少宝宝因"苦夏"出现食欲不振，体重停止增长，夏季里要想让宝宝吃饭，家长通常会斥责孩子、强迫孩子坐在饭桌前吃饭，孩子放下勺子，奶奶还是把它拿回来，舀上饭送到孩子嘴里．这样做常常能让孩子把碗里所剩的饭全都吃掉了，但每顿饭花上1个小时之多，比孩子自己自由地吃饭，体重可能会有所增加。但是，那不过是使多余的热量变成脂肪堆积于皮下而已。

孩子不吃饭，为了补充营养，每天一顿或者几顿的牛奶是少不了的。但是，对不吃饭的孩子给他喝牛奶是可以的，但对因喝牛奶而不吃饭的孩子，硬把牛奶停掉，只给孩子吃饭，这种做法从营养学角度来看也是错误的。2～3岁的孩子还应该喝400～600毫升的牛奶，零食也最好选择他喜欢吃的。有的孩子每天吃米饭（每次半碗）2次，面包（10厘米大小）1次，牛奶400～600毫升，又吃很多副食，这样就是一点零食不吃也没有问题。只能吃1／3碗米饭，与牛奶合在一起也不妨碍营养的摄取。因萝卜咸菜等硬的食物，吃下去没消化就原样排出来了，母亲看到后很害怕，其实这不要紧，不消化的食物就让它作为不消化物排泄出来好了，这也是正常的，真正可怕的是细菌混到食物中。

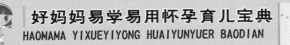

宝宝在2岁半左右，几乎都能告诉妈妈要小便或是大便了。可也有的宝宝贪玩，还没来的及喊就尿湿了裤子，这其实并不是宝宝没有感觉到尿意，而是孩子没有能够很好地脱下裤子，也可以说是孩子自理能力还不够强的缘故。在斥责孩子"不是教你怎样小便了吗?"之前，母亲必须首先鼓励孩子能自己穿、脱衣服。听到邻居家同龄孩子的母亲说她家的孩子已经能自己小便了，还不能自己小便的孩子的母亲就会着急起来。但是从婴儿时期开始，小便间隔比较短、尿布也用得很多的孩子，在这个年龄里还不能自己小便就是很正常的了。这是孩子天生的体质决定的，因此母亲不要认为是自己的训练失败。不管早一点还是晚一点，孩子肯定能学会自己小便。小便次数多的孩子，晚上也常尿床，这也不必介意。如果宝宝顺利排便的，宝宝到了3岁，其心理逐渐成熟，产生了强烈的要摆脱父母的独立倾向，他们经常说的一个字就是"不"，宝宝说"不"，这意味着他已经更多的了解了世界，并对其周围世界又有了新的不同的看法，他要尝试自己能做什么，不能做什么，洗澡时只给宝宝解开扣子，宝宝就会自己脱衣服，有的宝宝自己也能一边看着扣子，一边一个一个的有顺序的解开。也能自己脱掉鞋子了，戴帽子也能分清前后了。晚上母亲让孩子睡前小便1次，第2次排便就能坚持到第2天早晨，这样的情况渐渐增多。但寒冷的时候或睡前喝了牛奶，这方法又可能会失败的。男孩子比女孩子憋尿能力差，一般2～3岁的男孩子，3个人中就会有1个人尿床。

到了二三岁，孩子能和小朋友一起玩了，因此麻疹、风疹、水痘、腮腺炎感染的机会也随之大大增加了。这一点必须要有思想准备。在二三岁这一时期患了风疹或水痘、腮腺炎，症状比较轻就能过去，因此，倒不如说在这个年龄得过了这些病没什么坏处。

突然高热并抽搐起来，一般是病毒引起的感冒较多。

婴儿时期湿疹严重的，或积痰发出呼噜呼噜响声的孩子，到了这个时期，有时出现被称为"小儿哮喘"的情况。但不管怎样要有个信念，那就是像婴儿湿疹能好起来一样，小儿哮喘也是会治愈的。

另外，在这个时期，孩子也出现被称为"神经症"的异常行为，或发生怪异现象。像啃手指甲、自慰、口吃、用头撞地板等。母亲要了解什么是孩子

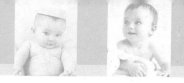
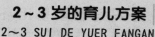
的自慰，否则，即使孩子有了自慰，有时母亲也注意不到，母亲要读一下有关自慰的内容，自慰一般女孩子较多。宝宝在婴儿时期的生理性"O"形腿，在在1岁半时变直了，而从2岁开始渐渐变成"X"形腿。两个膝盖并在一起后小腿与小腿间向外张开。其实，这也是生理现象，到了4～6岁时就会自然消失了，因此没必要担心。

斜视多在宝宝时期被发现，但也有的宝宝到了幼儿时期才出现，有的孩子是出现在外伤或疾病之后，其原因是远视。多以一只眼睛的黑眼仁儿向内斜视表现出来，一开始是左右眼交替斜视，到后来变成一只眼睛斜视。这是通过晶状体调节远视时，反射地使眼球转向了内侧造成的。给宝宝戴上远视眼镜，斜视会好起来。对斜视不加调节也无妨。发现了斜视，可尽量先领孩子看医生，弄清情况再做处置。

孩子的喂养方法

如何喂养2～3岁的孩子

2～3岁的孩子吃的都不多，在1年里体重最多也只增加2千克，不必担心孩子食量的问题。一般的孩子，早上都是喝牛奶，吃面包，中午1碗饭，晚上半碗饭。

早餐，面包或烤面包片1～2块、牛奶200毫升或鸡蛋（煎鸡蛋）

午餐，米饭或面条l碗、鱼、蔬菜

加餐，饼干或加味面包，水果

　　晚餐，米饭半碗、肉、豆腐、蔬菜、水果

　　睡前，牛奶200毫升

　　喜欢喝奶的孩子，可在吃加餐的时候给他喝200毫升奶。如果他夜里起来哭闹，也可以喂他牛奶。因为这类孩子多半都不喜欢吃鸡蛋、鱼、肉，只要每天能喝到800毫升以上的牛奶，就可以满足动物性蛋白的需要。对于不喜欢喝奶的孩子，超过2岁就完全不喝奶了，这些孩子之所以没出现什么营养上的障碍，是因为吃了很多鸡蛋以及鱼、肉等动物性蛋白。

　　饭量小的孩子，早晨可能不吃面包，只喝200毫升牛奶，也有的孩子只喝红茶吃面包。不过，这类孩子副食吃得很多，鱼、肉等能吃到成人的2/3左右。如果孩子不喜欢吃菜，可以用鸡蛋做成煎鸡蛋或炒杂烩，这样大多数孩子就会吃了。对于那些无论怎么变换花样做也不吃的孩子，可以多给他吃水果。

　　2～3岁的孩子大多还是用奶瓶喝奶。用奶瓶喝奶的好处就是，孩子不会弄洒，母亲也不必一直都守在孩子身边。虽然从外观讲不太好看，可如果把牛奶放到杯子里孩子又不喝，只有继续用奶瓶喂。不过，有人说总是叼着奶嘴儿，会影响孩子牙齿的排列，其实，这是不必要的担心。

　　至于是和父母一起围着饭桌吃，还是把孩子放在饭桌前让他自己吃，这要看孩子的食欲。从还不能自己吃饭的时候起就坐在饭桌前，用勺子叩打盘子这样的食欲旺盛的孩子，能和家人一起在饭桌上吃饭。而不喜欢吃饭、总是中途逃离饭桌的饭量小的孩子，要把他放在高一点的椅子上，不然的话，孩子就不能稳稳当当坐在那里吃饭。建议早饭、午饭让孩子自己吃，晚饭和家人一起围着饭桌吃比较好。

　　孩子能不能拿筷子和勺子自己吃饭也与食欲有很大的关系。愿意吃饭的孩子，能很快就习惯用筷子、勺子自己吃饭。不愿意吃饭、勉勉强强吃饭的孩子，虽然会拿筷子、勺子，也仅仅是吃一点儿就扔到了一边。

　　对于自己吃饭时只能吃三四勺的孩子，母亲必须在某种程度上给予帮助。但对3岁的孩子，要让他学会自己拿筷子也不是那么简单的事情。

　　为预防龋齿，要在每顿饭后给孩子喝些凉开水漱漱口。吃零食后，要让

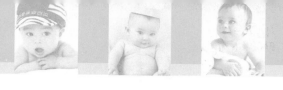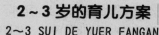

孩子自己拿牙刷刷牙，这时的孩子牙刷还使得不够灵巧，但只要能养成在饭后刷牙的习惯就行。牙膏最好使用不含氟的，因为孩子可能会把牙膏咽下去。

尽量让孩子养成饭前洗手的习惯，这就要求父母亲以身作则，做出好榜样，和孩子一起洗手。为了让孩子自己能主动去洗手，水管的水龙头必须安在孩子能够得到的地方。如果水龙头较高，需在下方垫上结实安全的台子。从11月到次年3月份这一期间，要使用热水器的温水，因为如不给孩子温水，孩子就会因水太凉而不洗手。不过，不能让孩子1个人在水池子上拧热水器的水龙头，以免烫伤。

孩子的零食

人的一生最好是快快乐乐地度过。吃零食是孩子的一大乐趣，没有孩子不爱吃零食的。因此要尽量给孩子一些小食品吃。2～3岁的孩子这跑跑那跳跳的，一活动就要消耗能量，而补充能量当然糖是最合适了，所以喜欢吃甜食也是孩子的自身需要。但糖类摄取过多，就会转化成脂肪使孩子胖起来。因此，零食要能恰到好处地补充吃饭所得能量的不足部分，这就可以了。这个年龄的孩子，不太吃饭，所以零食给孩子吃饼干、蛋糕、面包为好。但是，对能吃两碗饭、面包和烤面包各能吃3片的孩子，不能给糖分多的小食品，否则孩子会过胖。饭吃得多又没能在户外活动的孩子，零食最好多吃水果。

给孩子零食的时间，要看孩子的营养状态及父母的情形，一定要选择在家庭气氛最平和的时候给孩子。把小食品少许放到专用容器里，然后拿到孩子面前让他吃。容器很大很能装的话，孩子会有多少要多少，所以吃零食时，孩子就是再怎么撒娇也不能多给他。

尽量不要养成领孩子去逛超市、在玲琅满目的食品面前让孩子自己挑选的习惯，任性的孩子会坐在小食品柜前不走。不仅如此，孩子一抱着小食品袋子回到家中，就认为这个袋子全都是自己的了，那母亲就做不到只拿出一部分给孩子吃、将剩下部分都收起来。现在的孩子龋齿多，就是孩子1次将量很大

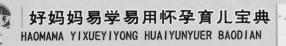

的1袋小食品全部都吃光的缘故。

巧克力是所有孩子喜欢的食品，一旦给孩子吃了巧克力，很多孩子就不爱吃其他小食品了。因此，母亲最好要对这种高糖高热的糖果敬而远之，尽量别给孩子买。而且，有出鼻血毛病的孩子一旦吃了巧克力，当晚常会出再次鼻血。吃小食品后，要用牙刷刷牙，这一点必须在给孩子小食品之前就跟他讲好。

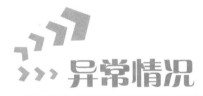

异常情况

不吃饭

2～3岁的孩子，大多数是在1年时间里好不容易才增加2千克的体重。

自己能拿勺子吃饭的孩子，到了这个年龄，往往吃一半就停下了。假如母亲继续喂他吃，孩子会因为途中玩了起来而拒绝吃。于是，母亲就怀疑自己的孩子是不是得了"食欲不振"，好像不把饭吃完就是"食欲不振"似的。

尤其是一到了夏季，几乎所有的孩子都不爱吃饭。在6～9月期间，孩子的体重就停止了增加，有的甚至还会减轻。而且越是从前饭量小的孩子对热越敏感，就变得越不爱吃饭。孩子一不吃饭，母亲就会担心是不是得了什么病。如果孩子只是不吃饭，但情绪和往日没有什么不同的话，就没有必要担心。在这个年龄里，没有仅仅食欲不好的疾病。

一般来说，食欲不振都是维生素B_1不足引起的，但这种事情也很少发生

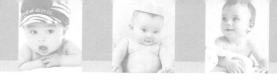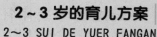
在小饭量的孩子身上。

对不吃饭而喝牛奶的孩子，可以让他喝奶。夏季里凉着喝比较好喝，他要是爱喝凉的就给他喝凉的。就靠这点东西来维持身体的需要，是这个年龄的孩子的特点。倒是那些吃了1碗又要1碗的孩子让人担心他会发胖。给食量小的孩子注射提高食欲的药物，从自然的角度来说，是违反生理常规的行为。就是听到别的母亲说他家的孩子食欲很好，也不要动摇。那些告诉别人自己家孩子食量大的母亲，是没有意识到自己的孩子是生来就饭量大的母亲。

认生

很多孩子从小会表现出"认生"这一特点，很多父母以为认生的孩子会随着年龄的增长而渐渐好起来，可过了2岁之后，发现孩子认生反而越来越严重了，有的甚至除了爸爸妈妈或爷爷奶奶，谁都不让抱。就是到了有同龄小朋友玩的地方，也不想参与进去。只要是不认识的人到家里来，就害怕得要哭或者躲藏在父母的身后。

如今这样的孩子越来越多了。一方面是因为在家里每天只跟看护人在一起生活，接触的人太少；另一方面，也是因为他天生就是一个敏感的孩子。

所以母亲不要认为只有自己才有这么认生的孩子，也不必认为是自己的育儿方法不对而感到内疚或自责。更不要责备、批评孩子，因为这是孩子的性格，不是急着批评、锻炼就能好转的事。不过，就是这样的孩子不久也能加入到其他孩子中间去玩的。

敏感的孩子，在幼儿期确实不容易抚养，但长大了，却会具有别的孩子所不具备的长处。责备孩子认生是不可取的，因为孩子害怕是为了要保护自己，因此要尽量鼓励孩子跟小朋友在一起玩，让他感觉到小朋友并不可怕。

好妈妈易学易用怀孕育儿宝典
HAOMAMA YIXUEYIYONG HUAIYUNYUER BAODIAN

口吃

这个年龄出现口吃的孩子是很多的，尤其是男孩。口吃不口吃对孩子来说一般还不会在意，但会让母亲吃惊不小，这个时候，母亲就会慌忙给孩子纠正或批评孩子。这样一来孩子也开始紧张，母亲矫正得太严厉，孩子会完全张不开嘴。另外，孩子想说的话说不出来，所以一着急就扔东西、跺脚。

关于口吃的原因，有的也很清楚：如严厉批评了孩子的尿床以后；恩爱的夫妻突然不和打起架来；本来是左撇子，硬想让孩子改成右撇子；在朋友或姐妹里有个非常能说的人，本人想说点什么时，被他们抢先说了等等；这些情况都可能导致口吃的发生。

对于这个年龄的孩子出现的口吃，即使不做矫正，早晚也是能完全治好的。只是有的快点有的慢点，最重要的是父母要有乐观的态度。如果"孩子口吃那可了不得"这种情绪感染到孩子就更难治了。所以对孩子的口吃，必须像是没事儿一样，要以孩子没口吃之前的态度对待孩子。要让孩子感到母子的交流还保持着，让孩子感到安心。即使孩子没说清楚，也不要让孩子重新说一遍，因为孩子会因此感到犹豫而口吃。当孩子说话时，不管是口吃不口吃，最忌讳的是战战兢兢地看孩子说话的嘴巴，所以，也不要有意识地盯着孩子的嘴巴，更不要让孩子吃特殊的药物。

如果领孩子去医生那儿或去"口吃矫正学校"，只会使孩子强烈地意识到自己是口吃。而且在众多人中让孩子实际表演口吃，对孩子来说真是莫大的耻辱；这样，孩子还没等发音就已经忐忑不安了，当然要口吃了。本来3个月就能治好，这样用半年的时间可能也治不好了。

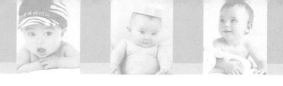

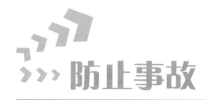

防止事故

城市里车辆多，孩子骑着自己的小车在车辆多的道路上玩耍，很容易发生交通事故。在农村，设施的不完备也经常导致小孩死亡，如郊外的池塘、蓄水池是没有设置任何的防护网或防护栏杆的，小孩子随便可以去那里玩耍。孩子掉进池塘或蓄水池的事故自然就会发生了。离火车道近的家庭，必须时刻教育孩子不能上轨道上玩耍。在小河、小溪附近住着的家庭，更是要格外注意。和小朋友们一起去玩，溺水而死的情况很多。如果父母不跟着一起去的话，一定要严令孩子不要去河流附近。

有的孩子喜欢自己出去玩，妈妈必须想到，孩子一旦迷路了怎么办？始终要给孩子身上带上个迷路时用的标记。虽然在平时大人是教他父母亲的名字和家庭住址，但但迷了路，被众多的大人围观，平时能说出来的事也说不出来了。因此有必要给孩子挂上标记，写上家庭住址、父母姓名，以便一旦迷了路能及时跟家里人联系上。另外将围棋或者硬币卡到嗓子里这种事，也是这个年龄的孩子多发的事故。他们还常常发生把手指伸进瓶口或玩具枪的枪口里拔不出来的事儿。

妈妈带孩子到超市买东西，把孩子放到购物车上掉下来把头撞伤的小事故，在我国每年都有3万多件。这个阶段，孩子手指灵巧起来了，或拧开这个，或打开那个，都有可能发生危险。因此，平时就要严厉告诫孩子不准触摸。当然，在日常的教育中，家长也要多注意方式，如果平时对孩子禁止的命

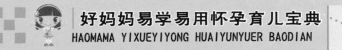

令太多了，孩子就会不以为然，而不执行。

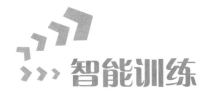

培养孩子的观察力

从目的性上看，3岁的孩子还不能根据家长或教师的要求，进行自觉而有组织的观察，孩子很容易把注意力分散到无关的细节上，以至于把原来的任务忘掉了；从持续性上看，3岁孩子的观察力是不持久的，很容易转移注意的对象，不能持续地观察自己感兴趣的某一事物；从概括性上看，3岁前的孩子观察的概括性较差，还不善于从整个事物中发现其内心的联系，只能发现其一般的性质。

所以，从这个时候开始就要开始培养孩子的观察力。

1. 比较形状。用一些不同形状的积木，或者硬纸板剪成的不同形状的纸卡，教宝宝学会认识图形，如圆形、方形、三角形等，还要教宝宝主动的选择同样的图形进行匹配。

2. 培养宝宝远近意识。如在孩子身边由远及近排一些玩具，告诉孩子哪个玩具离孩子最近，哪个玩具离孩子最远。变更玩具的摆列位置，再玩这个游戏。

3. 指导宝宝全面观察事物。父母带宝宝到户外观察，应教宝宝逐渐学会能先观察周围总体概况，再集中观察某一特定的食物。父母可问宝宝："前

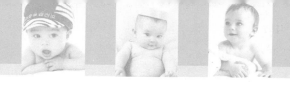
面是什么？"引导宝宝注意眼前的食物，"有汽车、树、走路的人，大马路……"然后再引导宝宝观察食物与食物间的关系，"最大的那辆汽车在树的旁边，树下面有人在卖东西、"再引导宝宝观察食物的具体属性，"车是红颜色的，有轮子……"扩大观察范围，促进宝宝思维发育。

激发孩子的想像力

3岁以前的孩子只有最低级形态的想象，简单贫乏、有意性很差。

这一时期孩子的想象主要是无意识想象。如在画画时，孩子正画着小兔子，忽然想到花，又开始画花。同时，这一年龄段的孩子的想象创造性很低，基本上是重现生活中的某些经验。

但是，在教育的影响下，由于孩子活动的复杂化、儿童语言的发展和经验的扩大，想象力也进一步发展起来，学前期幼儿想象的发展与其游戏活动的发展密切相关。所以，在游戏活动特别是创造性游戏活动中，应要求孩子具有丰富的、有目的的想象。例如"骑马"、"开汽车"等，尽量要让他联想到"骑马"和"开汽车"的真实情景。

培养孩子的胆量

如遇到打雷了，屋子变黑时，父母不要制造紧张气氛，要让孩子逐渐习惯。

如突然听到东西摔碎声，人的吵闹声，父母要注意平静宝宝的反射和孩子的紧张感，使孩子能承受这一类声音。

当孩子第一次从电视中、书画中或生活中接触到一些特殊形象（如凶狠的动物、持刀的人、剧烈的风雪）时，父母应该注意不制造恐惧气氛，让孩子视如常事，不产生恐惧意识。

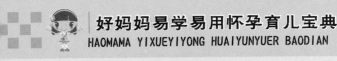

不论什么时候，不要用高声、粗暴语言或打人动作恫吓孩子，制止孩子不良行为时应以讲道理为主。

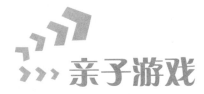

亲子游戏

一、动物拼图

游戏目的： 提高分类技巧和思考技巧。

准备材料： 收集杂志或廉价书上的动物图片。

剪刀、树脂或胶水、数张卡纸。

干净的工作地面或桌子。

游戏步骤：

从杂志或书上裁剪各种动物的图片。

再将每章图片对折裁剪，把动物的头部（上半身）和尾巴（下半身）从中间剪开。

首先。当着孩子的面，将每章动物上半身的图片摊开摆在地面或桌子上。

拿出剩下的图片，要求孩子将这些动物下半身的图片和上半身的相互配对。

一旦配对成功，请孩子在一张卡纸上完整的贴好动物的外形。

重复上述步骤，直到完成所有的图片为止。

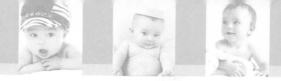

二、母子共读的乐趣

孩子对于喜欢的图画书总是百听不厌，不要说"刚刚才读过而已"，要不厌其烦地为孩子朗读。

即使是同样的故事，每次朗读的语调不尽相同，而看图画的角度也不一样。在重复听讲的过程中，孩子可以深入了解故事的奥秘，进而引发对其他书本或文字的兴趣。

反复听讲中，一些经常出现的字眼自然而然会进入孩子的脑海里，继而开始忘记文章内容。当故事情节完全消化后，孩子自然能够默背整本书的内容，如此一来，听讲故事时，孩子便有较多的精力对文字产生兴趣。

随后，当妈妈读书时，最好能同时指着文字来念。如此不断反复重读之间，孩子便能了解现在读到哪里，同时能够跟着妈妈朗读的速度，对照文字听故事。妈妈反复朗读，从字词到故事情节，孩子可以尽情地发挥想像力，同时文章的架构本身也自然刻画入孩子的脑中，因此在一边看着文字的同时，也能在文字的脉络中享受整个故事的乐趣。